Slatco Sterzenbach

der perfekte tag

Balance
Beweglichkeit
Ausdauer
Kraft

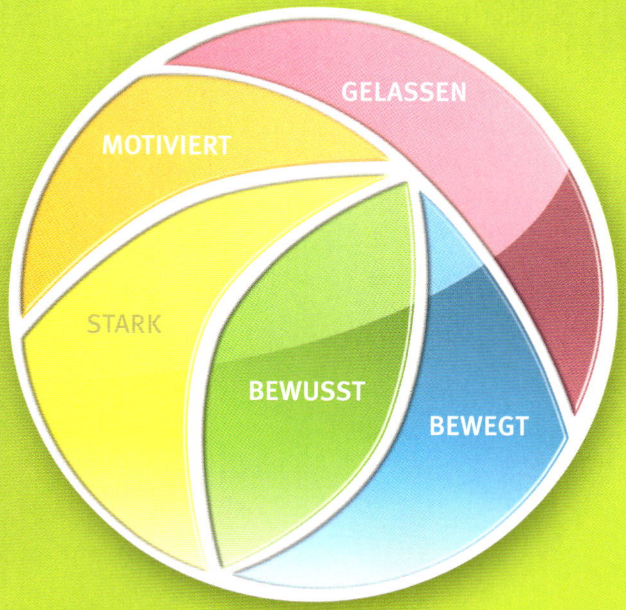
GELASSEN
MOTIVIERT
STARK
BEWUSST
BEWEGT

Slatco Sterzenbach

der perfekte tag

Die richtige Energie zum richtigen Zeitpunkt

Der individuelle Tagesplaner für Power rund um die Uhr »

HEYNE

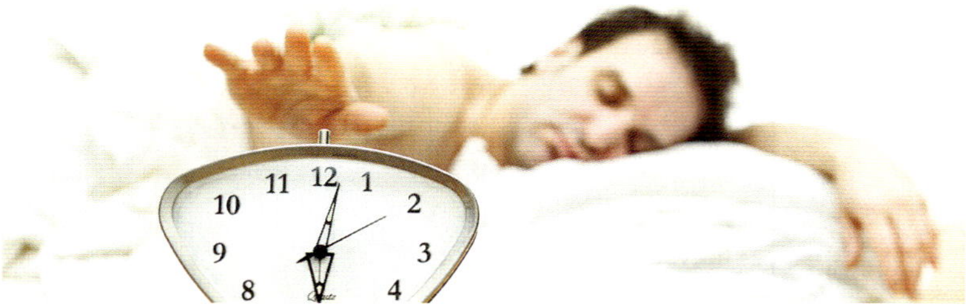

6 7 8 9 10 11 12 13 14 15

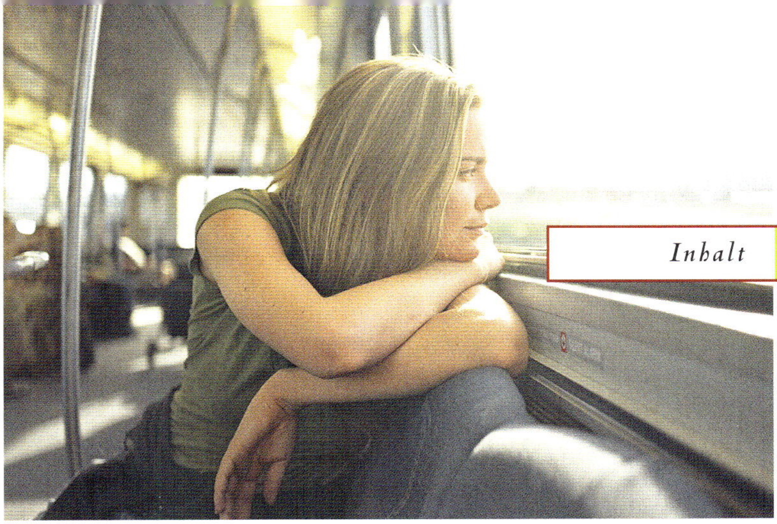

Inhalt

15 16 17 18 19 20 21 22 23

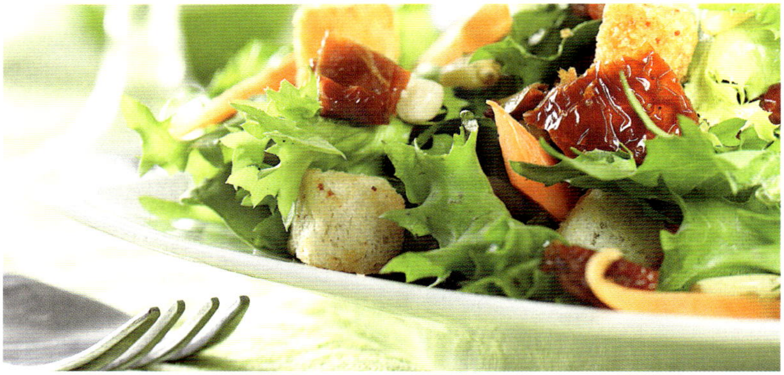

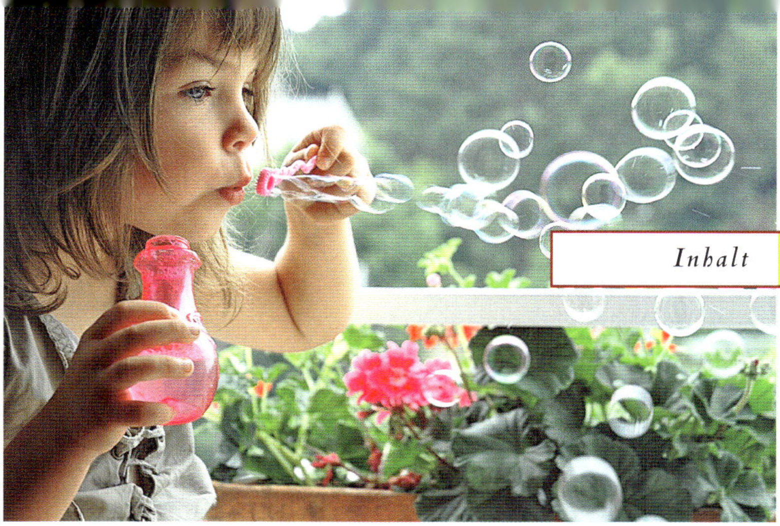

Inhalt

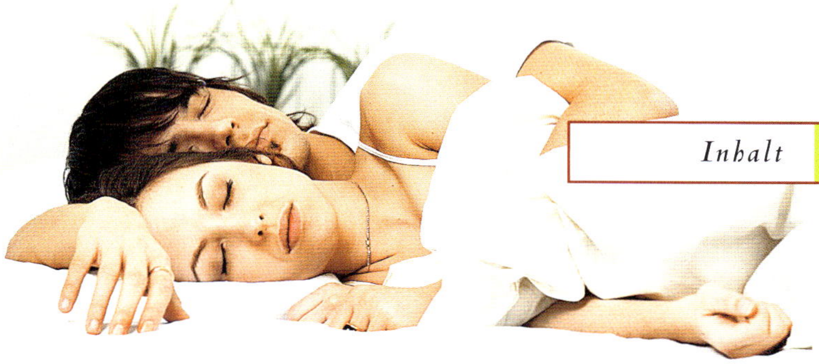

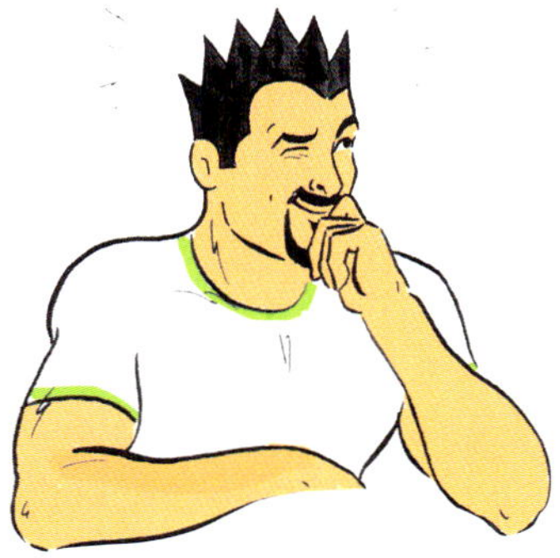

ANHANG

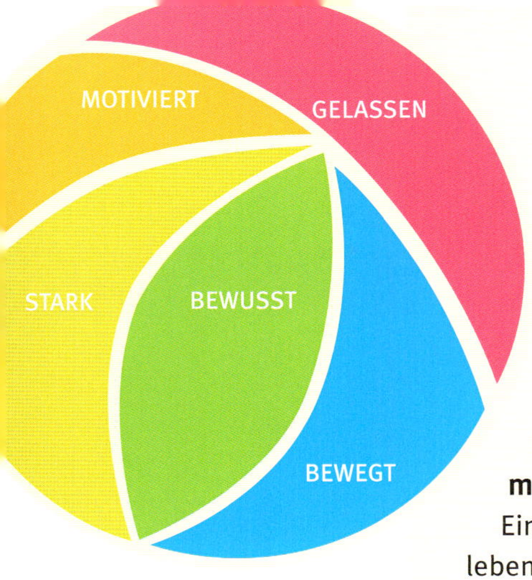

VORWORT

Liebe Leserin, lieber Leser,
mal ganz ehrlich: Wie war Ihr Tag bisher?

Ein Tag, an dessen Abend Sie sagen könnten »Ja, dieser Tag war herrlich und lebenswert!« oder eher »Es ging so.«?

Ich möchte Ihnen eine weitere Frage stellen: Was würde es für Sie bedeuten, wenn Sie ab heute an jedem einzelnen Tag einfach mehr Energie und mehr Lebensfreude hätten? Wäre das nicht schon ... perfekt?

Ich weiß, der Titel *Der perfekte Tag* ist provokativ. Gibt es den perfekten Tag überhaupt? Vorab: Es gibt ihn nicht. Denn wenn Sie nach absoluter Vollkommenheit streben, werden Sie immer versagen, weil diese Art von Vollkommenheit unerreichbar ist. Fehlschläge und Frustration sind vorprogrammiert, weil Sie dieses Ziel nicht erreichen können.

Dennoch sind viele Menschen auf der verkrampften Suche nach dem perfekten Partner, dem perfekten Job, dem perfekten Wettkampf ... Wenn ich deshalb von einem perfekten Tag spreche, meine ich einen Tag, an dem Sie ein gutes Gefühl hatten. Einen Tag, an dem auch Dinge schief gelaufen sind, einen Tag, an dem Sie genügend Energie hatten, auch die Tiefschläge und Herausforderungen besser zu bewältigen.

»Das große Ziel des Lebens ist nicht Wissen, sondern Handeln.«

Thomas Henry Huxlee

Doch was bedeutet es für Sie, einen perfekten Tag zu haben?

Für den einen kann es bedeuten, auszuschlafen und den ganzen Tag am Computer zu sitzen, um eine neue Software zu entwickeln. Für den anderen kann es bedeuten, morgens mit den Kindern aufzustehen und den ganzen Tag an der frischen Luft zu verbringen. Wahrscheinlich gibt es so viele unterschiedliche perfekte Tage wie Leser dieses Buches. Doch nach über tausend Seminartagen und Hunderten von Einzelcoachings weiß ich: Die meisten Menschen erleben zu wenig perfekte Tage. Viele haben zu viele Tage mit zu wenig Energie. Bei einer Umfrage der Step Stone Agentur wurden Führungskräfte in Europa gefragt, ob Sie an einem Burnout leiden würden bzw. ob sie das Gefühl hätten, ihre Leistung auf Kosten ihrer Ressourcen zu erhalten. Jeder Vierte gab an, Symptome des Burnouts zu kennen. Leistung im Job ist wie im Sport eine Frage der Balance zwischen An- und Entspannung. Nur so können neue Energien frei werden.

6 7 8 9 10 11 12 13 14 15

Entscheidend ist: Was bedeutet ein perfekter Tag für SIE?

Genau darum soll es in diesem Buch gehen. Ich habe es nicht geschrieben, um Ihnen zu sagen, was perfekt ist, sondern um Sie unterstützen, Ihren Weg zu IHREM perfekten Tag zu finden.

Nach über 20 Jahren Beschäftigung mit den komplexen Themen Gesundheit und Leistungsfähigkeit weiß ich, dass es nicht DIE Lösung gibt. Jeder Einzelne kann nur seinen eigenen Weg finden. Und die Aufgabe eines Coaches ist es, diesen Weg zu begleiten, nicht aber vorzugeben. Ein Coach stellt Fragen, er gibt keine Handlungsvorgaben. Und genau deswegen werden Sie viele Fragen in diesem Buch finden. Doch dazu später mehr.

Ein Coach zeigt Möglichkeiten auf. Betrachten Sie dieses Buch also wie ein leckeres Buffet, an dem Sie entscheiden können, was Ihnen schmeckt,was Ihnen bekommt und was nicht. Deswegen ist dieses Buch auch ein »Häppchen-Buch«.

Ich weiß nicht, wie viel Millionen Bäume bereits gefällt werden mussten, um die vielen Tausenden von Ratgeberbüchern und -zeitschriften zum Thema Gesundheit in vieltausendfachen Auflagen zu drucken. Eigentlich möchte ich es auch gar nicht wissen. Fest steht jedoch, dass die meisten Menschen aufgrund dieser Fülle an gelesenem, im Fernsehen gesehenem oder im Internet »gegoogeltem« Wissen eine recht genaue Vorstellung davon haben müssten, was der Gesundheit zuträglich ist und was ihr schadet. Hat es etwas geändert? Nein.

Warum also ein weiteres Buch?

Die Antwort ist ganz einfach: Meiner Erfahrung nach können die meisten das dort Gelesene nicht umsetzen bzw. wissen gar nicht, wo sie anfangen sollen. Kennen Sie das auch? Sie haben ein tolles Fachbuch gelesen und nach wenigen Tagen wissen Sie nicht mehr, was Sie jetzt alles anders machen wollten?

Dieses Buch ist das erste und einzige, das Sie Schritt für Schritt begleitet. Leicht zu verdauen, schnell zu überblicken und einfach umzusetzen. Mit diesem Buch werde ich Sie auf Ihrem individuellen Weg zu mehr Energie und Lebensfreude begleiten. Stunde um Stunde eines jeden Tages.

MEIN TIPP

Betrachten Sie dieses Buch wie ein leckeres Buffet, an dem Sie entscheiden können, was Ihnen schmeckt und was Ihnen bekommt.

Ist dieses Buch überhaupt für Sie bestimmt?

Nun, wenn Sie es in den Händen halten, dann gibt es dafür nur wenige Gründe: Entweder Sie haben es geschenkt bekommen, es wurde Ihnen empfohlen (was mich natürlich freuen würde) oder Sie haben es selber in die Hände genommen. Also ist es für Sie, denn entweder wollte Ihnen jemand etwas Gutes tun oder Sie haben sich – bewusst oder unbewusst – für dieses Thema interessiert. Dieses Buch ist für jeden geschrieben. Ob Sie nun jung oder alt, gesund oder krank, angestellt oder selbständig, dick oder dünn, Mann oder Frau, sportlich oder unsportlich, glücklich oder unglücklich sind, spielt dabei keine Rolle. Es ist egal, ob Sie das erste Mal 15 Minuten Walking vor sich haben oder sich für einen IRONMAN angemeldet haben. Die Naturgesetze sind für alle gleich. Und genau diese spannenden Hintergründe möchte ich vermitteln. Diese Erkenntnisse habe ich bei meinen vielen Trainingseinheiten und Wettkämpfen erfahren und möchte sie an Sie weitergeben. Denn je mehr Sie sich mit den Naturgesetzen beschäftigen, desto mehr werden Sie über sich erfahren.

Schon während meines Studiums habe ich eines verstanden: Theorie nutzt nur, wenn Sie auch in Praxis umgesetzt werden kann. Dieses Buch ist eine Sammlung

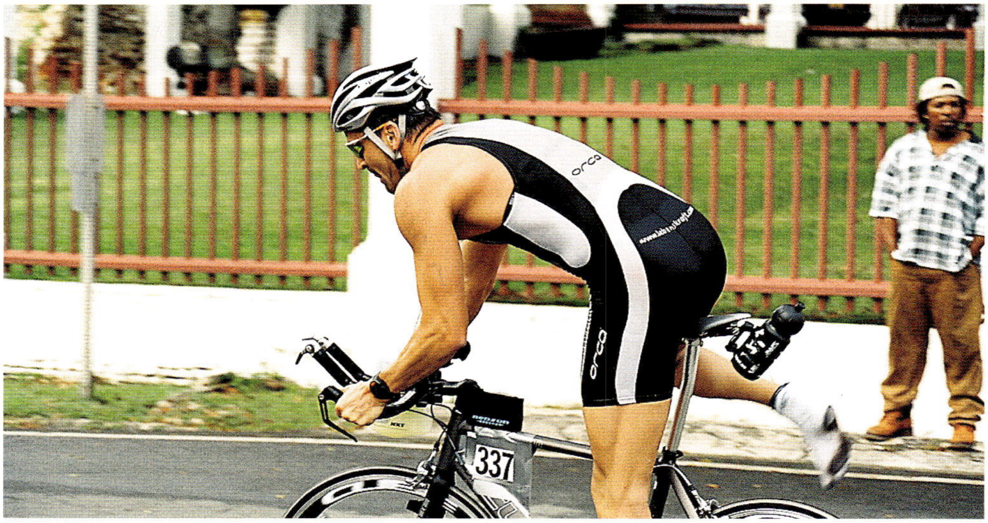

Slatco Sterzenbach beim 70.3-IRONMAN auf St. Croix, 2005.

von in der Praxis bewährten Möglichkeiten. Sie werden mit diesem Buch schon nach wenigen Minuten mehr Energie spüren, wenn Sie es nicht nur lesen, sondern auch tun! Das ist allerdings der Preis! Mehr Energie und Lebenskraft werden Sie nur spüren und erleben können, wenn Sie die Tipps umsetzen.

MEIN TIPP

Sie werden mit diesem Buch schon nach wenigen Minuten mehr Energie spüren, wenn Sie es nicht nur lesen, sondern auch tun! Das ist allerdings der Preis!

Mein Bestreben war es, die effektivsten Tools für Sie zu sammeln und verständlich aufzubereiten. Für ein Leben mit mehr Energie und voller Lebenskraft. Ihr Bestreben sollte und wird es nun sein, das Gelesene auch anzuwenden. Sonst können Sie das Buch gleich wieder weglegen oder weiterverschenken. Denn sonst wäre dieser Ratgeber nur pure Zeitverschwendung.

»Die Zeit beugt sich nicht zu dir, du musst dich ihr beugen«

Russisches Sprichwort

Sind wir uns einig? Sie und ich?

Schön. Dann möchte ich Sie jetzt mit dem System dieses Buches vertraut machen. Die Idee zu diesem System kam mir eines späten Abends beim Einschlafen. Plötzlich war ich wieder hellwach. Eine Frage drängte sich mir immer wieder auf. Sie war der Auslöser für dieses Buch und für mein inzwischen sehr erfolgreiches Seminar mit dem gleichen Titel.

»Was wäre, wenn ich die Tipps, die ich in meinen Seminaren gebe, zeitlich sinnvoll also »chrono-logisch« geordnet aufbauen würde?«

Ab da konnte ich nicht mehr einschlafen. Ich wusste, dass es von entscheidender Bedeutung für den Körper und die Wirksamkeit des Tipps ist, ob man zum Beispiel morgens oder nachmittags Krafttraining macht. Auch im Bereich Ernährung ist es von der Tageszeit abhängig, ob die entsprechenden Nährstoffe morgen oder abends aufgenommen werden. So zeichnete ich eine 24-Stunden-Uhr und fing an, meine vielen Tipps und fachlichen Informationen zu ordnen. Bald war das vorher noch weiße Blatt Papier vollgeschrieben.

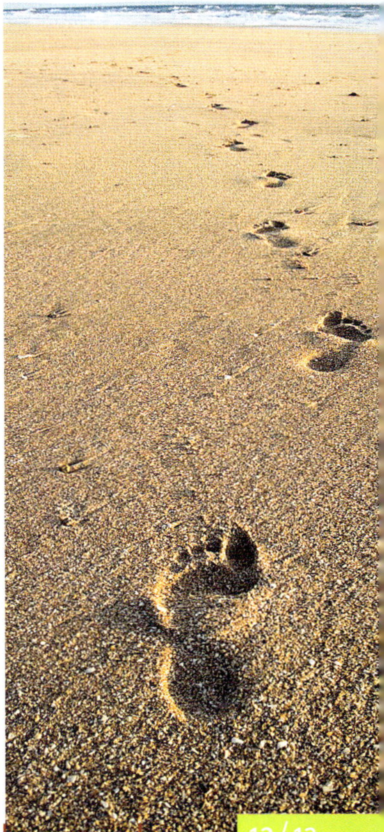

Dieses Buch nutzt die Erkenntnisse der Chronobiologie

Die Chronobiologie beschäftigt sich mit der Bedeutung der Naturrhythmen und der zeitlichen Organisation der Organismen. Welche biologischen Abläufe im Organismus durch welche exogenen Rhythmen bestimmt werden. Dabei unterscheiden die Chronobiologen zwischen infradianen Rhythmen (z. B. Jahreszyklus, Mondzyklen), circatidalen Rhythmen (z. B. Ebbe und Flut), ultradianen Rhythmen (z. B. der 90-minütige Schlafrhythmus beim Menschen) und circadianen Rhythmen (z. B. der 24-Stunden-Tag).

Dieses Wissen von den Rhythmen des Lebens habe ich so weit wie möglich in mein Konzept des perfekten Tages mit eingebaut. Ich habe mich dabei auf die wichtigsten praktischen Tipps konzentriert. Gerade in der heutigen »Zu-Viel-Isation« ist es wichtig, sich auf das Wichtige konzentrieren zu können.

MEIN TIPP

Was immer Sie gerade tun: Konzentrieren Sie sich hundertprozentig darauf, und spüren Sie die Begeisterung, die aus dem völligen Aufgehen in der Tätigkeit resultiert.

Dieses Buch ist ganzheitlich orientiert

Deswegen werden Sie bei jeder Uhrzeit die fünf Vitalelemente Bewegung, Ernährung, Entspannung, Mentaltraining und Motivation vorfinden. Jedes Vitalelement ist mit einer bestimmten Farbe gekennzeichnet, so dass Sie beim Durchblättern des Buches schnell zu dem Vitalelement gelangen, das Sie interessiert. Weiterhin finden Sie rechts oben das Symbol des perfekten Tages mit der entsprechenden Uhrzeit. So können Sie dieses Buch wie bei einem Daumenkino schnell durchblättern, bis Sie bei der Tageszeit angekommen sind, in der Sie sich gerade befinden.

Jede Stunde des Tages wird mit einer Doppelseite eingeleitet, auf der Sie Ihren momentanen Energiezustand ermitteln können, um schnell zu den für Sie passenden Tipps zu gelangen. Dabei haben ich unterschieden, ob Sie nur eine Unterstützung benötigen oder komplett neu und »unwissend« starten. Sie entscheiden, welche Tipps Sie annehmen. Betrachten Sie diese Sammlung wie ein Buffet. Nehmen Sie sich zur jeweiligen Uhrzeit passend »eine leichte Kost« davon. Ich weiß, normalerweise isst man am Buffet so viel nur eben geht, da es ja bereits bezahlt wurde. Aber Sie kennen sicher auch das lähmende Gefühl der Übersättigung danach. So geht es mir oft nach dem Lesen eines Fach- oder Sachbuches. Deswegen ist dieses Buch ja auch nur häppchenweise zu genießen. Dann, wenn Sie einfach mehr Energie benötigen.

Zu jeder Uhrzeit, zu jedem Vitalelement, zu jedem Tipp werden Sie auch Hinweise zu interessanten Internetseiten, wichtiger Literatur oder interessanten CDs erhalten.

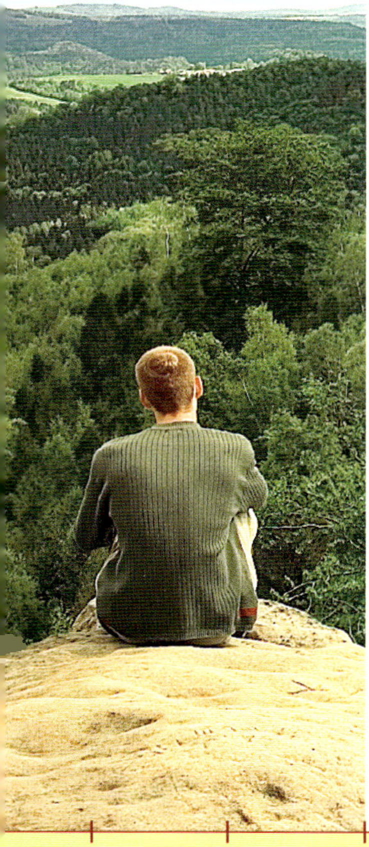

Wie benutzen Sie dieses Buch am besten?

Nun, dieses Buch ist kein Buch, welches Sie von der ersten bis zur letzten Seite durchlesen sollten. Dieses Buch ist dafür konzipiert, Sie akut oder präventiv an jedem Tag zu begleiten. Was meine ich damit? Nehmen wir einmal an, Sie hätten morgen um 14 Uhr einen wichtigen Termin, bei dem Sie geistig frisch sein müssen. Sie haben eine kleine Anreise und müssen schon früh morgens um 5.30 Uhr aufstehen. Sie wissen, dass nach dem Mittagessen meist das »Suppenkoma« zuschlägt. Was tun? Sie können sich präventiv Gedanken machen, wie Sie um 14 Uhr geistig frisch sein könnten oder Sie handeln akut wenige Minuten vor Ihrem Termin.

Wenn Sie jetzt die Seite 107 aufschlagen würden, könnten Sie die Alpha-Schlaf-Technik kennen lernen. So können Sie sich in weniger als 15 Minuten komplett regenerieren, als ob Sie 90 Minuten schlafen würden. Diese Technik lässt sich ideal bei ein oder zwei Fahrpausen einsetzen. So kommen Sie anschließend hundertprozentig ausgeruht und hellwach bei Ihrem Termin an. Auch Ihre Ernährung können Sie in der Stunde vorher so gestalten, dass die Mahlzeit Ihnen nachher nicht die Energie raubt, also das schon genannte »Suppenkoma« eintritt, sondern Ihnen Energie gibt. Das war ein Beispiel für präventives Handeln. Probieren Sie es doch einfach mal!

Akutes Handeln ist die andere Möglichkeit, die Ihnen durch dieses Buch gegeben wird. Stellen Sie sich vor, es ist sieben Uhr morgens. Sie sind aufgewacht und spüren die Last des auf Sie zukommenden Tages. Eine Möglichkeit, die Stimmung zu verbessern, ist die »Kraftortvisualisierung« (Seite **29**). Mit dieser Technik starten Sie mit mehr positiver Energie und nebenbei reduzieren Sie Ihren Stresshormonpegel tagsüber um bis zu 50%. Habe ich Sie neugierig gemacht? Das war meine Absicht.

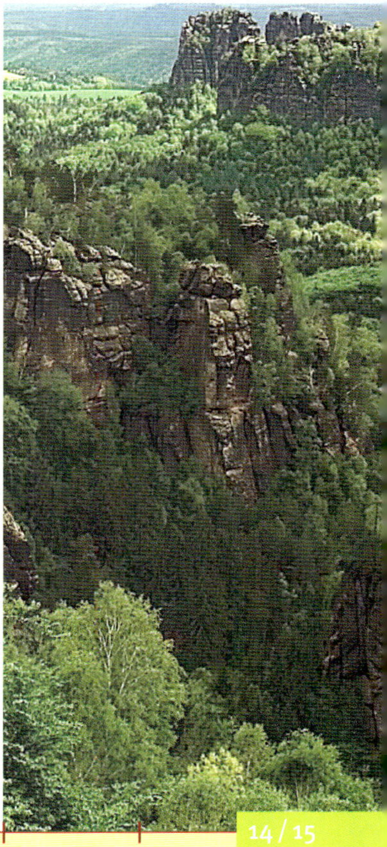

Mixen Sie sich Ihren eigenen perfekten Tag

Verlassen Sie sich dabei immer auf Ihr Gefühl. Seien Sie kritisch. Probieren Sie die Tipps aus. Machen Sie auch dann weiter, wenn es beim ersten Mal noch nicht funktioniert. Manchmal kommt der Erfolg erst nach zehn und manchmal auch erst nach 20 Anwendungen. Jedoch werden Sie bei den meisten Tipps eine sofortige Verbesserung Ihres Energieniveaus spüren.

In diesem Buch finden Sie auch viele hilfreiche Kopiervorlagen, die Ihr Leben mit mehr Energie sinnvoll unterstützen. So können Sie zum Beispiel Ihr Training und Ihre Ernährung mit einer einfachen Vorlage kontrollieren, um schneller zu Ihrem persönlichen Ziel zu kommen. Im Anhang finden Sie auch Produktempfehlungen, die sich meiner Erfahrung nach bei der Gestaltung eines effizienten Trainings gut bewährt haben.

Wenn Sie sich für meine Seminare oder auch ein individuelles, für Sie maßgeschneidertes Coaching interessieren, so werden Sie auf den Umschlagsseiten hilfreiche Informationen finden.

Über einen aktiven Dialog mit Ihnen auf meiner Internetseite *www.lebenskraft.com* freue ich mich schon jetzt.

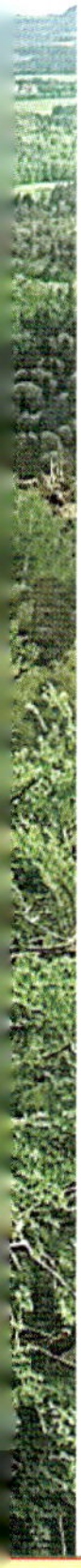

Als Leser dieses Buches haben Sie übrigens die Möglichkeit, auf der eigens für dieses Buch angelegten Internetseite www.der-perfekte-tag.com viele Zusatzinformationen abzurufen, Tabellen und Kopiervorlagen gratis herunter zu laden sowie weitere Serviceleistungen exklusiv in Anspruch zu nehmen. Den dazu benötigten Zugangscode finden Sie auf der Seite 253. Von dort gelangen Sie auch zu günstigen Angeboten für einige interessante Produkte und Dienstleistungen rund um das Thema dieses Buches. Hier finden Sie auch Videoaufzeichnungen meiner Seminare, die Sie kostengünstiger downloaden können. Besuchen Sie mich, ich freue mich auf Ihr Feedback und wünsche Ihnen jetzt viel Freude und Erfolg auf Ihrem neuen Weg zu mehr LEBENSKRAFT mit vielen perfekten Tagen.

Fangen Sie an. JETZT!

Schauen Sie auf Ihre Uhr, checken Sie Ihren Energiezustand und setzen Sie den Tipp um, der Ihnen jetzt am besten passt. Dabei wünsche ich Ihnen viel Erfolg und Lebensfreude.

DANKSAGUNG

Ich möchte meinen Eltern danken, ohne deren Liebe ich nicht das Selbstbewusstsein und den Mut gehabt hätte, diesen Weg zu gehen. Ihre liebevolle Unterstützung in schweren Zeiten und die ständige Ermutigung, meinen Weg zu gehen, gaben mir die nötige Kraft.

Dank auch meinen wichtigsten Mentoren, die mich zu dem Menschen und Coach haben reifen lassen, der ich jetzt bin: Meinem Freund Willy Hähnel, der leider im Sommer 2002 verstorben ist. Er hat mir gezeigt, dass Neugierde und Lebendigkeit elementar für ein erfülltes Leben sind. Er hat mich in meiner damaligen Krankenpflegerausbildung gefordert wie kein anderer. Meinem Freund und Mentor Dr. Mathias Bechem. Als Psychologe, Philosoph und Begleiter auf ungezählten Radkilometern schulte er mich in Toleranz und Offenheit gegenüber den »verrückten« Dingen des Lebens. Auch dem Erfinder des SPINNING®-Programms, Johnny G. Seine Stärke, Menschen zu motivieren und zu führen, hat mich immer wieder tief beeindruckt. Aus den vielen gemeinsamen Trainingsstunden und Gesprächen durfte ich viel lernen. Dem Erfolgstrainer Jörg Löhr. Sein Seminar im Jahre 1997 war der Auslöser für meinen Weg als Referent und Seminarleiter. Er gab mir meine persönliche berufliche Vision. Danken möchte ich auch meinem Grafiker und Freund Michael Wladarsch. Ihm verdanke ich nicht nur die jahrelange Unterstützung, meinen ureigensten Weg zu gehen, sondern auch dieses gelungene Buch. Die Gestaltung dieses Werkes lag in den Händen seines kreativen Teams von 84 GHz.

Ein Buch entsteht heutzutage am Computer. Damit dieser immer auch funktionierte, brauchte ich professionelle Unterstützung. Ich kenne keinen, der sich da besser auskennt als mein Bruder Rudi Hindenburg. Seine Fachkenntnis und Geduld haben es immer wieder geschafft, für jedes Problem eine Lösung zu finden. Meiner Sekretärin Susanna Mauerkirchner, die mir den Rücken freigehalten hat, und Ulrich Grasberger, der dieses Buch an den Verlag vermittelt hat. Und Bernd Neumann, er hat mir geholfen, meine wirren Gedanken in Form zu bringen.

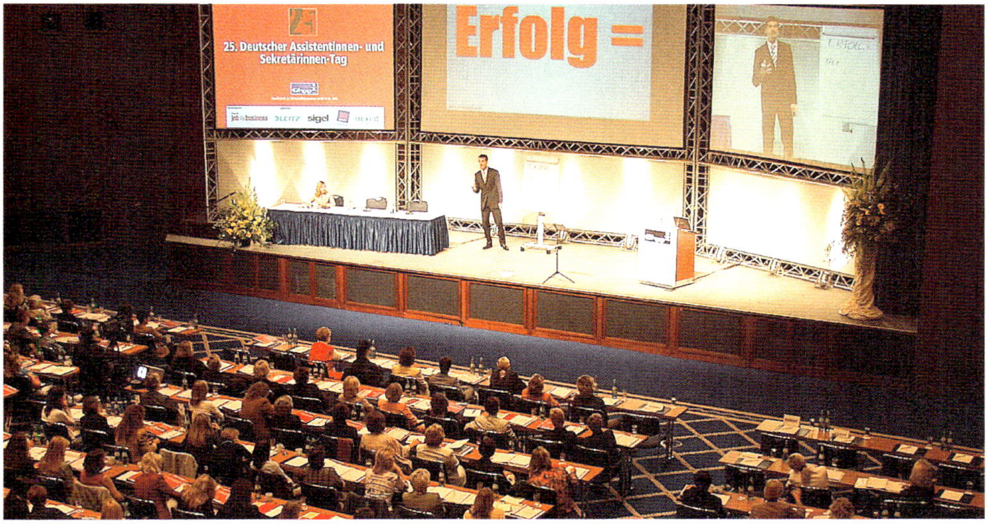

Slatco Sterzenbach in Aktion während eines Seminars mit Führungskräften aus der Wirtschaft.

Und zu guter Letzt: Meiner Lebensgefährtin, meiner Muse und strengsten Kritikerin Katja Frase. Ohne sie wäre dieses Buch nicht möglich gewesen. Ihr Humor und Ihre Liebe gaben mir die Kraft, neben den täglichen Aufgaben und Herausforderungen dieses Buch zu schreiben.

FANGEN SIE AN. JETZT!

Danke

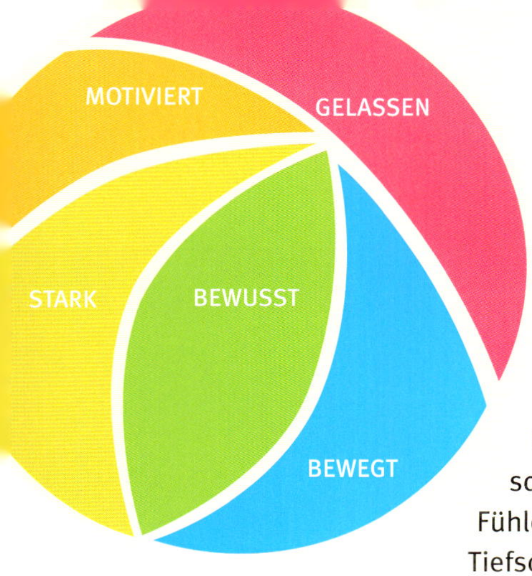

DAS ERWACHEN – EIN NEUER TAG BEGINNT

Ich wünsche Ihnen einen wunderschönen guten Morgen! Nach der nächtlichen Erholungsphase, in der sämtliche Organsysteme gereinigt wurden, hat das Wachhormon Kortisol jetzt seinen Tageshöchststand erreicht. Wenn Sie sich frisch fühlen, sind Sie höchstwahrscheinlich gerade am Ende oder kurz nach einer Traumphase aufgewacht. Fühlen Sie sich jetzt noch wie gerädert und schwer, hat Ihr Wecker Sie in einer Tiefschlafphase geweckt. Stellen Sie Ihren Wecker in Zukunft im 90-Minuten-Rhythmus. Also entweder nach sechs Stunden oder nach 7,5 Stunden zuzüglich Ihrer Einschlafzeit. So werden Sie in der Traumphase geweckt und fühlen sich frisch und ausgeschlafen. Ausnahme: Bei manchen ist der erste Zyklus nur 60 Minuten. Probieren Sie es aus.

»Denke immer daran, dass es nur eine allerwichtigste Zeit gibt, nämlich: sofort!«

Leo Tolstoi

Fühlen Sie sich jetzt müde und unbeweglich und wissen nicht, was Sie dagegen unternehmen können? Lesen Sie die Seiten 20/21, und starten Sie frisch und vergnügt in den Tag.

Wer jetzt schon hektisch herumspringt, wird sicher nicht seinen perfekten Tag erleben. Besser ist es, meine Ratschläge der Seiten 22/23 umzusetzen.

Ein Punkt, auf den wir immer wieder zurückkommen werden, ist das Trinken. Warum es gerade um diese Zeit so wichtig ist aufzutanken, lesen Sie auf den Seiten 24/25.

Was Sie mit der Kraft der Vorstellung bewirken können, und wie Sie einen »Mikrourlaub« nehmen, finden Sie ab Seite 28.

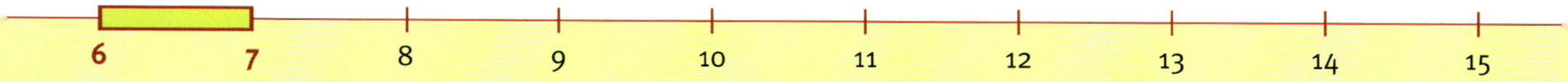

06 bis 07 Uhr morgens

Was Ihnen hilft:	Meine Stimmung & Energie
Bewegung Seite 21	Ich bin noch ganz steif und müde
Entspannung Seite 23	Mir gehen jetzt schon so viele Dinge durch den Kopf
Ernährung Seite 25	Ich fühle mich völlig ausgetrocknet
Motivation Seite 27	Ich weiß gar nicht, wo ich heute anfangen soll
Mentaltraining Seite 29	Ich fühle mich chronisch gestresst

Was Sie unterstützt:	
Bewegung Seite 21	Ich habe morgens wenig Zeit, würde aber gerne Yoga machen
Entspannung Seite 23	Es dauert bei mir immer so lange, bis ich mich entspannen kann
Ernährung Seite 25	Ich vergesse immer wieder, tagsüber ausreichend zu trinken
Motivation Seite 27	Ich fühle mich zwischen meinen Aufgaben hin- und hergerissen
Mentaltraining Seite 29	Ich weiß nicht, wie ich zu mir finde

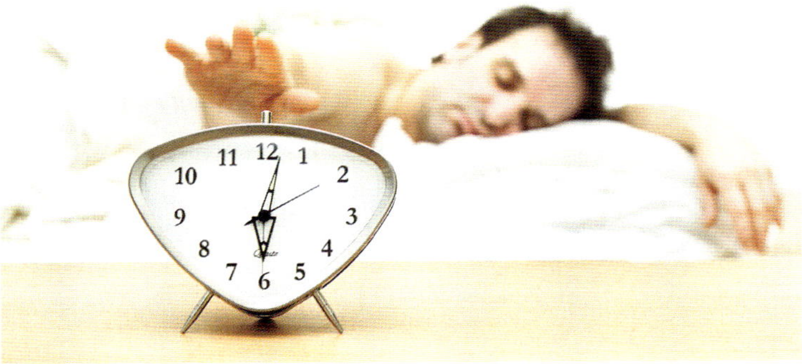

Stellen Sie den Wecker künftig im 90-Minuten-Rhythmus – in Übereinstimmung mit den Schlafrhythmen – dann fühlen Sie sich morgens fit und ausgeruht.

MEIN TIPP

Jetzt ist die beste Zeit, eine positive Grundstimmung für Körper und Geist zu schaffen. Nehmen Sie sich nur einige wenige Minuten bewusst Zeit für sich – Ihr Körper wird es Ihnen den ganzen Tag danken. Sie werden erstaunt sein, wie rasant die richtigen Aktivitäten Ihre Batterie für viele Stunden aufladen können.

DEHNEN – DER PERFEKTE START IN DEN TAG

Wer sich rechtzeitig dehnt und wieder entspannt, wird den Bogen des Lebens nicht überspannen.

Bettina H., 41 Jahre, hatte jahrelang unter Schmerzen im Hüftbereich und nächtlichen Taubheitsgefühlen in den Beinen gelitten, bevor sie zu mir kam. Viele Ärzte hatte sie deswegen schon aufgesucht. Dem kleinen birnenförmigen Muskel, dem so genannten Musculus piriformis, wurde dabei nie Beachtung geschenkt. Eines Tages kam sie dann zu mir, weil sie fit werden wollte. Bei der Untersuchung ihrer Muskelfunktionen stellte ich eine starke Verkürzung dieses kleinen Muskels im Gesäß fest. Der Fall war geklärt. Denn wenn dieser unscheinbare Muskel verspannt und verkürzt ist, drückt er auf den Ischiasnerv, was zu den oben genannten Beschwerden führen kann. Zwei Wochen und einige Dehnübungen später konnte sie das erste Mal nach Jahren wieder ohne Kribbeln in den Beinen durchschlafen.

Die wichtigsten Dehntechniken (eine Auswahl an Übungen auf Seite 233-235):

1. Statische Dehnung: Halten Sie die gedehnte Position mindestens 10 bis 20 Sekunden lang.
2. Anspannen-Entspannen-Dehnung: Spannen Sie den Muskel gegen einen Widerstand so stark wie möglich an, und dehnen Sie ihn anschließend.
3. Anspannen des Gegenspielers bei der Dehnung: Dehnen Sie Ihren Armstrecker (Trizeps), und spannen Sie gleichzeitig den Armbeuger (Bizeps) an.

SIGNALE DES KÖRPERS

Besonders im Winter – wenn man sich meist doch eher weniger bewegt – treten Verspannungen und in der Folge Schmerzen auf. Kurz nach dem Aufstehen fühlt sich der Rücken steif an. Der Energielevel ist niedrig, kann sogar unter 50 % sinken.

FRAGEN, DIE SIE WEITERBRINGEN

» Wie beweglich möchte ich heute und in Zukunft sein?

» Wann kann ich am besten zusätzliche Stretchingprogramme in meinen Tagesablauf einbauen?

» Welcher Trainer, Physiotherapeut oder Freund kann mir die wichtigsten Dehnübungen zeigen?

GLÜCKSMOMENTE

» Bei geschlossenen Augen die Vögel draußen singen hören.

» Spüren, wie das warme Duschwasser Verspannungen löst.

» Die Vorfreude auf einen Tag voller Energie und neuer Anregungen.

Musik/Buch/DVD/Internet

Sanfte Flöten- und Synthesizermusik, gemischt mit den Gesängen von Buckelwalen: perfekt für Yoga und Stretching. Kamal: *Reiki-Whale Dreaming,* New Earth Records, 2005.

WAS IHNEN HILFT

Melden Sie sich bei einem morgendlichen Yogakurs an, in einem Yogastudio oder einem guten Fitnessstudio, oder machen Sie die Übungen von Seite 233-235 einfach im Wohnzimmer. So werden Sie sich wieder elastisch und fit fühlen. Wenn Sie zu Hause Yoga machen, dehnen Sie sich erst wie eine Katze, strecken Sie sich in alle Richtungen, und atmen Sie dabei gut aus. Am besten mit einem kleinen Geräusch beim Ein- und Ausatmen – das verstärkt den Energiefluss. Nur wenn Sie tief ausatmen, können Sie auch wieder tief einatmen und sich mit Sauerstoff volltanken.

WAS SIE UNTERSTÜTZT

Damit Sie am Morgen gleich mit der Stretching- oder Yogaeinheit loslegen können, legen Sie sich Ihre bequemen Sachen und Ihre Matte schon am Vorabend zurecht.
Die richtige ruhige Musik kann auf Atmung und Stressgefühle motivierend und korrigierend wirken. Sorgen Sie für eine angenehme Raumtemperatur: Lüften Sie den Raum am Abend zuvor gut durch, und erwärmen Sie ihn am Morgen mit Kerzenlicht. Angenehme Düfte wie z. B. Lavendel oder Neroli schaffen zusätzlich Atmosphäre. Der Erfolg: Sie sind anschließend voller Energie.

ZUSAMMENFASSUNG FÜR EILIGE

Dehnen löst Verspannungen, verbessert die Durchblutung und macht die Muskeln leistungsfähiger. Es gibt verschiedene Methoden. Probieren Sie es doch einfach aus.

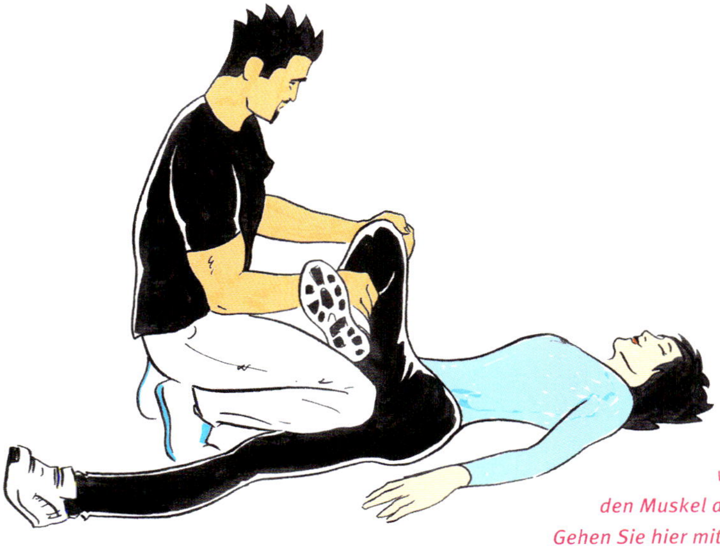

Dehnen Sie sich gegenseitig mit Ihrem Partner. So kann man viel besser entspannen, während der Partner den Muskel auseinander zieht. Gehen Sie hier mit viel Gefühl und ständigem Feedback vor, ob der Zug noch angenehm ist.

MEIN TIPP

Wenn Sie gestern hart trainiert haben, machen Sie doch heute mal eine Stretching- oder Yogaeinheit. Dadurch lässt sich der Erholungsprozess der Muskeln deutlich beschleunigen.

MORGENMEDITATION – GELASSEN IN DEN TAG

Wer sich gut entspannen kann, wird auch auf spannende Ideen kommen!

»Seitdem wir nach dem Training stets noch fünf Minuten meditieren, bin ich viel ausgeglichener in meinem Job«, vertraute mir Anja S., 38 Jahre, einmal an. Ihre Kollegen hätten sie schon neugierig gefragt, ob Sie wieder meditiert hätte. Auf ihre Nachfrage, wie sie darauf kämen, hätten diese geantwortet: »Weil du so unverschämt gut drauf bist.«

Machen Sie doch mal einen kleinen Mikrourlaub (siehe Seite 28). Sie werden entspannter auf Ihre Umwelt reagieren, und im Gegenzug wird auch Ihre Umgebung anders auf Sie reagieren. Und das Allerbeste dabei ist, Sie werden Ihre Ausgeglichenheit nach außen strahlen.

Wussten Sie, dass Kinder sich zum größten Teil im so genannten Alphazustand bewegen, der auch für den Zustand während des Meditierens und Wachträumens typisch ist? Deswegen sind Kinder auch so lernfähig. Im Alphazustand ist unser Gehirn aufnahmebereit wie ein ausgetrockneter Schwamm und saugt alle neuen Informationen in sich auf. Mittlerweile gibt es auch Sprachlernseminare, in denen Sie zum größten Teil der Zeit im Spiel und bei Entspannungsübungen die vielen Vokabeln lernen.

SIGNALE DES KÖRPERS

Wenn es Ihnen an Entspannungsphasen im Leben fehlt, macht sich das auf Dauer immer mehr bemerkbar:

- Ihnen fällt häufig etwas herunter.
- Sie vergessen oft Dinge, die Sie erledigen wollten.
- Chronische Verspannungen im Nackenbereich.
- Sie können sich selbst dann nicht entspannen, wenn Sie die Zeit dazu haben, etwa am Wochenende.

Musik/Buch/DVD/Internet

Ideal zum Entspannen:
Gomer E. Evans: *Inner beauty,*
Neptun Media,
ISBN: 3893211551
Fremdsprachen im Alphazustand lernen:
www.alphaseminars.de

FRAGEN, DIE SIE WEITERBRINGEN

» Warum ist Entspannung für meinen persönlichen Erfolg so wichtig?

» Welche Art von Entspannung liegt mir am meisten?

» Kann ich besser bei Bewegung oder in Ruhe entspannen?

» Wie kann ich auch zwischendurch am besten entspannen, z. B. an meinem Arbeitsplatz?

» Was werde ich mir heute Abend zum Genießen noch gönnen?

GLÜCKSMOMENTE

» Der angenehme Duft Ihres Lieblingsduftöls oder Räucherstäbchens.

» Überraschend verführt werden.

» Fühlen, wie die Muskeln während der Entspannung immer mehr entspannen.

»Wer einmal sich selbst gefunden hat, der kann nichts auf dieser Welt mehr verlieren.«

Stefan Zweig

07 06

WAS IHNEN HILFT

Legen Sie während der Meditation Ihren Notizblock neben sich, und schreiben Sie immer sofort auf, woran sich Ihr Geist »festbeißen« will. So kann er Stück für Stück zur Ruhe kommen.

WAS SIE UNTERSTÜTZT

Suchen Sie Ihr eigenes Entspannungsritual: immer die gleiche Umgebung, die gleiche Musik, eventuell die gleichen Gerüche. So verbinden sich das Ritual und die Entspannung, und Ihr Körper wird schon beim Hinsetzen einen Gang runterschalten. Sie werden erstaunt sein über die Wirkung: Diese Koppelung funktioniert von Mal zu Mal besser.

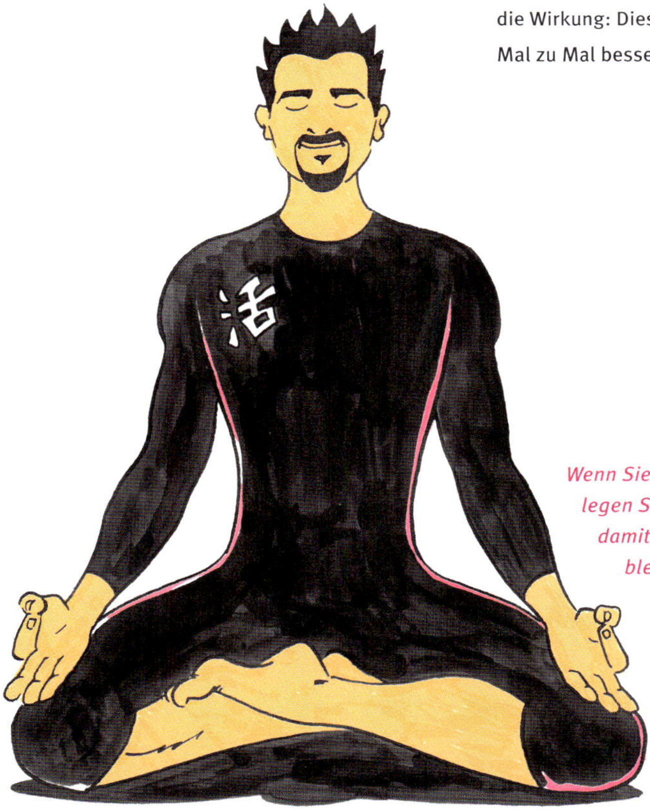

Wenn Sie im Sitzen meditieren wollen, legen Sie ein Kissen unter das Gesäß, damit Ihr Rücken leichter aufrecht bleiben kann.

ZUSAMMENFASSUNG FÜR EILIGE

Eine Meditation am Morgen bringt Ruhe und Struktur in den Tag. Das Ritual hilft beim Entspannen, das Notizbuch bei der Tagesplanung.

MEIN TIPP

Die Morgenmeditation: Setzen Sie sich bequem hin, und konzentrieren Sie sich auf einen Punkt. Atmen Sie tief aus, und zählen Sie jedes Ausatmen bis 10, dann wieder bei 1 anfangen. Lassen Sie Gedanken dabei einfach weiterziehen wie kleine weiße Wolken am blauen Sommerhimmel.

AUFTANKEN – DER ERSTE SCHLUCK AM MORGEN

Wer morgens ausreichend trinkt, wird tagsüber nicht in der Flut von Herausforderungen ertrinken.

Wenn Sie in Israel zu einem Arzt gehen, bekommen Sie als Erstes ein großes Glas Wasser. Denn dort weiß man: Die Ursache vieler Beschwerden liegt in falschem Trinkverhalten. Und dabei meine ich jetzt gar nicht Kopfschmerzen und unmerklichen Leistungsverlust.

Wussten Sie, dass unsere Bänder, Sehnen und Gelenke zum größten Teil aus einer Mixtur von Wasser und Eiweißen bestehen? Sicherlich hat eine Arthrose (Abnutzungserscheinung) der Gelenke etwas mit einseitigen Fehlbelastungen zu tun. Und selbstverständlich können Verletzungen die Arthrose fördern. Doch hier ist es wie bei Infektionskrankheiten: Trifft ein Virus auf einen abwehrgeschwächten Organismus, so kann es sich ausbreiten. Haben Sie ein starkes Immunsystem, so wird das Virus nichts bewirken. Genauso können wir unsere Gelenke vor schmerzhaften Verschleißerscheinungen schützen: Ein chronisch dehydrierter (entwässerter) Gelenkspalt wird nach einer Verletzung eher zur Arthrose neigen als ein gut gewässerter Gelenkspalt. Es flutscht einfach besser.

Auch das Aussehen der Haut hängt stark vom Trinkverhalten ab. Wenn Sie zu wenig trinken, bleibt die Haut eben trocken. Und da hilft dann auch die beste Feuchtigkeitscreme nichts, auch wenn sie noch so teuer ist.

SIGNALE DES KÖRPERS

Wenn Sie zu wenig Flüssigkeit zu sich nehmen, zeigt sich dies zuerst an folgenden Signalen:

- trockener Mund
- trockene Haut
- häufige Kopfschmerzen
- Konzentrationsschwäche

FRAGEN, DIE SIE WEITERBRINGEN

- Wie viel Wasser benötigt mein Körper am Tag?
- Wie kann ich meinen Wasserhaushalt über den Tag am besten organisieren?
- Habe ich im Auto und am Arbeitsplatz immer eine gefüllte Wasserflasche?

GLÜCKSMOMENTE

- Das Farbenspiel des Sonnenlichtes im Wasser.
- Nach einem guten Training bei großer Hitze der erste Schluck frisches Wasser.
- Wenn das eigene Kind das erste Mal allein aus einem Glas trinkt.
- Frischen Schnee in den Mund stecken und tauen lassen.
- Ein kleiner Nieselregen zur Erfrischung beim Training.
- Das erfrischte Gefühl nach einer heiß-kalten Wechseldusche.

Musik/Buch/DVD/Internet

Tipps und Fakten zum Thema Wasser und Trinken bei *www.o-viva.de*. Zum Lesen empfehle ich das Buch *Wasser & Salz* von Dr. Barbara Hendel und Peter Ferreira, Ina-Verlag, ISBN: 3952275247.

»Wasser ist das Blut der Erde.«

Leonardo da Vinci

WAS IHNEN HILFT

Falls es Ihnen schwerfällt, genügend zu trinken, dann führen Sie doch ein Trinkprotokoll, und schreiben Sie genau auf, wie viel Flüssigkeit Sie zu sich nehmen. Sie benötigen 40 Milliliter Wasser pro Kilogramm Körpergewicht am Tag. Ohne Sport.

Beispielrechnung:

Sie wiegen 70 Kilogramm: 70 x 40 = 2800 ml

Ihr minimaler Bedarf an Wasser am Tag wären also 2,8 Liter.

WAS SIE UNTERSTÜTZT

Reichliches Trinken von Wasser kann wirksam den Appetit drosseln. Gerade wenn Sie abnehmen möchten: Stellen Sie die Wasserration für den ganzen Tag in Gläsern eingefüllt auf Ihren Tisch. So bekommen Sie ein Gefühl dafür, wie viel Sie noch trinken müssen. Und: Etwas mehr ist immer besser als zu wenig.

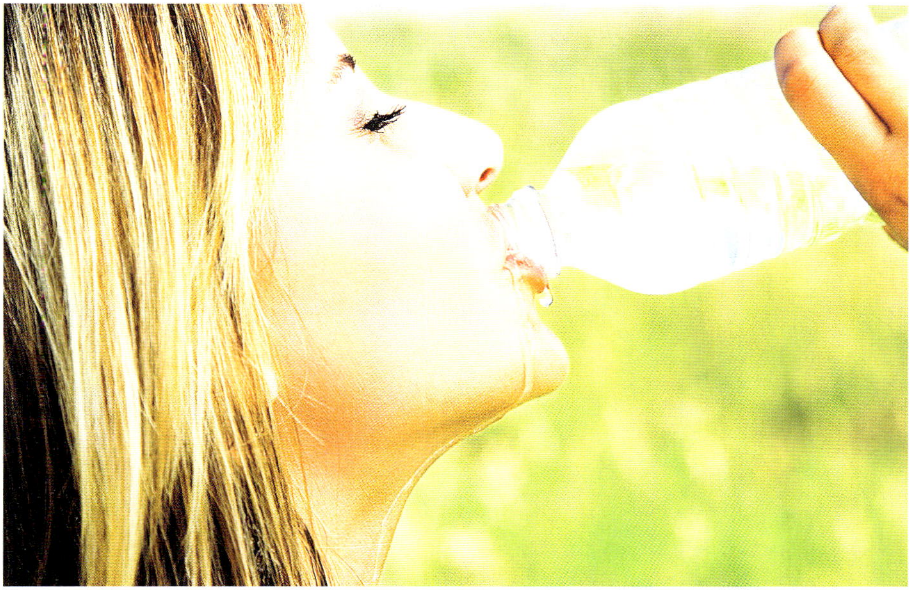

Starten Sie mit einem reichlichen Schluck Wasser in einen perfekten Tag!

ZUSAMMENFASSUNG FÜR EILIGE

Flüssigkeitsmangel führt zu Leistungseinbußen, Krankheiten und faltiger Haut. Pro Kilogramm Körpergewicht benötigen Sie 40 Milliliter Wasser am Tag.

MEIN TIPP

Trinken Sie gleich nach dem Aufstehen 1/4 Liter warmes Wasser. Denn warme Flüssigkeiten werden vom Magen besser durchgeleitet.

Nur wer die Dinge nach Prioritäten sortiert, ist für Großes motiviert!

Alexander Christiani, einer der angesehensten Managementtrainer in Deutschland, berichtete einmal in seinem Seminar über einen Verkäufer, der sich jeden Freitag eine Stunde Zeit dafür nimmt, seine Kunden anzurufen, um einfach nur kurz »Hallo« zu sagen.

RICHTIG GEPLANT IST HALB GEWONNEN

In dieser einen Stunde macht der Mann einen unglaublichen Umsatz. Sein Geheimnis: Die Kunden erinnern sich in diesem Moment an all das, was sie noch brauchen, und er erledigt es für sie. Diese eine Stunde pro Woche ist ein fester Bestandteil seiner Wochenplanung. Und sie ist wichtig, nicht dringlich. Aber entscheidend für den Umsatz!

Unser Gehirn muss pro Sekunde allein von unseren Sinnesorganen zwölf Millionen Informationen verarbeiten. Dabei wählt es sofort aus, was überlebenswichtig und was nebensächlich ist. Denn unser Gedächtnis ist eher dafür geschaffen, Informationen sofort zu bearbeiten und abzuhaken. Eine lange Speicherung ist mit mehr Energieaufwand verbunden. Erledigen Sie Dinge deshalb sofort, oder schreiben Sie auf, was noch erledigt werden muss. So gewinnen Sie Energie für Kreativität und Konzentration, weil Ihr Gehirn sich wieder auf die wesentlichen Dinge konzentrieren kann.

Sicher kennen Sie das, wenn Sie nicht einschlafen können, weil Ihnen noch so viele Dinge im Kopf rumspuken. Die beste Methode zum Einschlafen ist dann das Aufschreiben dieser Dinge. Erst dann kann Ihr Gehirn endlich abschalten.

Musik/Buch/DVD/Internet

Zum Lesen und Beherzigen empfohlen:
Simplify Your Life von M. und W. T. Küstenmacher, Campus Verlag, ISBN: 3593375540.
Viele gute Anregungen finden Sie unter *www.bumerang-prinzip.de*.

FRAGEN, DIE SIE WEITERBRINGEN

» Welche Dinge sind für mich wirklich wichtig?

» Was werde ich heute unternehmen, um meiner Vision näher zu kommen?

» Wann nehme ich mir Zeit für mich?

» Worauf kann ich mich heute Abend freuen?

» Habe ich mir gestern einen Tag geschenkt, auf den ich gern zurückblicke?

GLÜCKSMOMENTE

» Beim Tagträumen an den nächsten Urlaub denken.

» Die Absage eines ungeliebten Termins, die einen freien Nachmittag beschert.

» Der kleine Liebesgruß des Liebsten zwischen den Arbeitsunterlagen.

» Die komplett erledigte To-Do-Liste am Abend betrachten.

»Man muss das Unmögliche versuchen, um das Mögliche zu erreichen.«

Hermann Hesse

WAS IHNEN HILFT

Nutzen Sie den Wochenplaner im Anhang (Seite 244) für Ihre Zeitplanung, und verplanen Sie nur 50 % der Zeit. So haben Sie genügend Pufferzeiten für unerwartete Dinge. Erstellen Sie eine Liste mit den Dingen, die Sie unbedingt tun müssen, und teilen Sie sie in Prioritäten ein:

A wichtig und dringlich (z. B. Artztermin)

B wichtig, aber nicht dringlich (z. B. Zielformulierung für die nächsten zehn Jahre)

C nicht wichtig, aber dringlich (z. B. das kaputte Auto reparieren lassen)

D nicht wichtig, nicht dringlich (z. B. normaler E-Mail-Verkehr, Putzen)

WAS SIE UNTERSTÜTZT

Machen Sie sich bei Ihrer Zeitplanung unbedingt Ihre Rollen (z. B. Mutter, Vater, Freund/in, Kind, Bruder, Schwester, die Rollen im Job) und Bedürfnisse (z. B. gesundes Essen, Zeit für die Kinder haben, Zeit für Sport, Zeit für Zärtlichkeit) bewusst. Sie können niemals alle Rollen gleichzeitig zu 100 % erfüllen. Legen Sie Prioritäten für den kommenden Tag und für die aktuelle Woche fest.

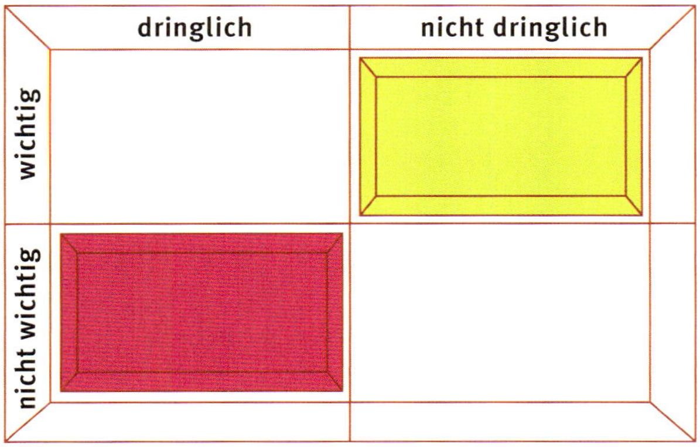

Das violette Feld zeigt den Bereich, mit dem wir häufig zu viel Zeit verschwenden: Dinge, die zwar dringlich sind, uns aber langfristig nicht weiterbringen. Delegieren oder bündeln Sie diese Dinge (nicht wichtig, aber dringlich). Häufig schieben wir die wichtigen, aber nicht dringlichen Dinge vor uns her. Bis sie dringend werden. Planen Sie also den grünen Bereich mit in den Alltag ein.

ZUSAMMENFASSUNG FÜR EILIGE

Das volle Potenzial lässt sich nur nutzen, wenn das Gehirn Freiraum hat. Deshalb wichtig: Zeitplanung, Aufgaben stets sofort aufschreiben. Benutzen Sie für Ihre Planung den Wochenplaner auf Seite 244.

MEIN TIPP

Nehmen Sie sich Zeit für Ihre wichtigsten Ziele und Visionen, aber genießen Sie auch den Augenblick. Sie entscheiden: Wer nur nach den Wünschen anderer lebt, lebt nicht sein eigenes Leben.

Wer gelernt hat, nach innen zu schauen, wird außen besser wahrnehmen können.

Der Körper kann nicht unterscheiden, ob es sich um eine reale Situation handelt oder um eine Visualisierung, d. h. eine gedankliche Vorstellung. Beispiel? Stellen Sie sich vor, wie Sie herzhaft in eine Zitrone reinbeißen. Je wirklichkeitsnäher die Vorstellung, desto stärker der Speichelfluss und die Illusion von saurem Geschmack.

PHANTASIE – DIE KRAFT DER VORSTELLUNG NUTZEN

Das Phänomen der körperlichen Wirkungen reiner Phantasievorstellungen hat sich wissenschaftlich bereits in zahlreichen Experimenten eindeutig beweisen lassen.

Wenn Sie sich fünf Minuten lang mit all Ihrer Vorstellungskraft an einen Ort begeben, an dem Sie sich rundum wohl fühlen und der Ihnen Kraft gibt, können Sie den Adrenalinausstoß des ganzen Tages um bis zu 50 % senken. Man weiß, dass das Stresshormon Adrenalin die Arterien brüchig werden lässt. Ihre tägliche Phantasiereise ist deshalb nicht nur Entspannung, sondern auch aktive Herzinfarktprophylaxe.

Dr. Carpenter, ein amerikanischer Psychologe, ließ mehreren Testpersonen den Arm eingipsen. Anschließend teilte er sie in zwei Gruppen ein. Die eine Gruppe trug den Gips vier Wochen und verlor dementsprechend deutlich an Muskelmasse am Arm. Die zweite Gruppe sollte sich zweimal am Tag für fünf Minuten vorstellen, dass sie mit dem eingegipsten Arm Kraftübungen machen würde. Während dieses Mentaltrainings wurde die Durchblutung in der Muskulatur gemessen. Sie war deutlich erhöht. Nach vier Wochen waren die Muskeln deutlich weniger als bei der mental inaktiven Gruppe geschrumpft.

FRAGEN, DIE SIE WEITERBRINGEN

- An welchem Ort habe ich mich so richtig wohl gefühlt?
- Wann hatte ich das letzte Mal dieses Gefühl von Leichtigkeit und Zufriedenheit?
- Nehme ich mir wirklich genügend Zeit für meine Entspannung?

GLÜCKSMOMENTE

- Morgens aus dem Fenster auf den frischen Neuschnee schauen.
- Aufwachen und merken, dass sich die Kinder mit ins Bett gekuschelt haben.
- Alte Urlaubsbilder anschauen.
- Mit der Lieblingsmusik und einem frisch gepressten Orangensaft vom Partner geweckt werden.

Musik/Buch/DVD/Internet

Wie sich geistige Kräfte nutzbringend anwenden lassen, lesen Sie in *TaoSport, denkender Körper, tanzender Geist* von C. H. Huang und J. Lynch, Bauer Verlag, ISBN: 3762604959.

*»Wer andere besiegt, hat Kraft.
Wer sich selbst besiegt, ist stark.«*

Laotse

WAS IHNEN HILFT

Wenn es Ihnen schwerfällt, sich zu entspannen, fangen Sie mit der Atmung an: Atmen Sie viermal so tief ein und aus, wie Sie können, und spüren Sie, wie sich Ihre Muskeln bei jedem

Ausatmen etwas mehr entspannen. Im Zustand dieser Entspannung erinnern Sie sich an den schönsten Ort, an dem Sie je waren. Nun schließen Sie die Augen und stellen sich vor, Sie seien dort. Vielleicht am Meer? Hören Sie das Rauschen der Wellen, riechen Sie das Salzwasser, spüren Sie den Sand an Ihrem Rücken? Genießen Sie Ihren »Mikrourlaub« für zwei bis drei Minuten.
Dann öffnen Sie die Augen, atmen tief ein und spannen Ihre Muskeln an. Sie sind nun ganz entspannt, aber voller Energie!

WAS SIE UNTERSTÜTZT

Wenn Ihnen auf Anhieb kein Ort einfällt, an dem Sie sich rundum wohl gefühlt haben, achten Sie demnächst in Filmen und Büchern auf Szenen, die Ihnen ein solches Gefühl vermitteln, und suchen Sie sich daraus einen Ort für Ihre Gedankenreisen aus.

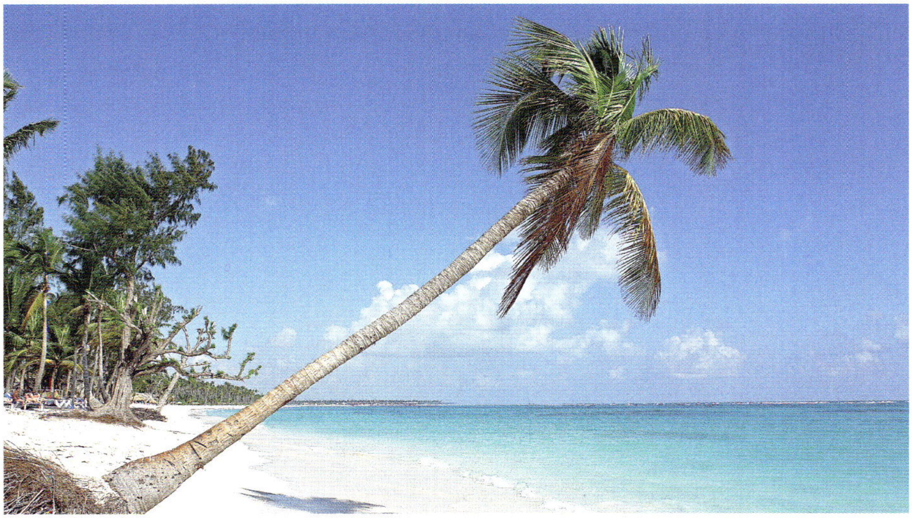

Allein die Vorstellung eines Lieblingsortes oder einer Traumlandschaft entspannt auf angenehme Weise.

ZUSAMMENFASSUNG FÜR EILIGE

Unsere Vorstellungskraft hat ganz direkt Einfluss auf das körperliche Befinden. Phantasiereisen senken deshalb messbar die Stresshormone.

MEIN TIPP

Stellen Sie Ihren Wecker fünf Minuten früher ein als die geplante Aufstehzeit. Malen Sie sich Ihren Lieblingsort oder einen Ort aus Ihrer Phantasie aus, und reisen Sie in Gedanken dorthin, um Kraft und frische Energie für Ihren Tag zu sammeln.

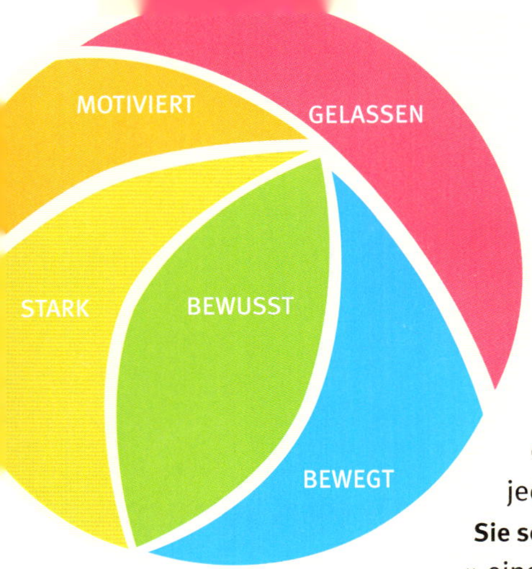

DER START – MIT ODER OHNE SPORT?

»Die Leute, die niemals Zeit haben, tun am wenigsten.«

Georg Christoph Lichtenberg

Die Diskussion für und gegen Frühsport wird unter Experten hitzig geführt. Nach nunmehr 20 Jahren Leistungssport und zehn Jahren Coachingerfahrung kann ich sagen: Die richtige Zeit hängt vom Biorhythmus jedes Einzelnen ab.

Sie sollten morgens keinen Sport machen, wenn Sie …

» eine »Eule« sind, also lange wach bleiben und morgens kaum aus den Federn kommen.

» Ihre Muskeln morgens sehr angespannt sind oder Sie bereits bemerkt haben, dass Sie nach dem Sport am Morgen eher weniger statt mehr Energie haben.

» Sie nur abends Zeit für sich haben und sich nach der Arbeit leicht motivieren können.

Frühsport (Seite 32/33) kommt für Sie in Betracht, wenn Sie …

» eine »Lerche« sind und voller Energie und Tatendrang aufwachen.

» Sie abends nach der Arbeit keine Energie mehr haben.

» Ihnen morgens weniger Ausreden einfallen (ernst gemeint!).

» Sie aus Erfahrung wissen, dass Sie nach dem Training mehr Energie haben und Ihnen währendessen gute Ideen kommen.

Nicht nur beim Training sollten Sie es morgens ruhig angehen. Auch beim Frühstück entscheidet die Geschwindigkeit der Nahrungsaufnahme über Ihr Wohlbefinden am Tag (Seite 34/35). Aber was morgens essen? Die Antwort erfahren Sie auf Seite 36/37.

Es lohnt sich, sich schon morgens auf eine abendliche Aktivität zu freuen. Warum? Dazu mehr auf Seite 38/39.

Das Aktivitätenprotokoll (Seite 40/41) bringt es an den Tag. Sie werden erstaunt sein, wie Sie Ihre Zeit wirklich verbringen.

Was Ihnen hilft:	Meine Stimmung & Energie
Bewegung Seite 33	Ich fühle mich müde und ausgepowert
Entspannung Seite 35	Ich habe das Gefühl, die Zeit rast
Ernährung Seite 37	Ich habe morgens noch keinen Hunger
Motivation Seite 39	Ich bin so phlegmatisch und habe zu nichts Lust
Mentaltraining Seite 41	Ich schaffe nie, was ich mir vornehme
Was Sie unterstützt:	
Bewegung Seite 33	Oft vertrödele ich die Zeit
Entspannung Seite 35	Ich bin morgens immer so hektisch
Ernährung Seite 37	Nach dem Frühstück fühle ich mich manchmal so vollgestopft
Motivation Seite 39	Ich bin gut gelaunt, aber nicht wirklich zufrieden
Mentaltraining Seite 41	Meine Gedanken sind oft konfus

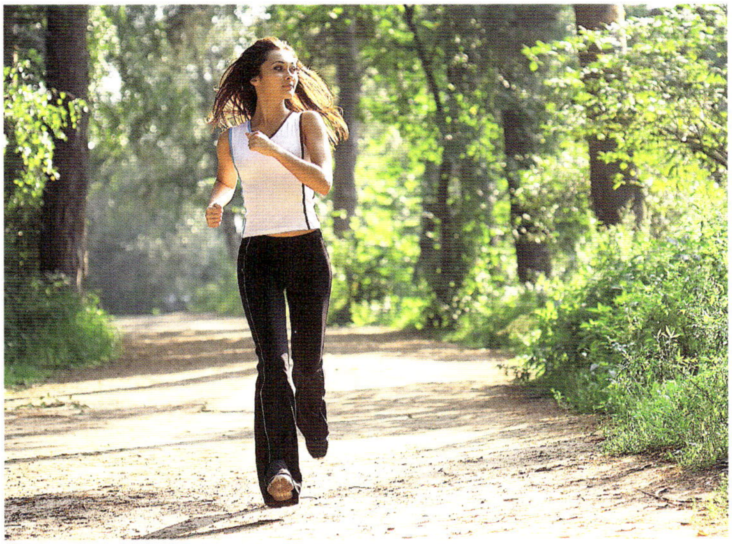

Für die »Lerchen« ist der Sport am Morgen der beste Einstieg in einen perfekten Tag.

MEIN TIPP

Was nützt es Ihnen, wenn nach organischen und chronobiologischen Gesichtspunkten für 90 % der Frühsport besser ist, Sie aber zu den 10 % gehören, die ein bisschen anders funktionieren? Wenn Sie es nicht wissen: Ausprobieren, eine Woche so, eine Woche anders. Dann gibt es keinen Zweifel mehr.

TRAINING AM MORGEN: DIE DOSIS MUSS STIMMEN

Wer morgens seinen Fettstoffwechsel trainiert, bekommt tagsüber in harten Zeiten weniger häufig sein Fett weg.

Ich weiß, dass die ersten Schritte beim Frühsport gerade im Winter draußen weh tun. Aber ich versichere Ihnen, schon nach fünf Minuten sind Sie froh, dass Sie Ihren inneren Schweinehund überredet und mit auf eine kleine Reise in die Natur genommen haben. Etwas einfacher ist es beim Frühsport auf dem Ergometerfahrrad oder Laufband. Doch selbst das ist in der dunklen Jahreszeit anfangs kein Zuckerschlecken.

Stefanie S. aus München sagte mir nach vier Monaten regelmäßigen morgendlichen Trainings, dass die letzten Monate in punkto beruflichem Erfolg so gut wie noch nie zuvor gelaufen seien. »Wissen Sie, Herr Sterzenbach, durch das morgendliche Ausdauertraining bin ich den ganzen Tag über besser drauf. Ich bin bei den Verhandlungen positiver und entspannter. Das wirkt.«

Kein Wunder, denn regelmäßiges Ausdauertraining in einem niedrigen Herzfrequenzbereich verbessert nicht nur die Fettverbrennung. Auch die Spiegel der Nervenbotenstoffe (z. B. Serotonin) werden ausgeglichener, die Laune besser und der Kopf frei für Wesentliches. Benutzen Sie einen Herzfrequenzmesser, um den Puls zu kontrollieren und im entsprechenden Trainingsbereich zu halten.

SIGNALE DES KÖRPERS

Wer zu oft oder zu hart trainiert, wird dies nicht nur an schmerzenden Muskeln und zunehmender Müdigkeit bemerken. Ein solches Übertraining steigert auch die Verletzungsgefahr (Bänder-, Muskelriss), erhöht die Infektanfälligkeit und lässt die Leistung stagnieren oder sogar zurückgehen.

FRAGEN, DIE SIE WEITERBRINGEN

» Habe ich meinem Körper genügend Regenerationszeit gegönnt?

» Wie könnte ich heute einmal anders trainieren?

» Welches Ziel will ich mit meinem Training erreichen?

» Hat sich meine Leistungsfähigkeit verbessert, oder trete ich seit ein paar Wochen oder sogar Monaten auf der Stelle?

» Auf welche Weise könnte mein Training mir noch mehr Spaß bereiten?

GLÜCKSMOMENTE

» Die ersten Sonnenstrahlen beim morgendlichen Lauf.

» Barfuß laufen auf der Wiese, die noch vom Morgentau feucht ist.

» Joggen im Sauerstoffüberschuss mit Ihrer Lieblingsmusik.

» Die Trainingsrunde in einer neuen Bestzeit laufen.

Musik/Buch/DVD/Internet

Kompetente Personal Trainer, aber auch Ansprechpartner für Leistungsdiagnostik sowie Spiroergometrie finden Sie auf meiner Homepage: *www.lebenskraft.com.*

WAS IHNEN HILFT

Wenn Sie trotz Überlastungsmüdigkeit unbedingt Sport treiben möchten, ist allenfalls ein Regenerationstraining bis 65 % der individuellen maximalen Herzfrequenz angesagt. Die berechnet sich überschlägig nach 220 (Mann) bzw. 226 (Frau) minus Lebensalter in Jahren. Besser ist es jedoch, die individuelle maximale Herzfrequenz durch ein Belastungs-EKG ermitteln zu lassen, oder Sie bleiben im Bereich der Werte, die sich bei einer Spiroergometrie oder der Laktatmessung ergeben haben.

WAS SIE UNTERSTÜTZT

Legen Sie sich Sportkleidung und Laufschuhe abends direkt vor dem Bett so zurecht, dass Sie direkt reinschlüpfen können, während Sie zum Wecker laufen. Den nämlich stellen Sie nicht auf den Nachttisch, sondern so weit weg, dass Sie aufstehen müssen. Der Wohnungsschlüssel liegt direkt daneben, und bevor sich Ihr Gehirn Ausreden einfallen lassen konnte, stehen Sie schon draußen.

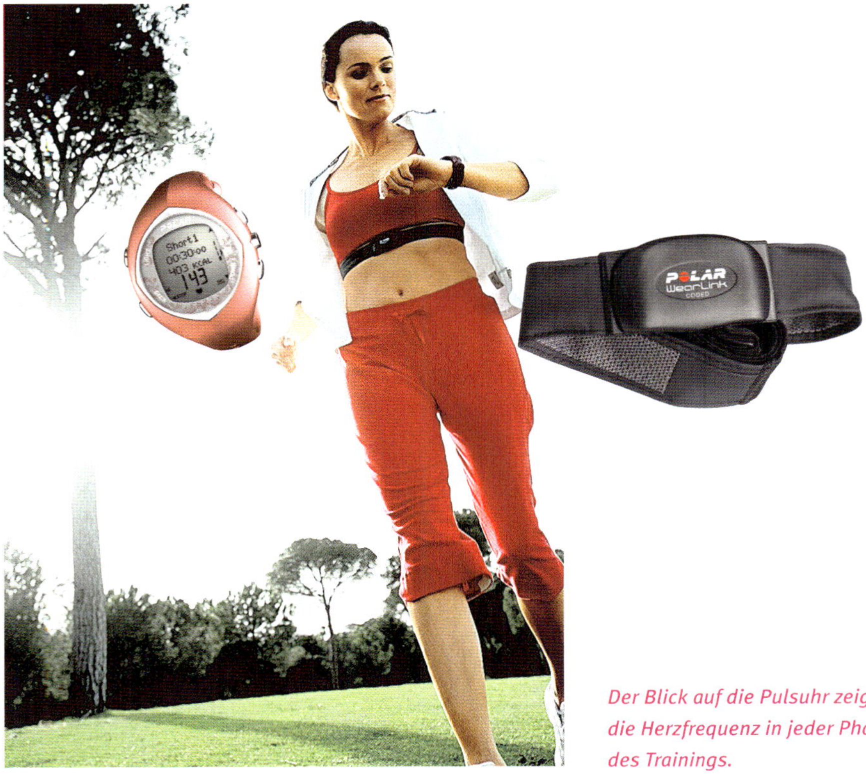

Der Blick auf die Pulsuhr zeigt die Herzfrequenz in jeder Phase des Trainings.

ZUSAMMENFASSUNG FÜR EILIGE

Morgendliches leichtes Ausdauertraining fördert die Fettverbrennung und regt die Kreativität an. Wichtig: Stets mit Herzfrequenzmesser laufen, so dass Sie den Überblick über Ihre Trainingszone behalten.

MEIN TIPP

Verabreden Sie sich mit jemandem, der ungefähr die gleiche Leistungsfähigkeit besitzt. Oder buchen Sie für die ersten Einheiten einen professionellen PREMIUM Personal Trainer (siehe Internetadresse links).

SICH ZEIT NEHMEN BEDEUTET LEBENSQUALITÄT

Wer seine Nahrung langsam und nicht nebenbei aufnimmt, den drücken nicht die unerwünschten Nebenwirkungen.

Kennen Sie das auch, dass Ihnen manchmal die vielen kleinen Aufgaben über den Kopf wachsen? Dass Sie gar nicht wissen, wo Sie anfangen sollen?

Genau dann schlägt das »Schnellesser-Virus« zu. Wir schlingen unsere Nahrung herunter und wundern uns dann über Magen- und Darmprobleme. Und anstatt die Ursache zu beheben, schlucken wir fleißig Medikamente gegen Sodbrennen und Verstopfung, aber leider mit anderen Nebenwirkungen. Kauen Sie jeden Bissen ganz bewusst mindestens 40-mal. Und siehe da, die Beschwerden in Magen und Darm verschwinden.

Das System Mensch kann nicht ökonomisch arbeiten und einen hohen Energielevel halten, wenn Magen und Darm die ganze Arbeit verrichten sollen, die eigentlich Zähne und Speichel zu erledigen hätten. Kauen Sie Ihr Essen gut, so können sich Magen und Darm aufs Wesentliche konzentrieren: die Aufspaltung der Eiweiße, Fette und Kohlenhydrate in Aminosäuren, Fettsäuren und Glukosemoleküle.

Merke: Nicht nur ungesunde Nahrungsmittel können Beschwerden auslösen, sondern auch das falsche Essen der richtigen Lebensmittel.

SIGNALE DES KÖRPERS

Ein Zeichen für zu schnelles Essen sind Blähungen. Sollten Sie mehr als 13 »Töne« am Tag produzieren, so ist dies ein Zeichen, dass etwas mit Ihrer Verdauung nicht stimmt. Das gilt erst recht, wenn diese so genannten Flatulenzen auch noch unangenehm riechen.

FRAGEN, DIE SIE WEITERBRINGEN

- » In welchen Lebenssituationen hatte ich entscheidende Vorteile durch die Konzentration auf einen bestimmten Aspekt?
- » Esse ich nur aus Gewohnheit, oder frühstücke ich mit Genuss?
- » Nehme ich überhaupt bewusst wahr, was ich esse und wie es schmeckt?
- » Wie schmeckt mein Essen, wenn ich es länger kaue?

GLÜCKSMOMENTE

- » Die Lieblingsseite in der Tageszeitung lesen.
- » Voller Energie das Haus verlassen und sich auf die Herausforderungen des beginnenden Tages freuen.
- » Wenn ein Bissen Brot oder eine unreife Banane durch Kauen ganz süß wird.

Musik/Buch/DVD/Internet

Entdecken auch Sie die Vorzüge der Langsamkeit mit Sten Nadolnys Meisterwerk *Die Entdeckung der Langsamkeit*, Piper Verlag, ISBN: 3492207006.

»Glück entsteht oft durch Aufmerksamkeit in kleinen Dingen.«

Wilhelm Busch

WAS IHNEN HILFT

Stoppen Sie doch einmal die Zeit, in der Sie Ihr Frühstück einnehmen. Ziel beim nächsten Frühstück ist es, mindestens drei Minuten langsamer die gleiche Menge zu essen. Und so weiter. Also nicht immer gilt: höher, weiter und schneller. Diesmal kehren wir es um. Langsamkeit ist Trumpf.

WAS SIE UNTERSTÜTZT

Legen Sie beim Mittagessen nach jedem Bissen Messer und Gabel ab, beim Frühstück das Brot. Und bevor Sie den nächsten Bissen nehmen, kauen Sie den vorigen zunächst 40-mal, und trinken Sie dann einen Schluck Wasser. Normalerweise sollte man während des Essens nicht so viel trinken, aber es kann jetzt dabei helfen, von einem Bissen zum nächsten ein wenig Zeit vergehen zu lassen.

ZUSAMMENFASSUNG FÜR EILIGE

Zu hastiges Essen verursacht Magen- und Darmprobleme. Wer ausgiebig kaut, bleibt gesund und nimmt schneller ab.

Wer langsam und gründlich kaut, kann viele Magen- und Darmprobleme vermeiden. Übrigens: Das Essen schmeckt so auch einfach besser!

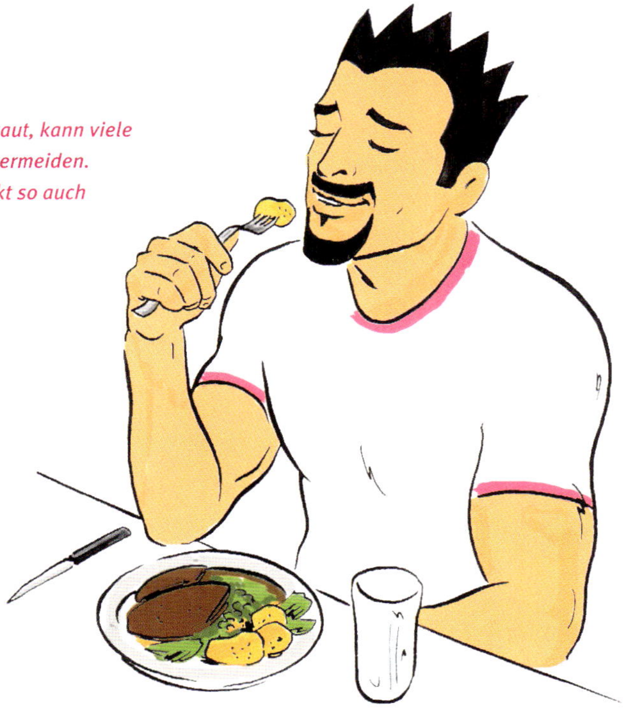

MEIN TIPP

Schauen Sie sich das Essen genau an, bevor Sie es in den Mund schieben. Riechen Sie daran, behalten Sie es kurz auf der Zunge. Wie fühlt es sich an? Nehmen Sie das Essen stets mit allen Sinnen wahr.

Nur wer viele Lebensmittel isst, wird auch frisch und aktiv bleiben.

Marcel A., 31 Jahre und ambitionierter Freizeitsportler, liebt Triathlon und hat sich zum Ziel gesetzt, im nächsten Jahr an einem Kurztriathlon

OBSTFRÜHSTÜCK – DER LEICHTE START IN DEN TAG

(1,5 km Schwimmen, 40 km Radfahren und 10 km Laufen) teilzunehmen.

Wenn da nicht sein Immunsystem wäre. Das macht grundsätzlich vier- bis fünfmal im Jahr schlapp. Als er mir das vor sieben Monaten sagte, war mein erster Gedanke, dass sein Training zu intensiv sei. Aber das allein war es nicht. Ihm fehlten vor allem Vitamine, Mineralstoffe und Spurenelemente – wichtige Vitalstoffe, die ein leistungsfähiger Körper braucht. Nachdem wir das erkannt hatten, begann er regelmäßig Obst zu essen. Da er es aber tagsüber nie schafft, 800 Gramm Obst zu essen, beginnt er den Tag meist mit einem reichhaltigen Obstfrühstück. Sein Teller sieht dann kunterbunt aus, gefüllt mit Bananen, Orangen, Kiwis, Papaya etc. Ich kann zwar nicht in die Zukunft schauen, aber ich bin mir sicher, Marcel wird am Triathlon teilnehmen, ohne eine Erkältung gehabt zu haben.

Obst und Gemüse enthalten kein Fett, aber reichlich Ballast- und Vitalstoffe. Es ist deshalb kein Wunder, dass ein ausreichender Verzehr von Äpfeln, Birnen, Bananen, Paprika, Kohl & Co. nicht nur vor Übergewicht schützt, sondern auch vor lebensbedrohlichen Krankheiten wie Herzinfarkt und Krebs. Auch wenn die Mengenangabe nicht stimmt, ist an dem Spruch viel Wahres: »An apple a day keeps the doctor away.«

SIGNALE DES KÖRPERS

Träge Verdauung ist meist ein Zeichen von zu wenig Ballaststoffen und Bewegung. Schlechte und unreine Haut deutet häufig auf zu viel »Junk Food« in der Ernährung. Die Auswirkungen von Mangelernährung können sehr vielseitig sein, auch ernsthafte Krankheiten wie Krebs können hier ihren Ursprung haben.

Musik/Buch/DVD/Internet

Wenn Sie saisonales Obst und Gemüse direkt vom Bauern aus Ihrer Umgebung bis vor die Haustür geliefert bekommen möchten, schauen Sie doch mal im Internet nach: *www.oekokiste.de.*

FRAGEN, DIE SIE WEITERBRINGEN

» Welche heimischen Obst- und Gemüsesorten haben zurzeit Saison?

» Esse ich Obst und Gemüse in allen Farben?

» Werde ich tagsüber dazu kommen, genügend Obst und Gemüse zu essen?

» Wie komme ich jeden Tag auf meine 800 Gramm Obst und Gemüse?

GLÜCKSMOMENTE

» Ein leckerer Obstsalat.

» Frische, selbst gepflückte Walderdbeeren zum Frühstück.

» Die ersten Brombeeren der Saison aus dem eigenen Garten naschen.

» Der Anblick blühender Obstbäume.

» Der Duft einer frisch angeschnittenen Ananas.

»Wenn du merkst, du hast gegessen, hast du schon zu viel gegessen.« Sebastian Kneipp

WAS IHNEN HILFT

Fangen Sie mit einem Obststück am Morgen an. Am nächsten Morgen nehmen Sie ein zweites Stück dazu. Lassen Sie sich und Ihrem Körper Zeit, sich an ein kleines Frühstück zu gewöhnen, wenn Sie bisher morgens noch keinen Hunger hatten.

Legen Sie 800 Gramm Obst und Gemüse auf Ihre Küchenwaage. Das ist Ihr Optimum pro Tag.

WAS SIE UNTERSTÜTZT

Achten Sie darauf, die wasserhaltigen Obstsorten zuerst zu essen und anschließend erst die wasserärmeren. D. h. zuerst Weintrauben und Orangen und zum Schluss die Bananen. So beschleunigen Sie die Darmpassage, was Ihrem Verdauungssystem insgesamt zugute kommt.

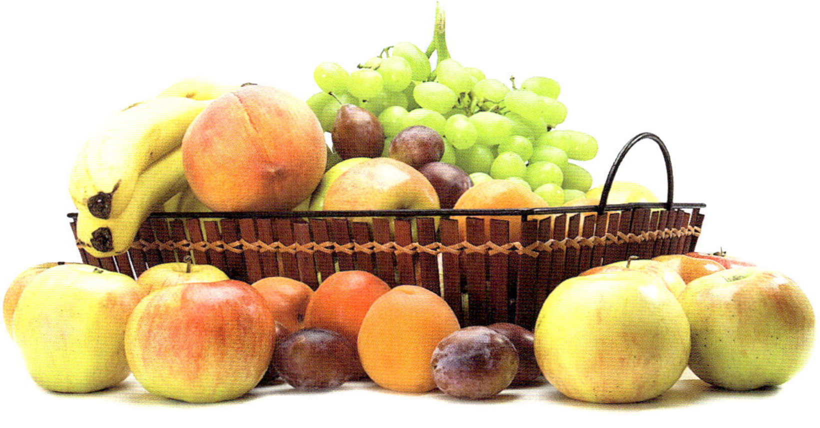

Machen Sie den Test: Wiegen Sie Ihr Obst und Gemüse, das Sie noch an diesem Tag essen wollen. Kommen Sie auf 800 Gramm? Bevorzugen Sie saisonales Obst aus Ihrer unmittelbaren Umgebung. Es enthält mehr Vitamine und musste nicht künstlich frisch gehalten werden.

ZUSAMMENFASSUNG FÜR EILIGE

Zu wenig Obst und Gemüse kann zu Vitalstoffmangel und Darmträgheit führen. Wer am Tag wenig Obst isst, sollte seine 800 Gramm an »LEBENS-Mitteln« bereits als leichtes Frühstück zu sich nehmen. Es können auch 400 Gramm sein, wenn mittags ein großer Salat oder viel Gemüse dazukommt.

MEIN TIPP

Bemühen Sie sich, saisonales Obst in Bioqualität aus der näheren Umgebung zu essen. Wir wollen nicht auf tropische Früchte verzichten, sollten aber einheimisches Obst bevorzugen.

Je mehr Sie sich morgens schon auf eine abendliche Aktivität einstimmen, desto genussvoller ist die abendliche Stimmung.

In meinen Augen gibt es am Ende eines anstrengenden Arbeitstags nur wenige so entspannende Dinge wie einen Saunagang nach dem Sport.

SCHAFFEN SIE SICH AKTIVITÄTEN DER FREUDE

Gerade im Winter genieße ich dieses Ritual. Darauf kann ich mich den ganzen Tag über freuen.

Für andere ist es das Glas Rotwein am Kaminfeuer, ein gutes Buch, der Spaziergang mit dem Hund oder der Blick in die Sterne. Die Möglichkeiten, sich auf etwas zu freuen, sind so vielfältig, wie wir Menschen es sind.

Auch wenn das Saunieren an sich schon zahlreiche positive Effekte auf die Gesundheit und die Psyche hat, ist das Wesentliche daran, dass ich überhaupt etwas habe, auf das ich mich freuen kann. Diese bewusste Freude, mit der wir nach Möglichkeiten suchen, unseren Handlungsspielraum zu erweitern, verschafft uns den nötigen Antrieb, Dinge zu bewegen und unser Leben aktiv in die eigenen Hände zu nehmen.

Wussten Sie, dass allein die Vorstellung einer solchen Aktivität der Freude bei Ihnen im Körper die Menge der Stresshormone den Tag über positiv beeinflusst, also senkt? Nutzen Sie diese Chance im Interesse Ihrer Gesundheit und Ihrer Leistungsfähigkeit. Und: Freuen Sie sich schon jetzt auf einen schönen Feierabend!

Suchen Sie sich also jetzt ein Zeitfenster in Ihrem Kalender, planen Sie die eventuell notwendigen Details, und stellen Sie es sich jetzt vor. Spüren Sie die positive Veränderung?“

SIGNALE DES KÖRPERS

Wenn Sie an die Aktivität der Freude an diesem Abend denken, sollte Sie ein warmes angenehmes Kribbeln im Bauchraum durchströmen. Sie merken sofort, wie Sie das Gefühl auf eine höhere Energiestufe hebt.

FRAGEN, DIE SIE WEITERBRINGEN

» Was spendet mir Energie?

» Wann habe ich mir das letzte Mal etwas wirklich Gutes gegönnt?

» Wie viel Kraft entwickle ich, wenn kleine Energiespender ein fester Bestandteil meines Tages wären?

» Was würde es für mein gesamtes noch vor mir liegendes Leben bedeuten, wenn ich mich täglich auf etwas freue?

GLÜCKSMOMENTE

» Den lang ersehnten Kinofilm mit Freunden anschauen.

» Kaiserschmarrn nach einer langen Wanderung auf der Almhütte.

» Die Erschöpfung nach ausgiebiger Liebe.

Musik/Buch/DVD/Internet

Florian und Gabriele Langenscheidt: Die 1000 Glücksmomente. Heyne Verlag. ISBN: 3453051939

»Es ist ein ungeheures Glück, wenn man fähig ist, sich zu freuen.«

George Bernard Shaw

08

07

WAS IHNEN HILFT

Machen Sie alles wie immer, aber suchen Sie sich eine Aktivität aus, auf die Sie sich am Abend freuen können und die Sie heute auch wirklich ausführen werden. Die Aktivität sollte 30 bis 60 Minuten dauern. Worin sie besteht, ist Ihnen überlassen. Wichtig ist nur, dass Sie sich etwas gönnen – Sie haben es verdient. Und falls der heutige Abend anders verplant ist, machen Sie es morgen. Nur tun Sie es!

WAS SIE UNTERSTÜTZT

Glücklich sein ist meist das Ergebnis von Situationen, in denen Sie etwas Schönes erlebt, eine größere Herausforderung hinter sich gebracht haben.

Zufriedenheit dagegen ist eine dauerhafte Grundstimmung, das Ergebnis vieler kleiner Situationen. Machen Sie die Augen auf, um sie wahrzunehmen!

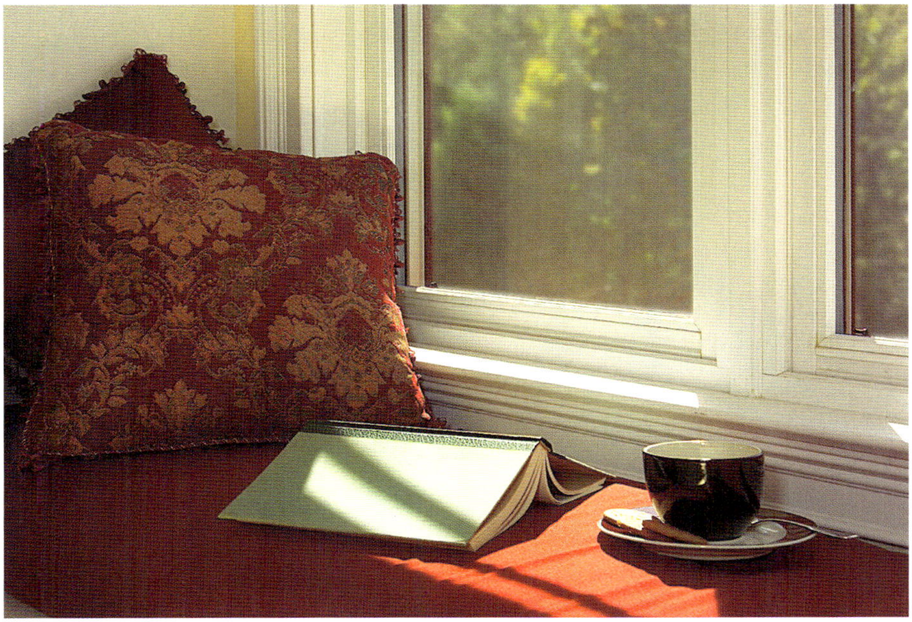

Freuen Sie sich schon am Morgen auf einen gemütlichen Feierabend!

ZUSAMMENFASSUNG FÜR EILIGE

Wer oft mit Begeisterung bei der Sache ist, wird mehr Lebensfreude besitzen. Solche Aktivitäten sind kein Zufall, wir können sie uns selbst schaffen.

MEIN TIPP

Befragen Sie Ihr Bauchgefühl, was Ihnen wirklich Freude bereitet, schreiben Sie es auf, und planen Sie möglichst viel davon in den nächsten Wochen abends ein. Das Leben mit mehr Freude beginnt, jetzt!

Wer weiß, was er den Tag über Sinnloses getan hat, wird wissen, was er den nächsten Tag besser machen kann.

Bei einem Tagesprotokoll werden alle Tages- und Abendaktivitäten, die länger als fünf Minuten dauern, aufgeschrieben. Bei der Auswertung meiner Aufzeichnungen wurde mir klar, wie viel Zeit ich tagtäglich mit telefonieren, Auto fahren oder fernsehen etc. verbringe. In einer wissenschaftlichen Untersuchung wurden die Tagesprotokolle zahlreicher Menschen ausgewertet: Viele arbeiteten bis zu sechs Stunden hintereinander – ohne Pause! Das kann auf Dauer nicht zum persönlichen Erfolg führen.

DAS PROTOKOLL BRINGT'S AN DEN TAG

Machen Sie sich den Spaß und schätzen Sie, bevor Sie tatsächlich Protokoll führen, die Zeitaufwände für folgende Aktivitäten:

» Autofahren
» Essen
» Hausarbeiten
» Produktive Arbeit
» Körperpflege
» Fernsehen
» Internet und E-Mail-Verkehr
» Zeit für sich

Sie werden überrascht sein, wie wenig Zeit Sie sich bewusst für sich nehmen.

Ein weiterer Effekt eines solchen Protokolls ist die Steigerung Ihrer Effizienz. Sie finden plötzlich Zeitvampire, die Sie zwar nicht verhindern können (z. B. Autofahrten zur Arbeitsstelle, die Sie aber proaktiv nutzen können. Seit mir bewusst wurde, dass ich durchschnittlich zwei Stunden im Auto verbringe, höre ich unterwegs jede Menge Lern-CDs. Sehr zur Verwunderung meiner Staunachbarn übe ich im Auto das gute und akzentuierte Sprechen. Das hilft mir dann bei meinen Vorträgen, mit mehr Tonalität, Resonanz und Modulation zu referieren.

Welche Zeitspielplätze werden Sie finden? Lassen Sie es mich wissen.

SIGNALE DES KÖRPERS

Wer Körper und Geist zu wenige Pausen gönnt, wird nervös, fahrig und vergesslich. Nicht selten treten dann auch körperliche Symptome wie Spannungskopfschmerzen oder Rückenprobleme auf.

FRAGEN, DIE SIE WEITERBRINGEN

» Wie viel Zeit gönne ich mir zwischendurch zum Abschalten?
» Wer sind meine ganz persönlichen Zeiträuber?
» Wie kann ich passive Zeiten (z. B. in der Bahn) sinnvoll nutzen?

GLÜCKSMOMENTE

» Den Duft einer frischen Tasse Tee zurückgelehnt genießen.
» Das Gefühl, nach einem kurzen Spaziergang vor guten Ideen zu sprühen.
» Sich mit geschlossenen Augen von der Lieblingsmusik davontragen zu lassen.
» Die frische Luft nach einem Sommerregen schnuppern.

Musik/Buch/DVD/Internet

Mein Tipp:
Die vier Jahreszeiten von Antonio Vivaldi in der Einspielung des Jacques Loussier Trios aus dem Jahre 1997, erschienen bei Telarc (in-akustik).

»Folge nicht den Fußspuren der Meister. Suche, was sie gesucht haben.« Matsuo Basho

WAS IHNEN HILFT

Wenn Sie dazu neigen, die Zeit während der Computerarbeit zu vergessen, und somit zu

wenige Pausen machen, zu wenig trinken, nicht regelmäßig etwas essen, kann Ihnen ein kleiner Wecker helfen, Sie immer wieder an die nötigen Regenerationszeiten zu erinnern. Oder Sie stellen in Ihrem Handy oder Ihrem Office-Programm feste Erinnerungsfunktionen ein. Mindestens einmal pro Stunde eine kurze Auszeit für fünf Minuten wirkt schon Wunder.

WAS SIE UNTERSTÜTZT

Legen Sie das Aktivitätenprotokoll auf Ihren Arbeitstisch, und tragen Sie es in dieser Woche immer bei sich. Je genauer Sie es ausfüllen, desto größer wird Ihr Nutzen sein.

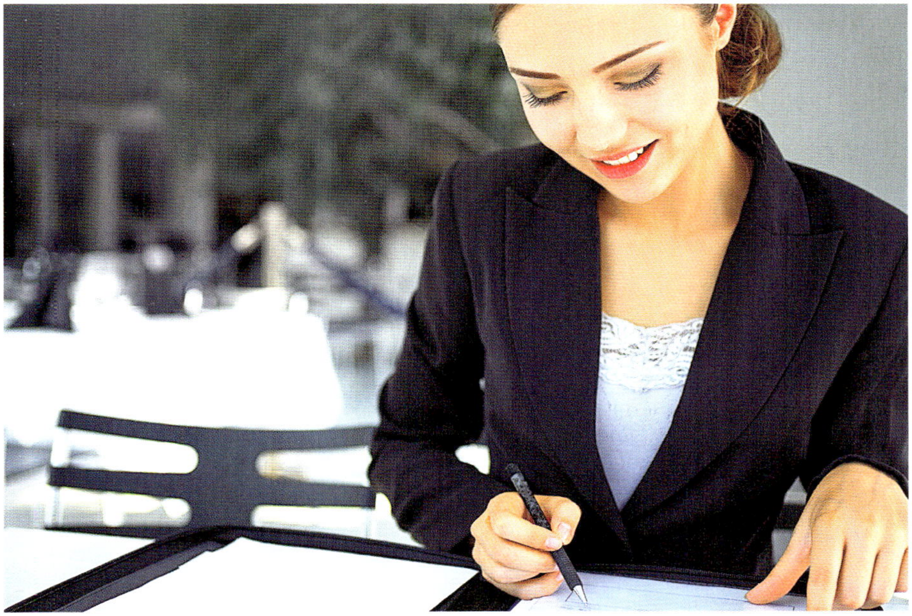

Führen Sie ein Aktivitätsprotokoll – und entdecken Sie so viele ungenutzte Zeitreserven.

ZUSAMMENFASSUNG FÜR EILIGE

Wir sind uns meist nicht bewusst, wofür genau wir unsere Zeit nutzen. Ein Protokoll kann uns helfen, Unwichtiges zu erkennen und Pausen besser zu planen.

MEIN TIPP

Legen Sie ein Tagesprotokoll an, das Sie mindestens sieben Tage hintereinander führen. Sie werden sich wundern, was Sie innerhalb einer Woche alles über sich erfahren!

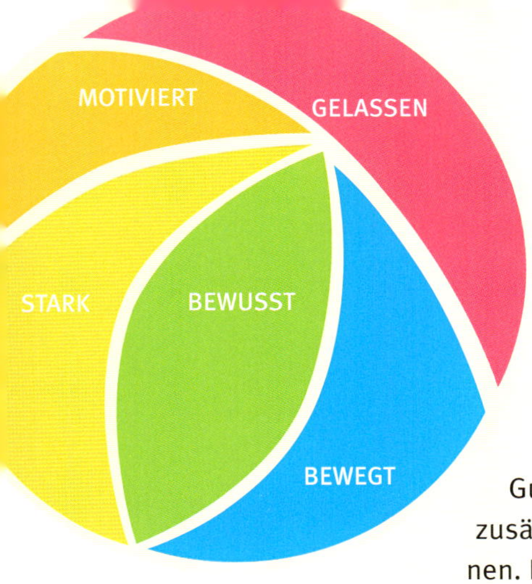

HELLWACH UND ENERGIEGELADEN DEN ARBEITSTAG BEGINNEN

Zwischen acht und neun Uhr sind die meisten von Ihnen auf dem Weg zur Arbeit oder bereits dort eingetroffen. Schauen wir uns doch einmal das Wort »Arbeitsweg« etwas genauer an: »Arbeitsweg« kommt von BeWE-Gung, sonst müsste es ja »Arbeitsfahrt« heißen. Mindestens 500 Kilokalorien zusätzlich pro Tag können Sie durch viele kleine Alltagsbewegungen verbrennen. Das sind umgerechnet gut 50 Gramm Fett, also am Ende des Jahres etwas mehr als 18 Kilogramm Körperfett! Noch Fragen? Nutzen Sie also auch diese Zeit für Bewegung, und lesen Sie die Seiten 44/45.

Was ist im Büro für viele die erste Aktion? Eine Tasse Filterkaffee trinken! In diesem Kapitel werden Sie mehr über die Geheimnisse des Kaffees und dessen genaue Wirkungen erfahren und warum es so wichtig ist, derartige Naturdrogen gezielt einzusetzen (Seite 48/49).

Zudem lesen Sie, was es mit der »DIN«-Technik auf sich hat: Sie werden merken, wie Sie plötzlich sehr viel mehr an einem einzigen Arbeitstag erledigen können, ohne davon erledigt zu sein (Seite 46/47).

»Halte dir jeden Tag dreißig Minuten für deine Sorgen frei, und mache in dieser Zeit ein Nickerchen.« *Abraham Lincoln*

08 bis 09 Uhr morgens

Was Ihnen hilft:	Meine Stimmung & Energie
Bewegung Seite 45	Ich fühle mich müde und ausgepowert
Entspannung Seite 47	Ich sehe einen riesigen Berg vor mir
Ernährung Seite 49	Ich bin noch nicht richtig wach
Motivation Seite 51	Ich fühle mich für alles verantwortlich
Mentaltraining Seite 53	Ich bin so lustlos

Was Sie unterstützt:	
Bewegung Seite 45	Ich kann mein Pensum schwer einschätzen
Entspannung Seite 47	Ich suche ständig etwas
Ernährung Seite 49	Ich habe ein Brennen im Magen
Motivation Seite 51	Ich weiß nicht, warum ich schon am frühen Morgen so kaputt bin
Mentaltraining Seite 53	Ich kann mich nicht an glückliche Zeiten erinnern

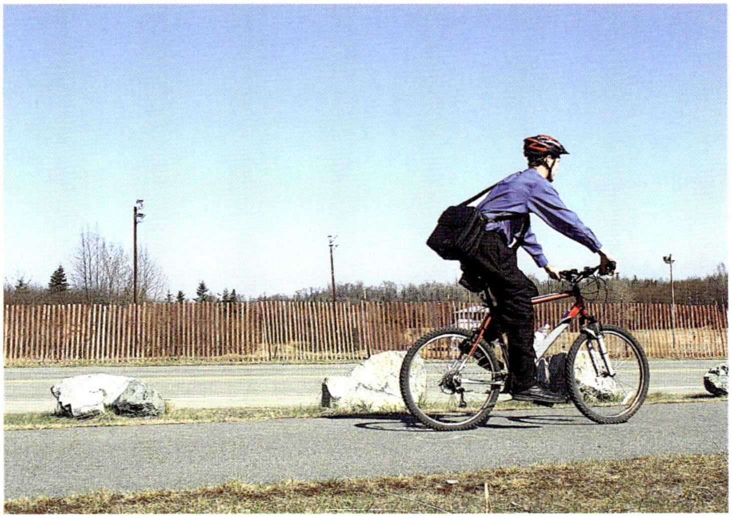

Frische tanken, Muskeln stärken und Fett verbrennen – alles kostenlos auf dem Radweg zur Arbeit.

MEIN TIPP

Die Zeit zwischen 8 und 11 Uhr ist vom Biorhythmus her für die meisten von uns die produktivste: Wir profitieren immer noch vom Hoch des »Wachhormons« Kortisol und der Regeneration während der Nacht. Unser Körper hat dadurch jetzt große Reserven, und der Geist kann besonders konzentriert arbeiten. Nutzen Sie diese Phase, sie hat gerade begonnen.

MORGENS RICHTIG TRAINIEREN!

Wenn Sie sich im Alltag unsystematisch viel bewegen, dann können Sie beim Sport systematisch wenig trainieren.

Es wird viel über die »Epidemie der Fettleibigkeit« geschrieben. Sie hat zwei Hauptgründe: zu hohe Nahrungszufuhr und vor allem zu wenig Bewegung. Die Rechnung ist einfach: Wer sich viel bewegt, darf auch mehr essen – er verbrennt die Energie schließlich gleich wieder.

Wenn Sie sich neben dem Sport auch im Alltag so viel wie möglich bewegen, haben Sie gute Chancen, Ihr Gewicht zu halten oder Ihr Idealgewicht zu erreichen. Aber seien Sie sich einer Sache bewusst: Selbst wenn Sie dreimal in der Woche zu 100 % effizient trainieren, verpufft jede Wirkung, wenn Sie sich in den übrigen 165 Stunden durch falsche Ernährung selbst boykottieren! In einer Trainingsstunde können Sie je nach Gewicht und Intensität etwa 400 bis 900 Kilokalorien verbrauchen. Manche zierliche Frauen verbrennen gerade beim Grundlagenausdauertraining oft nur 250 Kilokalorien pro Stunde. Die sind mit einem einzigen Schokoriegel schnell wieder aufgefüllt.

SIGNALE DES KÖRPERS

Zu wenig Bewegung führt bei Erwachsenen wie Kindern zu Übergewicht, Kurzatmigkeit und Leistungsschwäche. Gerade bei Kindern ist erhöhte Zappeligkeit und Unkonzentriertheit ein deutliches Signal für Bewegungsmangel.

Musik/Buch/DVD/Internet

Für den Weg zur Arbeit oder einen besinnlichen Spaziergang zwischendurch empfehle ich Ihnen *Café del Mar – Classic* des Labels Cafe (DMD Discomania).

FRAGEN, DIE SIE WEITERBRINGEN

- » Wie frisch und gut gelaunt würde ich auf der Arbeit ankommen, wenn ich mit dem Rad fahren würde, statt mit dem Auto im Stau zu stehen?
- » Wie kann ich mich im Alltag mehr bewegen und dabei Spaß haben?
- » Warum nehme ich eigentlich den Lift, wo doch Treppensteigen das beste Training für schlanke, feste Beine, einen knackigen Po und eine gesteigerte Fettverbrennung ist?

GLÜCKSMOMENTE

- » Auf der Rolltreppe locker an den Stehenden vorbeisprinten können.
- » Eine Zahl über 10.000 auf dem Schrittzähler-Display.
- » Auf dem Weg zur Arbeit eine tolle Idee haben.

WAS IHNEN HILFT

Fangen Sie mit kleinen Schritten an: Steigen Sie eine Station früher aus, wenn Sie mit öffentlichen Verkehrsmitteln zur Arbeit fahren. Später laufen Sie einfach mal den ganzen Weg. Gerade wenn Sie früh zur Arbeit müssen und die Stadt noch schläft, ist dies eine schöne Erfahrung. Die Luft ist noch frisch und unverbraucht, und im Frühling und Sommer können Sie das Vogelgezwitscher hören.

WAS SIE UNTERSTÜTZT

Kaufen Sie sich einen Schrittzähler. Den gibt es bereits ab 10 Euro.
Notieren Sie die Schritte, die Sie täglich zurückgelegt haben in Ihrem Taschenkalender oder nutzen Sie die Kopiervorlage von unserer Website (s. S. 253). So erhalten Sie ein kleines Tagebuch Ihrer Beweglichkeit.

ZUSAMMENFASSUNG FÜR EILIGE

Das Grundübel unserer Zeit heißt Bewegungsmangel. Sie sollten nach Möglichkeit pro Tag auf mindestens 10.000 Schritte kommen. Das heißt also, sich auch im Alltag viel zu bewegen!

Wir Menschen sind schon eigentümlich. Da gehen wir ins Fitnessstudio, um uns 30 oder 60 Minuten auf einen Stepper zu stellen, und kaum sind wir außerhalb des Studios, nutzen wir jede Gelegenheit, um Bewegung zu vermeiden.

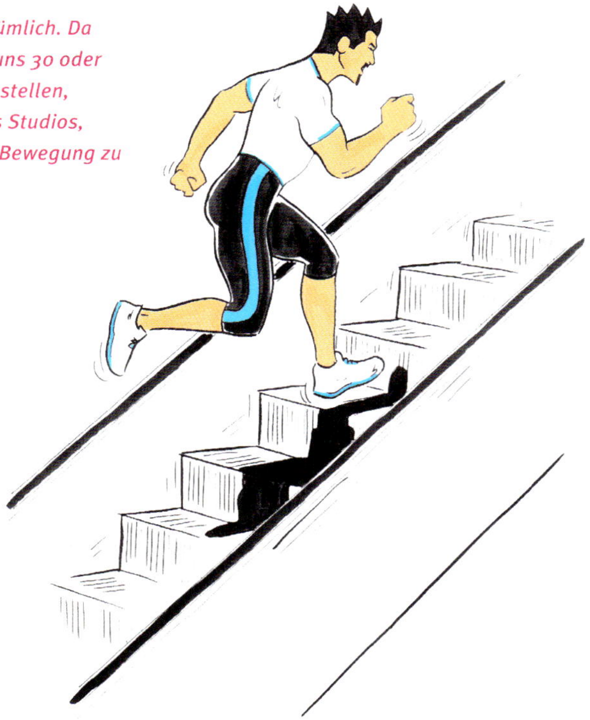

MEIN TIPP

Fahrstühle und Rolltreppen sind für Sie ab sofort tabu. Und immer wenn es möglich ist, werden Sie statt mit dem Auto mit dem Fahrrad fahren oder zu Fuß gehen. Werden Sie zum Schrittesammler. Das ist sicher besser, als Hüftspeck zu sammeln!

DAS DIN-PRINZIP: »DO IT NOW!«

**Wir haben so wenig Zeit,
wir müssen sehr langsam und behutsam vorgehen.**

Kennen Sie das auch? Sie haben viele kleine Dinge zu erledigen und schieben sie immer weiter vor sich her. Irgendwann geben Sie sich einen Ruck und sind völlig überrascht, wie einfach, schnell und unproblematisch die Aufgaben zu schaffen waren. Warum habe ich das denn nicht sofort gemacht? Wir verbrauchen oft mehr Energie, wenn wir Dinge aufschieben, als wenn wir sie sofort erledigen würden. Erledigen Sie ab jetzt alles, was Sie selbst tun können, sofort, und Sie werden feststellen, dass Ihnen am Ende des Tages noch Zeit übrig bleibt.

Der Weg zwischen einer Entscheidung und der Tat ist bei Erfolgreichen sehr kurz! Verschwenden Sie deshalb nie Zeit, denn sie kommt nie wieder. Zeit ist unwiederbringlich! Das bedeutet nicht etwa, dass Sie in Hektik verfallen sollen. Tun Sie alles in entspannter Ruhe, aber tun Sie es sofort!

SIGNALE DES KÖRPERS

Ein typischer Satz lautet: »Wo habe ich nur ... liegen gelassen?« Gefolgt von einer hektischen Suche und Magenschmerzen, weil wieder ein Termin nicht eingehalten werden kann.

FRAGEN, DIE SIE WEITERBRINGEN

- Was kann ich sofort erledigen?
- Welche Telefonate kann ich während des Auto- oder Busfahrens erledigen?
- Welche Dokumente kann ich als Vorlage anlegen, um nicht jedes Mal wieder neu anfangen zu müssen?
- Zu welchen Zeiten sind welche Aktivitäten am einfachsten für mich?

GLÜCKSMOMENTE

- Der Anblick des aufgeräumten Kellers.
- Das überraschende Lob vom Chef, dessen Auftrag Sie sofort und schnell bearbeitet haben.
- Freude beim Verschenken von Dingen, die Sie nicht mehr, andere hingegen sehr gut gebrauchen können.

Musik/Buch/DVD/Internet

Kommen Sie den Vorzügen eines reduzierten Tempos auf die Spur mit Sten Nadolnys *Die Entdeckung der Langsamkeit,* Piper Verlag, ISBN: 3492207006.

»Ist die Zeit das Kostbarste unter allem, so ist Zeitverschwendung die allergrößte Verschwendung.«

Benjamin Franklin

Was Ihnen hilft

Lassen Sie es nicht zu Staus auf dem Schreibtisch und in der Papierablage kommen. Heften Sie Kontoauszüge und Rechnungen immer sofort im Steuerordner ab. Alles, was Sie nicht sofort – oder zu vorher festgelegten Tageszeiten – wegsortieren, landet wahrscheinlich in einem Papierstapel, an den Sie sich lange Zeit nicht mehr herantrauen. Die Folge: Sie müssen viele Unterlagen eines Tages krampfhaft suchen. Das kostet unnötig Zeit und Energie.

Was Sie unterstützt

Wenn es Ihnen schwerfällt, die unterschiedlichen Aktivitäten zu bündeln, dann können Hängeregistermappen helfen. Sinnvoll mit Aufgaben beschriften und zu festen Tageszeiten auf zu Erledigendes (DIN-Prinzip!) durchschauen. Beispiele: »An- oder zurückrufen«, »Besprechen mit ...«, »Warten auf Rückantwort«, »Dem Chef vorlegen« etc.

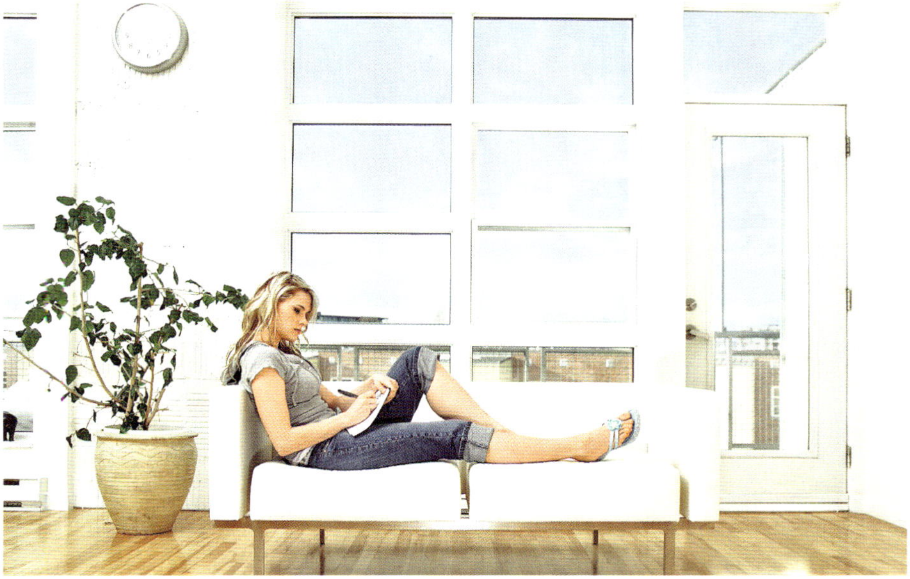

Eine To-do-Liste sollte man möglichst in entspannter Ruhe aufstellen – dann geht nichts Wichtiges verloren.

Zusammenfassung für Eilige

Aufgaben aufzuschieben kostet Energie, sie sofort zu erledigen deutlich weniger. Wer alles umgehend erledigt, spart am Ende wertvolle Zeit.

Mein Tipp

Halten Sie sich an das DIN-Prinzip: Do It Now - Tun Sie's sofort! Das Gesetz gilt ab sofort am Arbeitsplatz, in Haus, Garten und Garage. Alles wird sofort wieder weggeräumt, und Ihr Kopf bleibt klar.

Wäre Ihr Leben aufregender, bräuchten Sie nicht so viel Koffein.

Deutschland, zwischen acht und neun Uhr morgens: »Jetzt erst mal einen Kaffee«.

DER KOFFEIN-KICK AM MORGEN

Koffein ist weltweit die am häufigsten konsumierte pharmakologisch aktive Substanz. Sie ist in Kaffee, aber ebenso in schwarzem wie grünem Tee, Cola und Schokolade enthalten. Koffein regt das Zentralnervensystem an, erhöht Herzfrequenz und Blutdruck, erweitert die Bronchien, wirkt harntreibend und regt die Darmtätigkeit an.

Abgesehen von wenigen Fällen, in denen der Arzt rät, auf den Kaffeekonsum zu verzichten, sind bis zu fünf Tassen am Tag überhaupt kein Problem für den Organismus. Experten wissen das längst, doch manche Irrtümer halten sich hartnäckig. Hier die Fakten:

» Kaffee entzieht dem Körper kein Wasser.
» Espresso enthält weniger Koffein als eine große Tasse normaler Filterkaffee (30 mg statt 300 mg) und ist zudem schonender für den Magen.
» Koffein kann den Stoffwechsel über drei Stunden lang bis zu 30 % anregen.

Aber:

» Koffein im Übermaß belastet die Leber und kann zu Abhängigkeit führen.
» Griechischer (aufgekochter und abgesiebter) Kaffee erhöht den Cholesterinspiegel.

SIGNALE DES KÖRPERS

Langjähriger zu hoher Kaffeekonsum kann zu einer körperlichen Abhängigkeit führen. Wenn Sie einmal mehrere Tage auf Koffein verzichten, kann sich dies durch folgende Symptome äußern: Kopfschmerzen, Ängstlichkeit, Zittern, erhöhte Herzfrequenz und Muskelspannung, Übelkeit und erkältungsähnliche Symptome.

FRAGEN, DIE SIE WEITERBRINGEN

» Wie viel Kaffee trinke ich am Tag?
» Gibt es Situationen, in denen ich unkontrolliert zu viel Kaffee trinke?
» Habe ich irgendwelche »Entzugssymptome«, wenn ich drei Tage lang keinen Kaffee trinke?
» Benutze ich Kaffee, Tee, Cola oder andere Wachmacher als Ersatz für ausreichenden Nachtschlaf?

GLÜCKSMOMENTE

» Der Duft von frischen Brötchen beim Bäcker.
» Ein leckerer Obstteller zum Frühstück.
» Der Espresso in der Mittagspause beim Italiener um die Ecke.

Musik/Buch/DVD/Internet

Meine Buchempfehlung für Liebhaber des Kaffees und solche, die es werden wollen: *Kaffee, Cappuccino & Co. Die besten Rezepte* von Iris Hammelmann, Compact-Verlag, ISBN: 3817458282.

»Ei, wie schmeckt der Coffee süße, lieblicher als tausend Küsse, milder als Muscatenwein.« Johann Sebastian Bach

WAS IHNEN HILFT

Kaffee und Tee können Ihnen helfen, kurzfristige Engpässe zu überwinden. Koffein im Kaffee wirkt schneller als in Tee. Dafür verfliegt die anregende Wirkung des Kaffees allerdings auch schneller. Probieren Sie die Wirkung von frisch gepressten Obstsäften oder einem kurzen Spaziergang an der frischen Luft.

WAS SIE UNTERSTÜTZT

Trinken Sie Ihren Kaffee mit Milch, und weichen Sie auf sanftere Mischungen aus. Löslicher Kaffee ist für manche Menschen weniger bekömmlich. Deshalb lieber frisch aufbrühen.

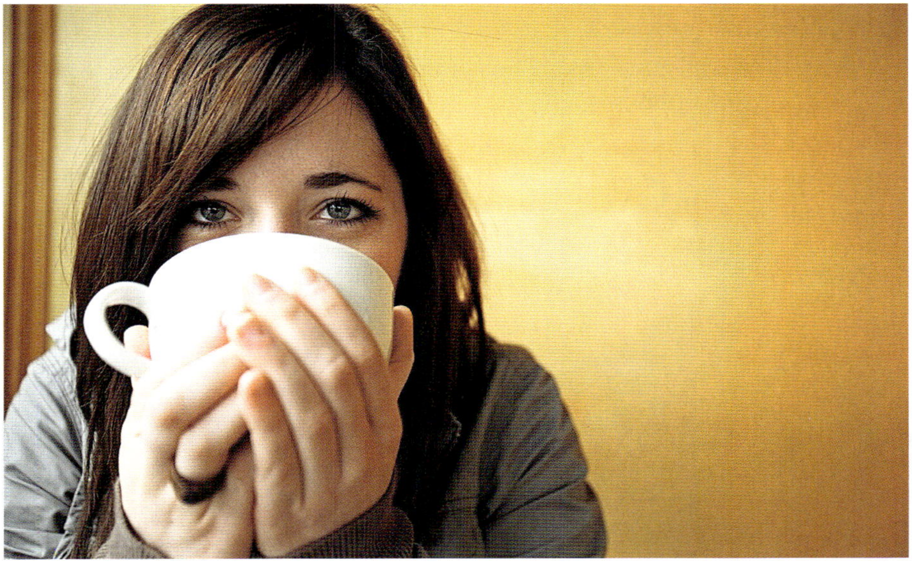

Ein frisch aufgebrühter Kaffee am Morgen weckt die Lebensgeister und bringt auch den Organismus in Schwung. Wie alles Gute will er in Maßen genossen sein – mehr als fünf Tassen am Tag belasten den Kreislauf, können die Leberfunktion beeinträchtigen und zur Abhängigkeit führen.

ZUSAMMENFASSUNG FÜR EILIGE

Koffein in Kaffee (und Tee, Cola etc.) regt vor allem das Zentralnervensystem an. Wenn Sie es mit dem Konsum nicht übertreiben, lässt sich mit Koffein die Konzentration wirksam steigern. Koffein darf jedoch nicht als Ersatz für ausreichenden Schlaf herhalten!

MEIN TIPP

Trinken Sie statt Filterkaffee öfter einen Espresso. Der schont Ihren Magen und Ihre Leber, da er weniger Säuren und weniger Koffein enthält.

Wer ständig zu viel Energie verbraucht, muss sich nicht wundern, wenn er an Energiemangel leidet.

Kennen Sie eine Bank, von der Sie abheben können, ohne etwas einzahlen zu müssen?

Sicher nicht. Genau so aber gehen viele mit ihrem Leben um: Sie geben

BURNOUT? NEIN DANKE!

mehr Energie aus, als sie sich zurückholen, und wundern sich über ihre verringerte Lebenskraft und -freude. Wer ständig nur fordert und Geist und Körper keine Regenerationszeiten schenkt, wird diesen Kredit irgendwann mit hohen Zinsen zurückzahlen müssen.

Jeder Sportler weiß es: Nur in den Ruhephasen wird man besser, nicht während des Trainings. Das Training ist nur der Reiz, an den sich der Körper neu anpassen muss. Wer zu viel trainiert, ist ständig überfordert. Und genau so ist es bei allen anderen Tätigkeiten auch.

Die Folge einer lange währenden psychischen Überlastung ist das Burnout-Syndrom. Es kommt wie ein Nebel, nicht wie ein Gewitter mit lautem Blitz und Donner. Der Blick für die eigenen Verhaltensweisen wird getrübt. Bemerkt wird es aber meist erst, wenn der Körper rebelliert. Manchmal sogar erst, wenn man einen Herzinfarkt erlitten hat.

Achten Sie rechtzeitig auf Anzeichen drohender Überlastung, und reagieren Sie entsprechend. Zu Anspannung gehört Entspannung, zu Belastung Ruhe.

Übrigens: Laut einer Studie der Step Stone Agentur geben rund ein Viertel aller Manager an, sie würden auf Kosten ihrer Ressourcen arbeiten und einem Burnout entgegengehen.

SIGNALE DES KÖRPERS

Zunehmende Erschöpfungsphasen, Schlafstörungen, Nervosität, Ängste, Abbau der Leistungsfähigkeit, Magen-Darm-Probleme, Antriebsarmut, Verzweiflung. Genervtes Reagieren auf Kleinigkeiten, z. B. wird jedes Telefonläuten mit innerer Ablehnung entgegengenommen.

FRAGEN, DIE SIE WEITERBRINGEN

» Wann habe ich mir das letzte Mal eine Auszeit gegönnt?

» Nehme ich mir noch Zeit für die Dinge, die mir wichtig sind?

» Wie häufig sehe ich noch meine Familie und meine Freunde?

» Bin ich ungeduldig mit meinen Kollegen, Mitarbeitern oder Kindern?

» Wie viele Stunden pro Woche arbeite ich?

GLÜCKSMOMENTE

» Nach langer Zeit wieder einmal das eigene Lieblingsgericht kochen.

» Romantischer Sex bei Kerzenlicht.

» Zehnmal tief ein- und ausatmen.

» Vom Chef das Okay erhalten, mal ein verlängertes Wochenende auszuspannen.

Musik/Buch/DVD/Internet

Wichtige Anlaufstellen im Internet: *www.ichkannsonichtarbeiten.net; www.burnouthilfe.de; www.selbsthilfenetz.de.*

Gute Seminare zum Thema: *www.janusteam.de.*

»Wohltätig ist des Feuers Macht, wenn der Mensch sie bezähmt, bewacht.« Friedrich Schiller

WAS IHNEN HILFT

Klären Sie für sich, mit Freunden oder einem Therapeuten, was Ihnen alles Freude bereitet

und was seit einiger oder längerer Zeit zu kurz gekommen ist. Nehmen Sie diese Energie spendenden Tätigkeiten genauso wichtig wie das, wofür Sie sich derzeit aufreiben.
Gönnen Sie sich Ruhepausen, und vor allem: Machen Sie sich klar, dass nicht Sie allein dafür verantwortlich sind, dass »der Laden läuft« (gleichgültig, was der »Laden« ist – Familie, Job, ehrenamtliche Tätigkeit etc.).

WAS SIE UNTERSTÜTZT

Reden Sie mit Freunden über Ihre Situation. Diese können oft sehr genau sagen, wo Probleme liegen, die in Richtung Burnout führen. Freunde haben zudem die Möglichkeit, Ihnen klarzumachen, dass es noch mehr gibt als Arbeit und Familie – die häufigsten Gründe für Burnout.

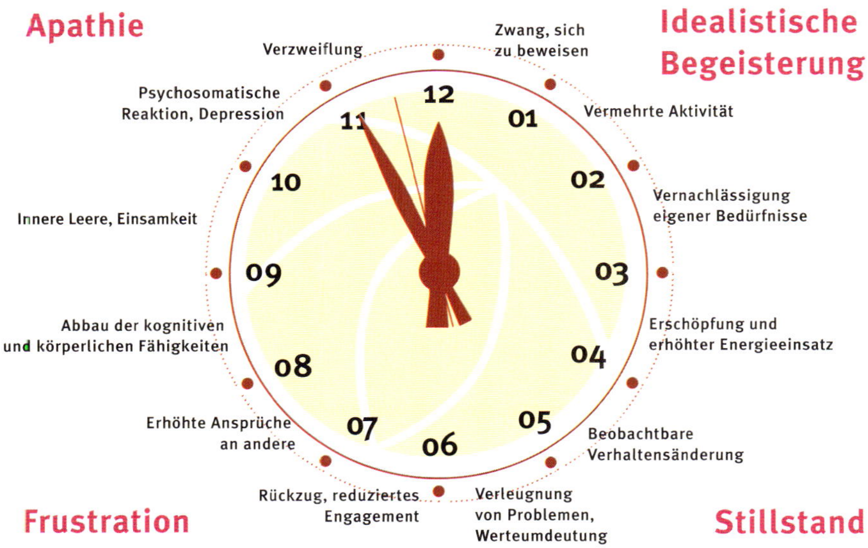

So kann der Weg zum Burnout verlaufen. Der Stundenzeiger gibt Jahre an, der Minutenzeiger Monate und der Sekundenzeiger Tage bis Wochen. Am Ende stehen Depression und Suizidgefahr.

ZUSAMMENFASSUNG FÜR EILIGE

Energie verbrauchen kann auf Dauer nur, wer auch Energie zuführt. Wer sich für Beruf oder andere zu sehr aufopfert, macht den ersten Schritt in Richtung Burnout. Das Wichtigste: sich Zeit für sich nehmen, im Notfall ohne Scheu professionelle Hilfe in Anspruch nehmen.

MEIN TIPP

Wenn Sie befürchten, von Burnout bedroht zu werden oder Symptome spüren – dann zögern Sie nicht. Wenden Sie sich an Ihren Hausarzt, und holen Sie sich Informationen aus dem Internet. Die finden Sie u. a. über die Adressen auf der Seite 50 unten links.

Wer immer nur kurzfristig denkt und handelt, muss sich über langfristige Konsequenzen nicht wundern.

Einige Wochen nach einem Seminar in Düsseldorf erhielt ich folgende E-Mail von Sabine H., einer Teilnehmerin:

»Vielen Dank nochmals für Ihr Seminar. Sie haben mich stark motiviert. Die Erzählungen aus Ihrer Tätigkeit als Krankenpfleger und der leidenden Menschen sind mir noch immer präsent.

GROSSE EMOTIONEN, GROSSE ÄNDERUNGEN

Da ich nicht wie so viele Menschen in meinem Alter ins Krankenhaus kommen möchte, habe ich mich gleich in einem Fitnessstudio in der Nähe angemeldet und mir einen Krafttrainingsplan erstellen lassen. Jetzt trainiere ich erst seit drei Wochen, aber es sind schon die ersten Veränderungen spürbar. Ich fühle mich so fit wie lange nicht mehr.«

Meine Schilderungen haben etwas bewirkt: Angst. Das Nachempfinden einer Operation und der gesundheitlichen Konsequenzen war bei dieser Frau so intensiv, dass sie die Anstrengung eines Krafttrainings in Kauf nahm, um eine möglicherweise drohende Operation zu vermeiden.

Es muss nicht die Angst oder der Schmerz selbst sein, die unser Handeln steuern. Auch Freude oder Vorfreude, die bloße Vorstellung eines angenehmen Ereignisses gehören zu den stärksten Triebfedern unseres Lebens. Grundsätzlich ist es natürlich besser, positive Emotionen für die Motivation zu nutzen. Falls diese aber nicht ausreichen oder prinzipiell nicht möglich sind, kann auch das Aufzeigen negativer Konsequenzen des eigenen Handelns zu einer Verhaltensänderung führen. Am Ende zählt das Ergebnis.

Musik/Buch/DVD/Internet

Kraft der Emotionen
von Dagmar Herzog,
Gräfe & Unzer,
ISBN: 377425625X;
Limbic Success
von Hans-Georg Häusel,
Verlag Haufe,
ISBN: 3448052159.

FRAGEN, DIE SIE WEITERBRINGEN

» Was ist das Befriedigendste, das ich jede Woche tue?

» Was wünsche ich mir zurzeit am allermeisten?

» Wodurch wurden in meinem Leben bisher die größten Veränderungen meines Verhaltens ausgelöst?

GLÜCKSMOMENTE

» Das erste Mal freihändig auf dem Rad fahren.

» Eine frische Rose auf dem Schreibtisch.

» Sich an schöne Zeiten in der Jugend erinnern.

» Eine schnurrende Katze auf dem Schoß.

»Wenn du ein Boot bauen willst, dann rufe nicht die Menschen zusammen, um Holz zu sammeln, Aufgaben zu verteilen und die Arbeit einzuteilen, sondern lehre sie die Sehnsucht nach dem großen weiten Meer.«

Antoine de Saint-Exupéry

WAS IHNEN HILFT

Erinnern Sie sich an die schönsten Situationen in Ihrem Leben? Wann waren Sie so richtig

glücklich? Wann hatten Sie das Gefühl absoluter Unbeschwertheit? Erinnern Sie sich an die Einzelheiten: Was konnten Sie in dieser Situation sehen, hören, fühlen, riechen und schmecken? Erinnern Sie sich noch an die Umgebung. Schließen Sie die Augen, und stellen Sie sich vor, Sie wären jetzt genau an diesem Ort zu jener Zeit. Lesen Sie bitte erst weiter, wenn Sie es für ein paar Minuten probiert haben.

Haben Sie es gefühlt? Wenn ja, herzlichen Glückwunsch. Wenn nicht, seien Sie nicht enttäuscht. Emotionales Training ist wie Fahrrad fahren im Kindesalter. Beim ersten Mal ist es schier unmöglich, aber nach ein paar Versuchen merken Sie, wie es besser wird. Und irgendwann können Sie Ihren Akku auf diese Weise jederzeit wieder aufladen.

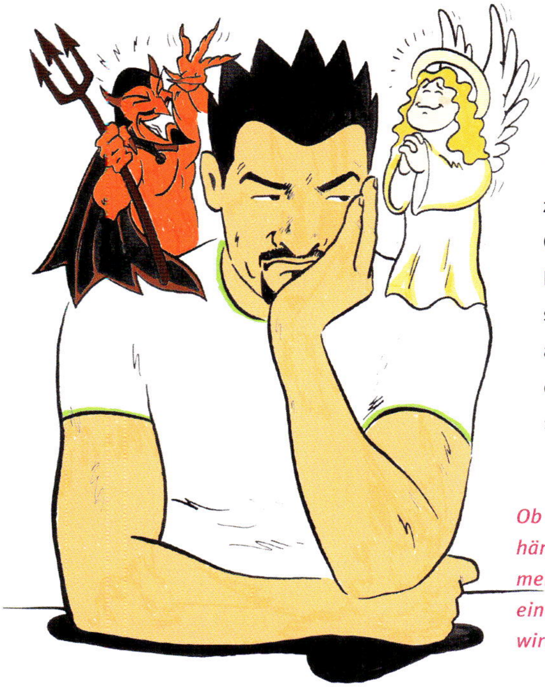

WAS SIE UNTERSTÜTZT

Vielleicht haben Sie schon früher ein Tagebuch oder sogar ein Erfolgstagebuch geschrieben. Blättern Sie dort. Lesen Sie die Passagen, bei denen Sie glücklich waren. Welche Parallelen können Sie zur Gegenwart ziehen? Was können Sie jetzt tun, um diese Gefühle wieder zu wecken? Wenn Sie Ihre Beziehung wiederbeleben wollen, fragen Sie sich, was Sie für verrückte Dinge getan haben, als Sie noch frisch verliebt waren. Nutzen Sie die Kraft Ihrer Emotion. Emotion kommt von »motion«, also Bewegung.

Ob Sie sich für oder gegen etwas entscheiden, hängt von Ihren Emotionen ab. Verbinden Sie mehr positive oder mehr negative Gefühle mit einem neuen Verhalten? Welche Konsequenzen wird Ihr neues Verhalten haben?

ZUSAMMENFASSUNG FÜR EILIGE

Jeder Gedanke ist an eine Emotion gebunden. Wir entscheiden und handeln emotional, auch wenn unser Verstand uns vom Gegenteil überzeugen möchte. Fazit: Wenn Sie Ihre Emotionen steuern, steuern Sie Ihr Verhalten.

MEIN TIPP

Stellen Sie sich eine Musikliste mit Titeln zusammen, die Sie emotional positiv aufladen. Halten Sie dabei Ausschau nach Songs, die Sie mit positiven Gefühlen in der Vergangenheit verbinden.

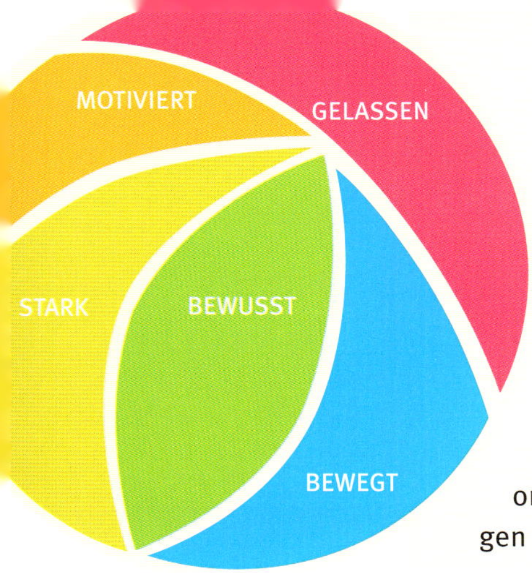

FEINABSTIMMUNG FÜR KÖRPER UND GEIST

Es ist an der Zeit, die Energie an die richtigen Stellen zu bringen. Das Gehirn hat zu dieser Tageszeit alle hormonellen Voraussetzungen, um kreativ und effizient zu arbeiten. Ein kleines Warm-up mit Koordinationsübungen (Seite 56/57) kann Ihr Gehirn in Windeseile auf Höchstleistungen vorbereiten.

Am besten ist es, jetzt schon die Vorbereitungen zu treffen, damit der Körper den gesamten Tag über gut mit Flüssigkeit versorgt ist. Ballaststoffe sind besonders geeignet, die über den Tag aufgenommenen Fette zu absorbieren bzw. zu binden (Seite 60/61).

Bei der Arbeit sollten Sie jetzt die Dinge erledigen, für die Sie Kreativität und Ruhe benötigen. Mit dem Bewusstsein, dass Sie die Dinge verändern können, wird Ihr Gefühl für Selbstverantwortung gestärkt. Lesen Sie dazu die Seiten 58/59.

Nutzen Sie die noch ruhige Zeit im Büro bzw. die Zeit, wenn Ihre Kinder im Kindergarten oder in der Schule sind, um Ihre Gedanken zu ordnen. Auf den Seiten 64/65 werden Sie das Mindmapping kennen lernen. Diese bewährte Methode lässt Ihrer Kreativität freien Lauf, und Sie können auch später noch Ihre Pläne und Ideen sinnreich ergänzen.

»Nie zuvor hatten wir so wenig Zeit, um so viel zu tun.«

Franklin D. Roosevelt

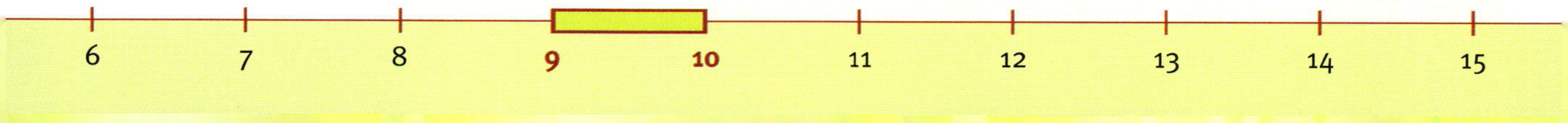

09 bis 10 Uhr vormittags

Was Ihnen hilft:	Meine Stimmung & Energie
Bewegung Seite 57	Ich fühle mich schwerfällig
Entspannung Seite 59	Ich muss noch kurz relaxen
Ernährung Seite 61	Ich habe einen aufgeblähten Bauch
Motivation Seite 63	Ich fühle mich wie ein Blatt im Wind
Mentaltraining Seite 65	Wenn mir jemand was erzählt, kann ich mir das kaum merken

Was Sie unterstützt:	
Bewegung Seite 57	Ich bin fit, aber mir fehlt noch die kreative Kraft
Entspannung Seite 59	Ich weiß nicht, wofür ich das alles mache
Ernährung Seite 61	Ich schaffe es nicht, genügend Obst und Gemüse zu essen
Motivation Seite 63	Ich weiß gar nicht, wie ich das früher geschafft habe
Mentaltraining Seite 65	Ich habe zu wenig Zeit, alles aufzuschreiben

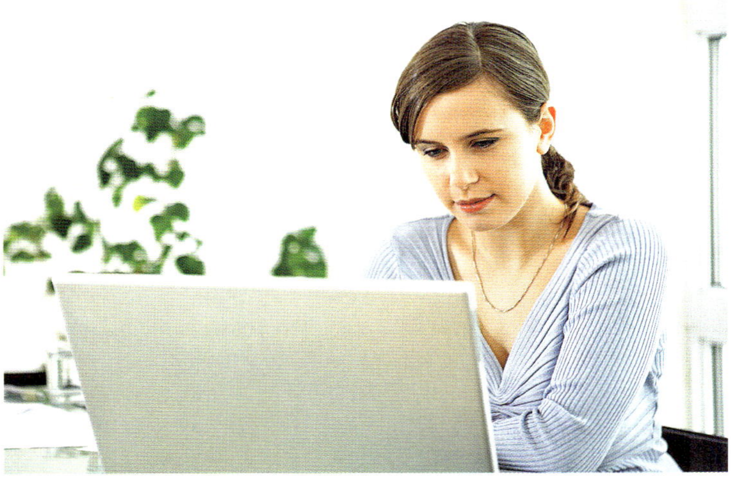

Vormittags kann Ihr Gehirn außerordentlich kreativ und effizient arbeiten - nutzen Sie dies für Dinge, die Ihnen besonders viel abverlangen.

MEIN TIPP

Bei der Arbeit sollten Sie jetzt die Dinge erledigen, für die Kreativität und Konzentration nötig sind. Nutzen Sie die noch ruhige Anfangszeit im Büro z. B. für die Erstellung einer Mindmap für den kommenden Tag und andere Dinge, die es kurz- bis mittelfristig zu erledigen gilt.

STEHEN SIE MIT BEIDEN BEINEN IM LEBEN

Wenn Sie häufiger auf unsicherem Boden stehen, werden Sie in risikoreichen Situationen immer sicherer.

Jürgen Klinsmann vollbrachte mit seinem Team bei der Fußballweltmeisterschaft 2006 ein kleines Wunder: Plötzlich brachten die sonst eher hölzern werkelnden Spieler Spielwitz und Kreativität auf den Rasen. Der Grund war ein verbessertes Koordinationstraining. Nur wir »Normalbürger« stemmen Eisen und reißen Kilometer um Kilometer ab, ohne uns im Mindesten um unsere Koordination zu kümmern. Ein großer Fehler, denn Koordinationstraining hilft uns, auch ohne Ambitionen für die Weltmeisterschaft, unsere körperliche wie geistige Lebenskraft zu erhalten.

Vor Jahren bat mich die 62-jährige Johanna R., sie wieder für die Skipiste fit zu machen, da sie sich zunehmend unsicher auf ihren Skiern fühlte. So begann ich mit ihr ein allgemeines Ausdauer- und Krafttraining. Wir fingen mit Kniebeugen ohne Gewicht an. Nach ein paar Trainingseinheiten gab ich ihr ein Aerostep, um darauf ihre Übungen zu machen. Nach vier Monaten konnte sie drei Sätze Kniebeugen mit jeweils 20 Wiederholungen und 20 kg Zusatzgewicht auf dem Aerostep machen. Wenig später stand sie schon wieder sicher auf den Skiern und fuhr wie früher ihre Abhänge hinab.

Wussten Sie, dass viele alte Menschen wegen eines Sturzes mit Oberschenkelhalsbruch ins Krankenhaus kommen und etwa jeder Dritte von ihnen innerhalb von zwölf Monaten an den Folgen stirbt? Lebenslanges Koordinationstraining hält Sie sicher auf den Beinen.

SIGNALE DES KÖRPERS

Wer häufig Gegenstände oder Menschen unbeabsichtigt anstößt, hat möglicherweise ein Problem mit seiner Koordinationsfähigkeit. Der beste Test: Mit geschlossenen Augen auf einem Bein stehen (abwechselnd rechtes und linkes Bein). 20 Sekunden sollte man schon schaffen.

Musik/Buch/DVD/Internet

D. Finnigan: *Alles über die Kunst des Jonglierens,* Dumont, ISBN: 3832122141;
U. Häfelinger: *Koordinationstherapie – Propriozeptives Training*, Meyer & Meyer Sport, ISBN: 3898992519.

FRAGEN, DIE SIE WEITERBRINGEN

» Welche automatisierten Gewohnheiten könnte ich mit Spaß verändern, um eine Herausforderung daraus werden zu lassen?

» Wie lange kann ich mit geschlossenen Augen auf einem Bein stehen? 10 Sekunden? 20 Sekunden? Mehr als 30 Sekunden?

GLÜCKSMOMENTE

» Über einen umgefallenen Baum balancieren.

» Beim Einbeinstand mit geschlossenen Augen auf neue Ideen kommen.

» Sicher über Glatteis laufen.

» Das erste Mal mit drei Bällen über eine Minute jonglieren.

»Indem ihr lernt, einzelne Übungen in winzige Einheiten zu zerlegen und Schritt für Schritt wieder aufzubauen, wird eure Fähigkeit zur Problemlösung wachsen.«

Dave Finnigan, Zen in der Kunst des Jonglierens

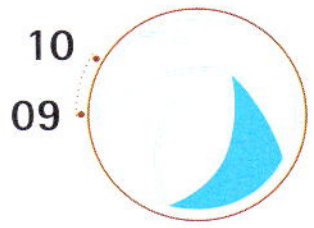

WAS IHNEN HILFT

Lernen Sie das Jonglieren. Nehmen Sie am Anfang Tücher, denn die fallen nicht so schnell zu Boden, und Sie haben mehr Zeit, sie aufzufangen. Beginnen Sie mit zwei Tüchern, und steigern Sie sich später. Wenn Sie mit Bällen üben, stellen Sie sich an ein Bett. Sie müssen sich dann nicht jedes Mal bücken, wenn sie runterfallen.

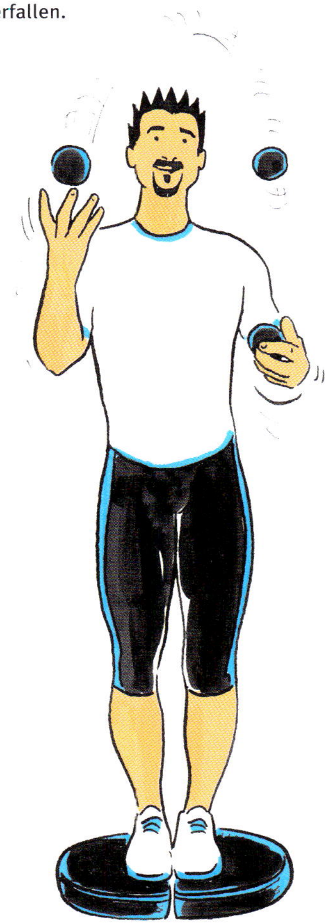

WAS SIE UNTERSTÜTZT

Diese lustigen Jonglierbälle gibt's bei Jörg Löhr (www.joerg-loehr.com). Als Erinnerung, dass es sich lohnt zu lächeln und dass ein regelmäßiges Jonglieren die Kreativität steigert. Im Notfall lassen sich auch Aggressionen damit loswerden: Einfach auf den Boden werfen oder kräftig kneten. Als Steigerung beim Jonglieren auf einen Therapiekreisel, einen Aerostep oder einfach auf ein zusammengerolltes Badehandtuch stellen.

Um auf einem solchen Aerostep sicher stehen und üben zu können, muss das Gehirn die Muskeln außerordentlich differenziert steuern und auf Reize blitzschnell reagieren. Das ist ein Gehirnjogging, das den Geist bis ins hohe Alter fit erhält.

ZUSAMMENFASSUNG FÜR EILIGE

Regelmäßiges Koordinationstraining verhindert Stürze, fördert die Hirndurchblutung und die geistige wie körperliche Leistungsfähigkeit.

MEIN TIPP

Verlassen Sie die Komfortzone Ihrer Bewegungsgewohnheiten: Putzen Sie sich auf einem Bein stehend die Zähne, schlüpfen Sie mit dem anderen Bein zuerst in die Hose. Das Gehirn wird neu gefordert und besser durchblutet, die Leistungsfähigkeit gesteigert.

KREATIV SEIN HEISST SINNIEREN KÖNNEN

Wer in sinnlosen Zeiten sinniert, wird Sinnvolles zutage bringen.

Können Sie sich noch daran erinnern, wie Sie als Kind stundenlang tagträumen konnten? Es ist zwar während der Arbeitszeit nicht gerade die geeignete Art, seinen Chef auf sich aufmerksam zu machen. Dennoch hat dieses ziellose Sinn-ieren seinen Sinn. Denn Ihr Gehirn geht dabei in die Alphaphase, und in der Alphaphase ist das Un(ter)bewusste sehr aktiv und kann ins Bewusstsein vordringen. Jetzt wird das Kreativitätshormon ACTH ausgeschüttet, Sie sprühen nur so vor Ideen.

Ich kenne einen Geschäftsführer, der mir vertrauensvoll erklärte, dass er seine besten Ideen für die Weiterentwicklung seiner Firma auf der Toilette hat. Hier stört ihn niemand, er entspannt und sinniert so vor sich hin. Jeder andere Ort ist natürlich genauso geeignet. Man sollte nur ungestört sein.

Manche Dinge können Sie nicht von anderen oder aus Büchern lernen. Sie müssen selbst die erlösende Idee finden. Dazu benötigen Sie die körperlichen Voraussetzungen, die Hormone der Kreativität. Die fließen aber nur in einem Zustand der Entspannung.

SIGNALE DES KÖRPERS

Beim positiven Sinnieren schüttet Ihr Körper Endorphine aus. Sie fühlen, dass Sie leben. Sie werden euphorisch. Eine Leichtigkeit durchflutet Ihren Körper. Verspannungen lösen sich, und die Atmung vertieft sich.

FRAGEN, DIE SIE WEITERBRINGEN

» Worin bestand die schwierigste Aufgabe, die ich bisher gemeistert habe?

» Vor welchen wichtigen Entscheidungen stehe ich heute?

» Was macht mir an meiner jetzigen Arbeit am meisten Spaß?

» Welche Spuren möchte ich am Ende meines Berufslebens hinterlassen?

» Welche »WOW-Erlebnisse« kann ich anderen schenken?

GLÜCKSMOMENTE

» Mit guten Freunden oder Kollegen herumspinnen und der Phantasie keine Grenzen setzen.

» Seine Lieblingsfilme von Walt Disney anschauen.

» Eine Idee nach einer langen Vorbereitungszeit in die Realität umsetzen.

Musik/Buch/DVD/Internet

Tom Peters: *Der Wow-Effekt – 200 Ideen für herausragende Erfolge*, Campus Fachbuch, ISBN: 3593353695.

*»Der Weise sucht, was in ihm ist,
der Tor, was außerhalb.«*

Konfuzius

WAS IHNEN HILFT

Wenn Sie nicht die Ruhe finden, an Ihrem Arbeitsplatz zu sinnieren, überlegen Sie sich andere Orte und Situationen: Schauen Sie bei der Bahn- oder Busfahrt aus dem Fenster, lassen Sie die Landschaft an sich vorbeiziehen, und sinnieren Sie mit einem kleinen Notizblock in den Händen. Klassische Musik kann hier sehr anregend wirken. Forschungsergebnisse belegen, dass klassische Musik die Gehirnleistung stimuliert.

WAS SIE UNTERSTÜTZT

Ein Gespräch mit einem guten Freund oder einer guten Freundin, die Sie in Frage stellen, kann Sie weiterbringen. Oder suchen Sie sich einen Mentor als Vorbild. Ich hatte in meinem Leben immer ältere Mentoren, die mich forderten. Zum Glück zählen sie noch heute zu meinen besten Freunden.

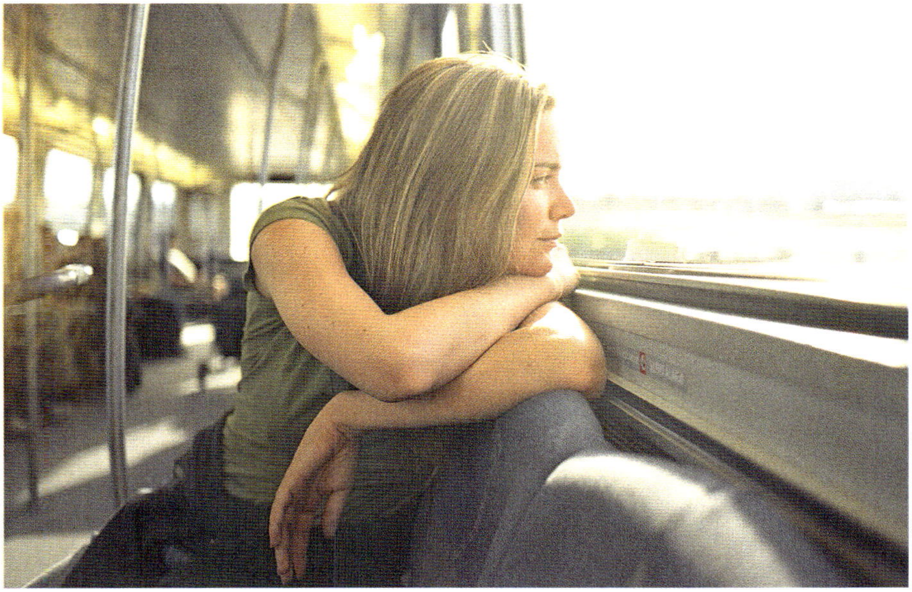

Lassen Sie so oft wie möglich den Gedanken freien Lauf – so kommen die besten Ideen von ganz allein.

ZUSAMMENFASSUNG FÜR EILIGE

So wie Sie in der Wüste mit einem Kompass die Himmelsrichtung immer wieder kontrollieren würden, so hilft Ihnen das Sinnieren dabei, Ihre Lebensrichtung immer wieder neu zu bestimmen. Halten Sie inne, entspannen Sie sich, und reflektieren Sie den Sinn Ihres momentanen Weges.

MEIN TIPP

Planen Sie regelmäßige Kreativitätsphasen in Ihrer Arbeitswoche ein. Spinnen Sie einfach herum, und schreiben Sie alle Ideen auf. Das macht Spaß, und meist kommen interessante Dinge dabei heraus. In Japan gibt es Ruheräume für den Mittagsschlaf. Warum nicht einen »Kreativitätsraum« schaffen? Wie bei manchen großen Konzernen, wo die Mitarbeiter in einem Aufenthaltsraum mit gemütlichen Sesseln oder Kickertisch entspannen können.

BALLASTSTOFFE – KEIN ÜBERSCHÜSSIGER BALLAST

Nur wer reichlich Unverdauliches isst, hat eine gute Verdauung.

Wenn wir zu wenig Ballaststoffe essen, verstopft der alte Nahrungsbrei die Zwischenräume zwischen den Zotten im Dünndarm. Das hat zur Folge, dass Sie Nährstoffe weniger gut aufnehmen. Ballaststoffe wirken wie die Zahnbürste an den Zähnen, sie reinigen die Darmzotten. Das reduziert Ihr Darmkrebsrisiko erheblich, und Sie sind gleichzeitig besser mit Nährstoffen versorgt. Eigentlich logisch, dass ein sauberer Darm Vitalstoffe wie Vitamine und Spurenelemente besser verarbeiten kann. Doch nicht nur das, auch die Darmpassage wird beschleunigt. Der vordergründige Effekt ist, dass die Verdauung regelmäßiger wird. Wichtiger ist aber, dass Giftstoffe ihre negativen Wirkungen nicht so lange an einer Stelle entfalten können. Die reichliche Zufuhr von Ballaststoffen senkt das Darmkrebsrisiko. Sie sehen also, es lohnt sich, viele Ballaststoffe zu essen.

Nicht nur Ihr Darm wird durch Ballaststoffe gereinigt, sondern indirekt auch Ihre Gefäße, denn Ballaststoffe binden Fette, und das sogar in zweifacher Hinsicht: Ballaststoffe binden nicht nur die direkt in der Nahrung befindlichen Fette, sondern auch die Gallensäuren, die von der Gallenblase in den Darm abgegeben werden. Gallensäuren sind auch cholesterinhaltig. Normalerweise werden diese Gallensäuren aus dem Darm wieder aufgenommen. Durch gut lösliche Ballaststoffe werden aber auch diese gebunden. Das heißt, der Körper verliert Cholesterin, wo er normalerweise nur Cholesterin aufnimmt – im Darm.

SIGNALE DES KÖRPERS

Eine ballaststoffarme Ernährung macht sich zuerst durch eine gestörte, langsame Verdauung bemerkbar (Stuhlgang nur alle zwei Tage oder seltener). Langfristig können Darmreizungen, Entzündungen und sogar chronische Darmentzündungen die Konsequenz sein. Auch das gehäufte Auftreten von allergischen Reaktionen ist ein Zeichen einer gestörten Darmflora.

FRAGEN, DIE SIE WEITERBRINGEN

» Wenn Ballaststoffe Fette binden, was bedeutet das für mein Körpergewicht?

» Warum lasse ich mich immer wieder von ballaststoffarmem Fastfood verführen?

» Wie kann sich meine Gesundheit langfristig verbessern, wenn ich mein Immunsystem mit der regelmäßigen ballaststoffreichen Kost pflege?

GLÜCKSMOMENTE

» Eine leidige Allergie endlich los sein.

» Das Gefühl von Leichtigkeit nach der Darmentleerung.

» Nicht zu denen gehören, die früh an Darmkrebs erkranken.

Musik/Buch/DVD/Internet

Barbara Rias-Bucher: *Ballaststoffe? Korn und Co.*, Südwest Verlag, ISBN: 3517062103; Bärbel Drexel: *Vital mit einem gesunden Darm,* Hugendubel Verlag, ISBN: 3720526704.

»Man isst, um zu leben, und lebt nicht, um zu essen.« Molière

WAS IHNEN HILFT

Räumen Sie Ihre Speisekammer auf. Alles, was raffiniert ist, sollten Sie rauswerfen. Kaufen Sie Vollkornreis anstelle von geschältem, poliertem Fertigreis. Probieren Sie Soja- und Vollkornnudeln anstelle von Eiernudeln, die mit Weißmehl produziert wurden.

WAS SIE UNTERSTÜTZT

Wenn Sie schon viel Gemüse essen, aber nicht auf die empfohlenen 30 Gramm Ballaststoffe kommen (das kann jeder Ernährungsberater mit einer entsprechenden Software auswerten), dann würde ich Ihnen Ballaststoffe in löslicher Form empfehlen (in Apotheken erhältlich). Einfach in ein großes Glas Wasser füllen und trinken. So erreichen Sie gleichzeitig einen höheren Flüssigkeitskonsum.

ZUSAMMENFASSUNG FÜR EILIGE

Essen Sie viel Obst, Gemüse und Vollkorn, und ergänzen Sie Ihre Ernährung mit löslichen Ballaststoffen – für eine gute Verdauung, gegen Krebs, Allergien und erhöhten Cholesterinspiegel.

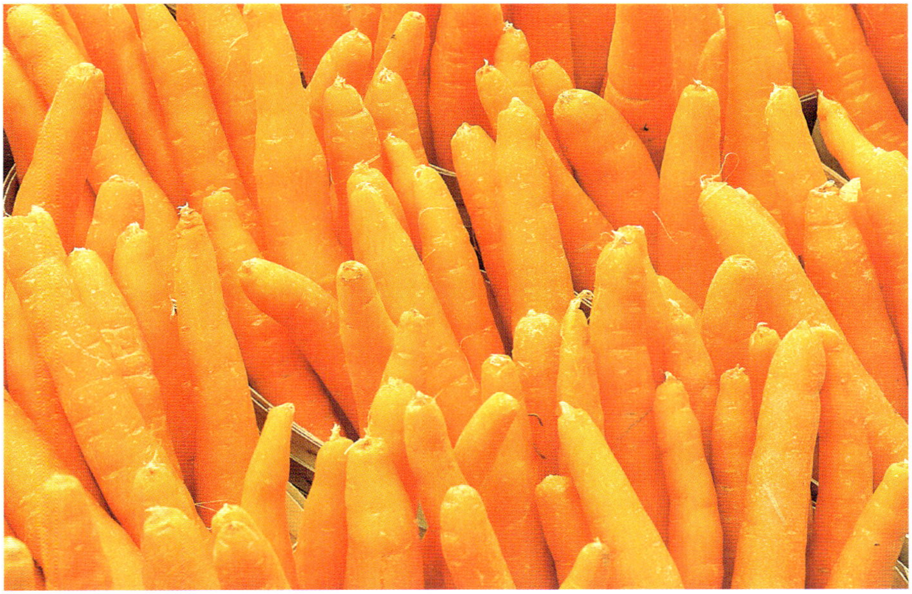

Um auf die empfohlenen 25 bis 30 Gramm Ballaststoffe am Tag zu kommen, müssen Sie viel Obst und Gemüse essen. Wenn Sie das nicht (immer) schaffen, helfen auch lösliche Ballaststoffe aus der Apotheke als Nahrungsergänzung.

MEIN TIPP

Wenn Sie noch kein Obstfrühstück hatten und lieber Weißbrot anstelle von Vollkornbrot essen, dann sollten Sie unbedingt viel Gemüse essen, also auch mal eine rohe Karotte als Zwischensnack. Wenn Ihnen auch das noch zu viel ist, sollten Sie ein spezielles Ballaststoffpräparat einnehmen. Ballaststoffe binden Fette und putzen den Darm frei.

Wenn Sie wie ein Adler denken, werden Sie zum Überflieger.

Ein modernes, aber wahres Märchen: Es war einmal ein Taxifahrer in Berlin. Sein Auto war schmutzig und verwahrlost. Er war mit seinem Leben nicht zufrieden und beklagte sich häufig bei seinen Kollegen und

EIGEN-VERANTWORTUNG: WERDEN SIE ZUM ADLER!

allen, die es hören wollten, wie schlecht die Geschäfte liefen und wie wenig Benehmen viele seiner Kunden an den Tag legten. Viele seiner Kunden – so seine Standardausrede – würden betrunken bei ihm einsteigen und das Auto beschmutzen, sodass es sich ohnehin nicht lohne, es zu reinigen. Als der Taxifahrer wieder einmal in einer Warteschlange in seinem Auto saß, hörte er einen Beitrag zum Thema »Verantwortung« des Persönlichkeitstrainers Alexander Munke im Radio, der davon erzählte, das es bei den Menschen »Hühner« und »Adler« gebe. Munke führte aus, dass die »Hühner« ständig am gackern seien, wie schlecht doch alles sei, und dass »Adler« stattdessen ausschließlich lösungsorientiert handeln würden.

Nach wenigen Minuten wurde dem Taxifahrer bewusst, dass er wohl ein Huhn sei. Er überlegte, wie er Verantwortung übernehmen könne, und kam auf folgende Metapher: »Mein Taxi ist mein Haus.« Ihm wurde bewusst, dass er keinen Freund und erst recht nicht einen fremden Gast in sein Haus hereinlassen würde, wenn es so schmutzig wäre wie sein Auto.

So kam es, dass er sich ganz bewusst entschloss, für sein Taxi Verantwortung zu übernehmen: Er putzte es, so wie er auch sein Haus putzte, wenn er Gäste erwartete. So wie er auch seine Wohnungstür beim Kommen der Gäste öffnete, öffnete er die Tür seines Autos. Er stellte sich mit Namen vor, während er den Gästen das Gepäck abnahm und seine Visitenkarte überreichte. Er bot seinen Gästen von nun an eine unterschiedliche Auswahl von Getränken an und hatte immer ein paar aktuelle Zeitschriften in seinem Taxi.

Heute fährt der »Adler-Taxifahrer« nur noch nach Vorbestellung von Menschen, die seinen Service zu schätzen wissen. Er weiß, dass er sich als Adler keine Sorgen machen muss. Wer in seinem Leben seine Adler-Mentalität lebt, muss sich keine Sorgen machen. Denn er weiß, dass er das Bestmögliche tut.

»Das Einzige, was ich wirklich beeinflussen kann, ist mein eigenes Spiel.« Tiger Woods

SIGNALE DES KÖRPERS

Wenn Sie Verantwortung übernommen haben – egal, in welchem Bereich –, werden Sie von einem herrlichen Gefühl der Kraft durchströmt. Sie fühlen sich freier, sind euphorisch und optimistisch gestimmt, weil Sie wissen, dass Sie die Dinge ändern können.

Musik/Buch/DVD/Internet

Hieraus kann jeder lernen, nicht nur überdrüssige Taxifahrer: Alexander Munke, *Erfolg mit Herz, Mut und Verstand – DVD*, erhältlich unter www.alexander-munke.de.

WAS IHNEN HILFT

Suchen Sie sich eigenverantwortlich und möglichst selbstständig handelnde Vorbilder, und stellen Sie sich vor, dass Sie dieses Vorbild selbst wären. Spüren Sie, wie es sich anfühlen würde, die Dinge auf diese Art und Weise in die Hand zu nehmen und in Aktion zu treten?

WAS SIE UNTERSTÜTZT

Seien Sie nicht zu streng mit sich.
Gehen Sie positiv an Ihre Vergangenheit heran: Wenn Sie bestimmte Dinge bisher nicht getan haben, so hatte dies vielleicht einen guten Grund. Ihr Gehirn hat Sie so vor schmerzhaften Erfahrungen geschützt. Sie sollten sich aber daran machen, Ihr Gehirn zu ändern.

FRAGEN, DIE SIE WEITERBRINGEN

- Was kann ich wirklich gut?
- Wo hat sich meine Beharrlichkeit schon gelohnt?
- Wofür kann ich mich begeistern?
- Bin ich anderen Menschen gegenüber integer?
- Was kann ich heute bewegen, um weiterzukommen?

GLÜCKSMOMENTE

- Überrascht feststellen, dass eine ehemalige Schwäche eine Stärke geworden ist.
- Das Gefühl nach dem Fallschirmsprung oder nach dem Überwinden einer Angst.
- Bemerken, das andere Sie für Ihre Persönlichkeit bewundern.
- In einer wichtigen Situation Ihr Gegenüber überzeugt zu haben.

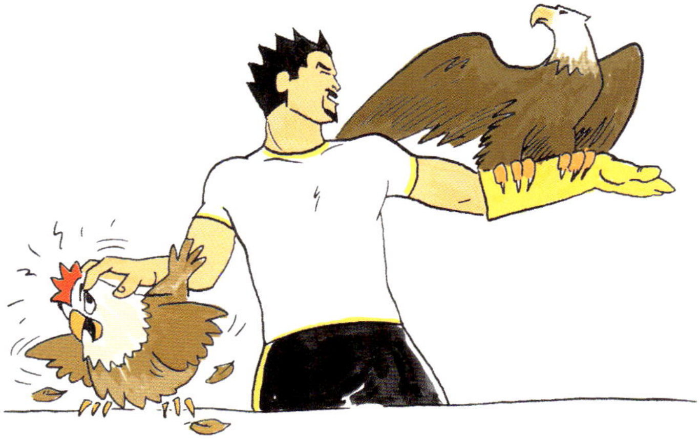

»Huhn« oder »Adler« – entscheiden Sie sich bewusst für ein Leben, das Sie selbst gestalten und auch verantworten.

ZUSAMMENFASSUNG FÜR EILIGE

Wir können uns am besten selbst motivieren, wenn wir die Verantwortung für unser Tun übernehmen. Dadurch gewinnen wir zudem eine ganz andere und positivere Wirkung auf andere.

MEIN TIPP

Nur Sie allein sind für die Art und Weise Ihres Tuns verantwortlich. Wie gern aber lassen wir andere für uns sprechen. Wie leicht überlassen wir die Entscheidungen anderen. Und wie einfach ist es dann, andere für das Misslingen verantwortlich zu machen. Schluss damit! Jetzt ist eine gute Zeit, um sich Ihrer Stärken bewusst zu werden, um künftig eigene Antworten zu finden und Entscheidungen zu treffen.

Nutzen Sie die Kraft Ihrer Gehirnhälften – verbinden Sie sachliche Informationen mit lustigen Bildern.

Ist Ihnen das schon einmal passiert? Da haben Sie sich für den Tag gewisse Dinge vorgenommen, und am Abend stellten Sie fest, dass Sie davon wieder nur die Hälfte geschafft haben. Ist das nicht frustrierend?

Als ich für mein Studium lernte, fiel mir ein Buch in die Hände, in dem die Technik des »Mindmappings« erklärt wurde. Ich war sofort

MINDMAPPING – ORDNUNG FÜR DIE GEDANKEN

fasziniert, denn sie funktionierte einfach und gedankengerecht. Damals bereitete ich meine Prüfungen und heute meine Seminare mit dieser Technik vor.

Sowohl der Begriff als auch die Methode »Mindmapping« wurden vor mehr als 30 Jahren von dem britischen Mentaltrainer Tony Buzan entwickelt. Er machte sich die neueren Erkenntnisse der Gehirnforschung über die zwei unterschiedlichen Denkweisen des Gehirns zunutze: das Ordnungsbedürfnis der linken und das bildlich-kreative Denken der rechten Hirnhemisphäre.

Um eine Mindmap zu erstellen, verwendet man unliniertes Papier, das je nach Projekt auch größer sein darf. In die Mitte des Blattes schreiben Sie zunächst das zentrale Thema, beispielsweise »Geburtstagsplanung«. Wie in einer Baumstruktur, stets verbunden durch Äste, schreiben Sie dann darum herum wichtige Schlüsselwörter, in unserem Beispiel etwa »Gästeliste«, »Essen & Trinken«, »Örtlichkeit«, alles, was Ihnen einfällt oder wichtig erscheint. Auf diese Weise können Sie ein Thema in all seinen Aspekten erfassen und daraus konkrete Aufgabenlisten erstellen.

SIGNALE DES KÖRPERS

Während des Mindmappings werden Sie Leichtigkeit und Fröhlichkeit spüren. Fast wie ein Kind bei einem selbst gemalten Bild werden Sie Ihre schöpferische Kraft spüren.

FRAGEN, DIE SIE WEITERBRINGEN

» Welche Rollen werde ich heute übernehmen?

» Welche Aktivitäten kann ich zeitlich bündeln, um mehr Freizeit zu gewinnen?

» Gibt es in der nächsten Zeit Projekte, die ich noch zu planen habe?

GLÜCKSMOMENTE

» Der erste Entwurf eines neuen Projektes mittels einer Mindmap.

» Auf viele neue Ideen kommen, da der Geist frei in Raum und Zeit ist.

» Nachts aufwachen und eine gute Idee kurz mit einer Mindmap skizzieren.

» Mit der neuen Präsentation im Stil einer Mindmap die Kollegen beeindrucken.

Musik/Buch/DVD/Internet

Mogens Kirckhoff: *Mind Mapping*, Gabal Verlag, ISBN: 3897494523; Internet: *www.mindmapping.de*; *www.mindmap.ch*.

»Ein guter Plan heute ist besser als ein perfekter morgen.« George S. Patton

WAS IHNEN HILFT

Manche Menschen können sehr gut mit Wörtern umgehen, andere werden kreativer, wenn sie es

mit Bildern und Symbolen zu tun haben. Wenn Sie zu Ersteren gehören, arbeiten Sie vornehmlich mit Begriffen. Grundsätzlich aber gilt, dass wir uns Bildhaftes besser merken können und so durch den Gebrauch von Symbolen in Mindmaps nicht nur das Erinnerungsvermögen schulen, sondern auch der Kreativität auf die Sprünge helfen.

WAS SIE UNTERSTÜTZT

Sammeln Sie Bilder und Symbole, die Ihnen wichtig erscheinen (ausschneiden oder im Computer speichern). Sie können sie in künftigen Mindmaps verwenden.

ZUSAMMENFASSUNG FÜR EILIGE

Ordnungsliebe und Kreativität sind die zwei Haupteigenschaften unserer beiden Hirnhälften. Sie nutzbringend zusammenzubringen ist Ziel der Mindmaptechnik.

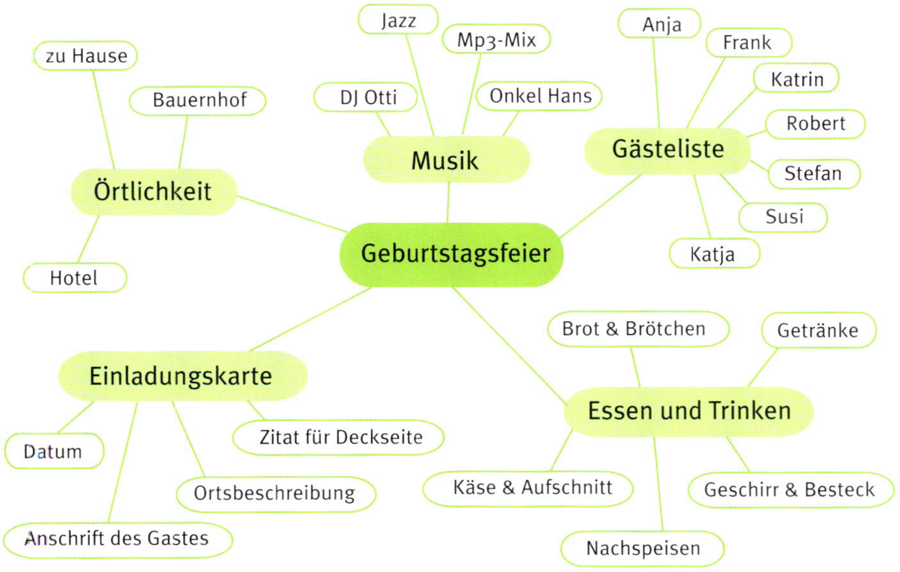

Mindmaps können helfen, ungeordnete Gedanken strukturiert zu Papier oder in den Computer zu bringen. Sie sind ein außerordentlich gutes Werkzeug für Projektplanung und kreative Prozesse.

MEIN TIPP

Planen Sie jetzt Ihren Tag mit Mindmapping. Das macht Spaß, fördert die Kreativität, und die Mindmap ist jederzeit im Laufe des Tages noch ausbaubar.

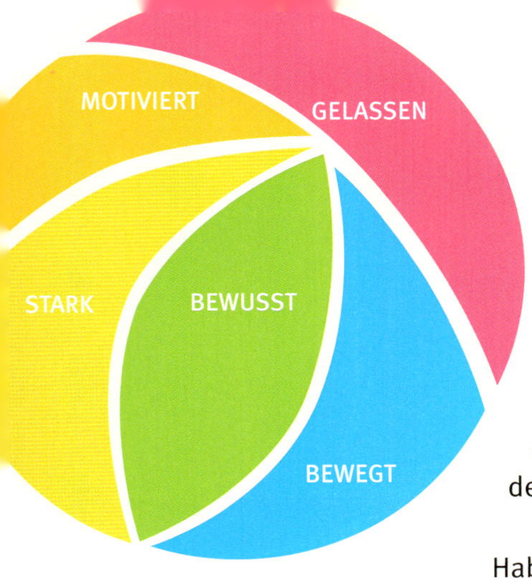

POWERPHASE FÜR IHR GEHIRN

Das Gehirn kommt jetzt in die Phase seiner größten Aufmerksamkeit. Gut für uns, wenn wir es nutzen. Doch dieses »High« im Kopf verführt auch dazu, seinen Körper zu vernachlässigen, ihn zur gebeugten Haltung am Schreibtisch zu zwingen und aufkeimende Ermüdungserscheinungen in den Gliedern mit noch mehr Kaffee zu bekämpfen.

Haben Sie manchmal das Gefühl, es würde Ihnen an Luft fehlen? Auf den Seiten 70/71 lernen Sie die Viereratmung kennen.

In diesem Kapitel geht es darum, wie Sie mit kleinen Tricks die Hochphase ausnutzen, ohne sich zu erschöpfen, wie Sie Gewohnheiten ändern können, sodass Sie in dieser Zeit noch mehr Potenzial zur Verfügung haben (Seite 68 - 73).

Wenn Sie nicht gerade mit einer Routinearbeit beschäftigt sind, ist jetzt auch die optimale Zeit, sich Gedanken über Ihren weiteren Erfolgsweg zu machen und die ersten konkreten Schritte einzuleiten. Lernen Sie die fünf Erfolgsfaktoren kennen, die aus Wünschen Realität werden lassen (Seite 74/75).

Wie Sie Ihren Zielen Stück für Stück näher kommen, ist ebenfalls Thema dieses Kapitels (Seite 76/77).

»Es gibt keine größere Zeitverschwendung, als die Stunden zu zählen.« François Rabelais

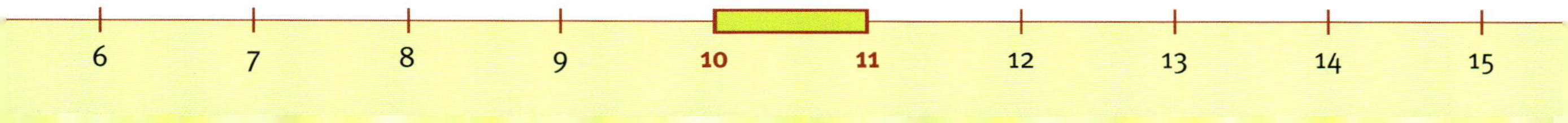

Was Ihnen hilft:	Meine Stimmung & Energie
Bewegung Seite 69	Mir tut mein Rücken weh
Entspannung Seite 71	Ich habe Probleme, mich zu konzentrieren
Ernährung Seite 73	Ich bin müde und habe Hunger
Motivation Seite 75	Mir fehlt die Orientierung
Mentaltraining Seite 77	Ich sehe nicht, dass ich mich weiterentwickele

Was Sie unterstützt:	
Bewegung Seite 69	Nur an meinem Arbeitsplatz tut mir alles weh, zu Hause nicht
Entspannung Seite 71	Selbst wenn ich Ruhe habe, kann ich nicht entspannen
Ernährung Seite 73	Ich bin schlapp, und Kaffee hilft gar nicht
Motivation Seite 75	Ich stagniere immer wieder
Mentaltraining Seite 77	Ich weiß nicht recht weiter

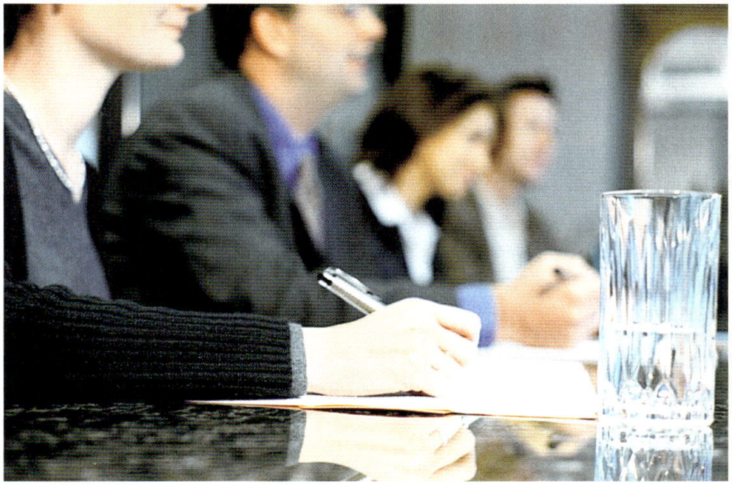

Jetzt können Sie mit voller Konzentration arbeiten – achten Sie aber auf erste Ermüdungserscheinungen. Frische Luft und ein wenig Bewegung halten Sie dann fit.

MEIN TIPP

Es sind die kleinen Veränderungen, die Sie energievoller und erfolgreicher werden lassen. Es gibt ein magisches Gesetz: Wer neue Informationen innerhalb der ersten 72 Stunden anwendet, ist wesentlich erfolgreicher als jemand, der sie zunächst ignoriert. Nutzen Sie das kraftvolle Geheimnis des JETZT!

STARKER RÜCKEN, GESUNDER RÜCKEN

Ein starker und flexibler Baumstamm wird einen heftigen Sturm ohne Schaden überstehen.

Von zehn Deutschen klagen sieben über Rückenschmerzen oder Rückenverspannungen nach längeren Autofahrten, Flügen, Meetings und beim Hochheben ihrer Kinder.

Durch viele Gespräche mit Orthopäden und Physiotherapeuten während meines Studiums der Sportwissenschaften erfuhr ich etwas Interessantes: Nur ein geringer Teil der Menschen, die Schmerzen in der Lendenwirbelsäule verspüren, haben überhaupt krankhafte Veränderungen der Bandscheiben oder der Wirbelkörper. Wie also sind dann die oben genannten Beschwerden zu erklären? Meist liegen die Gründe dafür in der einseitigen Belastung und zu geringer Mobilisation von Gelenken und Muskulatur.

Die Quantität Ihrer Rumpfmuskeln entscheidet über die Qualität Ihres Lebens. Zu wenig Muskeln im Rumpfbereich machen ein Heben eines Selterkastens oder von Ihren Kleinkindern zum Problem.

Je weniger Sie Ihre kleinen Muskeln an der Wirbelsäule (autochthone Rückenmuskulatur) trainieren, desto größer wird der Anpressdruck in den kleinen Wirbelgelenken. Das tut dann weh. Die rechts abgebildete Übung vermindert den Druck und kann akute Schmerzen reduzieren. Neben einem gezielten Krafttraining ist sie auch hervorragend geeignet, um spontane Verspannungen zu lösen.

Musik/Buch/DVD/Internet

Benita Cantieni: *Cantienica: Das Rückenprogramm. Für gute Haltung, mehr Beweglichkeit und Schmerzfreiheit,* Südwest Verlag, ISBN: 3517066842.
Ein gutes Sortiment an Kleingeräten gegen Rückenschmerzen gibt's unter *www.togu.de.*

FRAGEN, DIE SIE WEITERBRINGEN

» Wache ich oft morgens mit Rückenschmerzen auf?

» Passt mein Bett zu meinem Körpergewicht und meiner Körperkonstitution?

» Wie sitze ich auf meinem Arbeitsstuhl?

» Wann könnte ich fünf Minuten Krafttraining für einen schmerzfreien Rücken in meinen Tagesablauf integrieren?

GLÜCKSMOMENTE

» Sich strecken und spüren, wie die Schmerzen verschwinden.

» Die volle Bewegungsfreiheit seines Körpers beim Yoga ausloten.

»Ein schwacher Körper schwächt die Seele.«

Jean-Jacques Rousseau

WAS IHNEN HILFT

Wenn Sie tagsüber wenig Rückenschmerzen haben, aber schnell welche bekommen, wenn Sie auf dem Rücken schlafen, spricht dies für eine Verkürzung Ihrer Hüftbeuger (Übung Seite 234). Wenn Sie ständig Rückenschmerzen haben und eine Drehung in der Wirbelsäule unmöglich ist, spricht dies für einen akuten Reizzustand. Dann sollten Sie zum Arzt gehen. Schmerzen nach längerem Sitzen oder Stehen deuten auf eine ungenügend trainierte Rumpfmuskulatur hin (Kraftübungen Seite 227). Wenn Ihnen die Übungen nicht ausreichend helfen, sollten Sie einen Osteopathen aufsuchen. Osteopathen sind sehr feinfühlig und können kleinste Veränderungen an der Wirbelsäule diagnostizieren und meist auch therapieren.

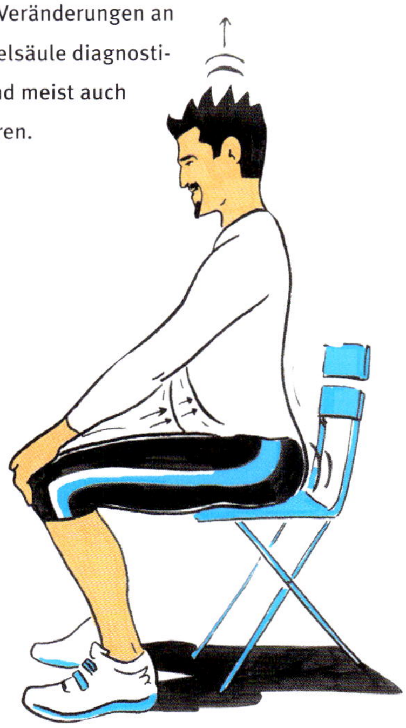

WAS SIE UNTERSTÜTZT

Überprüfen Sie Ihren Arbeitsplatz auf seine Ergonomie: Können Sie an Ihrem Arbeitsplatz so sitzen, dass die Knie 90 Grad gebeugt sind und die Füße auf dem Boden (oder Hocker) stehen? Steht Ihr Bildschirm etwas tiefer als die Augen? Hat Ihr Stuhl Armlehnen, um die Nackenmuskulatur entspannen zu können?

Stehen Sie während des Arbeitens am Schreibtisch alle 20 bis 30 Minuten kurz auf, und bewegen Sie sich ein wenig. Setzen Sie sich ab und zu auf einen Sitzball. Dieses dynamische Sitzen beugt Rückenproblemen vor.

Setzen Sie sich aufrecht auf der Stuhlkante hin. Die Füße stehen parallel auf dem Boden, so dass Sie einen Kniewinkel von 90° haben. Jetzt kneifen Sie Ihre Gesäßmuskulatur zusammen, als ob Sie eine Nuss knacken wollten. Ziehen Sie den Bauchnabel so weit wie möglich nach innen. Heben Sie Ihr Brustbein, als ob Sie stolz Ihre Orden zeigen wollten. Und jetzt stellen Sie sich vor, wie bei einer Marionette zieht Sie jemand am Hinterkopf in die Länge. Bleiben Sie in dieser Position 20 Sekunden, und atmen Sie tief ein und aus trotz eingezogenen Bauches. Sie werden danach spüren können, wie sich Ihre Schmerzen in der Lendenwirbelsäule reduzieren. Machen Sie regelmäßig auch die Stretchingübungen auf Seite 233-235.

ZUSAMMENFASSUNG FÜR EILIGE

Viele leiden unter Rückenschmerzen, ohne dass organische Veränderungen an der Wirbelsäule vorliegen. Die richtige Körperhaltung und gezielte Übungen helfen und beugen vor.

MEIN TIPP

Machen Sie die nebenstehend beschriebene Übung alle 30 bis 60 Minuten für 20 Sekunden, und beginnen Sie sofort mit dem Kräftigungsprogramm für Ihren Rücken.

ATMUNG ALS SCHLÜSSEL FÜR LEBEN UND KRAFT

Tiefes Ein- und Ausatmen ist wie das Gießen einer Blume; wenn es zu selten durchgeführt wird, vertrocknet alles Leben.

Wir machen es automatisch. Das heißt aber nicht, dass wir es auch gut machen. Wir atmen häufig hektisch und flach. Weil wir gekrümmt am Arbeitsplatz sitzen und uns zu wenig bewegen. Auch Angst und Sorgen lassen die Atmung flacher werden.

Achten Sie auf Ihre tiefe Atmung. Beim Dehnen können Sie ebenfalls Ihre bewusste Atmung trainieren. Da macht es Sinn, wenn Sie in der Dehnungsphase ausatmen und somit intensiver das Gefühl der Dehnung spüren. Eine verlängerte Ausatmung hat einen weiteren positiven Effekt: Es wird Magnesium freigesetzt – das Salz der Entspannung.

Eine tiefe Atmung in den Bauch kräftigt und trainiert das Zwerchfell. Durch diese Auf- und Abbewegung werden nicht nur die Wirbelsäule und Ihre kleinen Muskeln von innen massiert. Auch die inneren Organe erhalten eine Massage, was die Durchblutung und die Versorgung mit Sauerstoff und Blut verbessert und so u. a. auch einer Verstopfung entgegenwirkt.
Übrigens: Das Ein- und Ausatmen ist die Pumpe Ihres Lymphsystems. Wie das Herz das Blut im Kreislauf zirkulieren lässt, so lässt eine tiefe Atmung in den Bauch die Lymphe zirkulieren.

SIGNALE DES KÖRPERS

Müdigkeit, Antriebslosigkeit und Konzentrationsschwäche verfliegen durch tiefe Atmung, so wie sie beispielsweise beim Ausdauertraining automatisch abläuft. Jetzt wissen Sie, warum ich ein Fan von Ausdauertraining bin. Tiefes Atmen macht frisch und kreativ!

FRAGEN, DIE SIE WEITERBRINGEN

» Wann habe ich mal so richtig durchgeatmet und dieses freie Gefühl gespürt?

» In welchen Situationen wird meine Atmung flach und schnell?

» Wie fühlt es sich an, wenn ich jetzt zweimal so richtig tief durchatme?

GLÜCKSMOMENTE

» Morgens aus dem Haus gehen und die frische Morgenluft tief einatmen.

» Die tiefe Ein- und Ausatmung während und nach einem Orgasmus.

» Lachen, nachdem alle komischerweise nacheinander gähnen mussten.

Musik/Buch/DVD/Internet

Thich Nhat Hanh: *Das Wunder des bewussten Atmens*, Theseus, ISBN: 3896201492.

»Wer nur halb atmet, lebt nur halb.«

Chinesisches Sprichwort

WAS IHNEN HILFT

Zum Training der Bauchatmung: Legen Sie sich auf den Rücken, und drücken Sie mit beiden Händen auf Ihren Bauch. Atmen Sie nun ein, und drücken Sie mit dem Bauch die Hände nach oben. Atmen Sie so tief ein, dass Sie das Gefühl haben, es ginge nichts mehr in Ihre Lunge hinein. Dann warten Sie drei Sekunden und atmen so langsam wie möglich aus. Erspüren Sie dabei, wie Ihre Hände nach unten sinken. Wenn Sie diese Übung sieben Tage machen, werden Sie merken, wie sich Ihr Energieniveau verbessert.

WAS SIE UNTERSTÜTZT

Es gibt interessante Trainingsgeräte für die Atemhilfsmuskulatur – für jeden ambitionierten Sportler eine interessante Ergänzung zum normalen Ausdauertraining. Eine andere Variante ist, sich bei Kindergeburtstagen immer freiwillig zum Luftballonaufblasen bereitzuerklären.

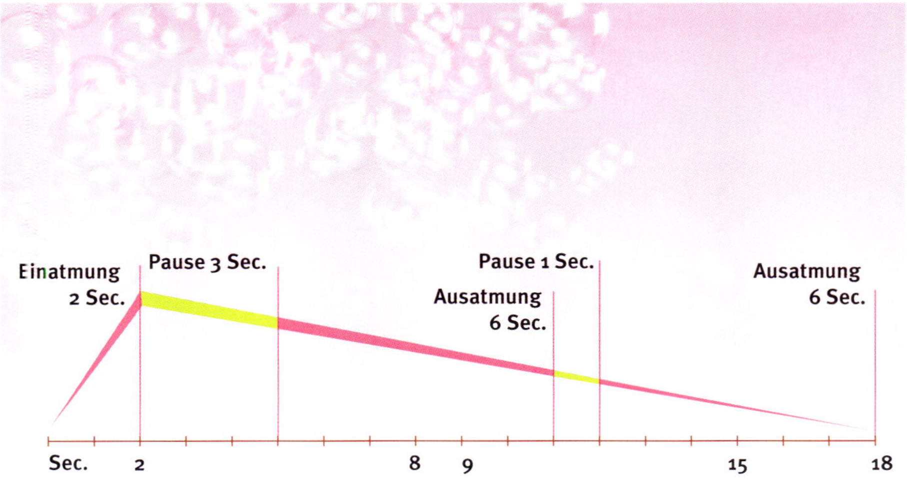

Die Viereratmung besteht aus einer intensiven Einatmung, einer Haltephase – nach dem Einatmen oder während der Ausatmung – und einer sehr langen Ausatmung.

ZUSAMMENFASSUNG FÜR EILIGE

Stress und falsche Haltung lassen die Atmung schneller und flacher werden. Umgekehrt wirkt sich tiefes Atmen positiv auf das Stressniveau und die Körperstatik aus.

MEIN TIPP

Immer wenn Sie verspannt sind, machen Sie die bewährte Viereratmung: Stellen Sie sich am besten aufrecht vor ein geöffnetes Fenster, und atmen Sie so tief ein, wie Sie können. Halten Sie die Luft für ein paar Sekunden an, damit der Sauerstoff genügend Zeit hat, ins Blut zu gelangen. Nun atmen Sie so lange wie möglich aus. Wenn Sie auf drei bis vier Atemzüge pro Minute kommen, machen Sie es richtig. Das ist Entspannung pur!

Trinken Sie den zweiten Aufguss, und Sie werden Ihren grünen Tee genießen.

Lange Zeit mochte ich keinen grünen Tee. Ich fand ihn einfach zu bitter. Ich wusste, dass er außerordentlich gesund ist, aber auch das hat nicht

GRÜNER TEE – SANFTER KICK FÜR EINEN WACHEN GEIST

genützt, meinen Grünteekonsum in die Höhe zu treiben. Dabei ist es so einfach: Schütten Sie bei grünem Tee den ersten Aufguss weg. Der zweite und dritte schmeckt viel milder. Probieren Sie es aus!

Der wichtigste Vorteil des Grüntees ist neben seiner angenehm anregenden Wirkung der antikarzinogene, also der krebshemmende Effekt. Dr. Fujiki war Mitarbeiter des Max-Planck-Instituts und außerdem in einem japanischen Krebsforschungsinstitut tätig. Bei seiner jahrelangen Forschungsarbeit fand er heraus, dass ein bestimmter Inhaltsstoff des grünen Tees – so genanntes EGCG (Epigaloocatechingallat) – bereits bestehende Krebstochtergeschwulste (Metastasen) in ihrer Entwicklung hemmte. Wenn Sie sechs bis sieben Tassen Grüntee am Tag trinken, nehmen Sie ungefähr ein Gramm dieser Substanz auf. Diese Dosierung ist optimal für die Förderung der Gesundheit.

Auch schwarzer Tee wirkt anregend, weil er Koffein enthält (früher Teein genannt, aber identisch mit der Substanz in Kaffee). Wann diese Wirkung einsetzt, hängt allerdings von der Aufgussdauer ab. Wenn Sie den Tee nur ein bis zwei Minuten ziehen lassen, dann ist Koffein ohne Gerbstoffe im Aufguss. Er wirkt sofort anregend, wobei die Wirkung langsamer eintritt als bei Kaffee. Wenn Sie den Tee dagegen länger, zwischen vier und acht Minuten, ziehen lassen, werden die Gerbstoffe mitgelöst. Dadurch wird das Koffein verzögert vom Körper aufgenommen, die anregende Wirkung stellt sich später ein.

SIGNALE DES KÖRPERS

Etwa alle 90 Minuten haben wir von unserem Biorhythmus her einen Tiefpunkt, so etwas wie ein »Schlaffenster«. Zu dieser Tageszeit kann sich überdies Ihr Magen melden, der schon jetzt nach einem zweiten Frühstück verlangt.

FRAGEN, DIE SIE WEITERBRINGEN

» Wo kann ich mehr über grünen Tee erfahren?

» Was hat es mit der Teezeremonie auf sich?

» Kann ich den Unterschied der Wirkung zwischen Kaffee und grünem Tee spüren?

» Ernähre ich mich ansonsten so gesund, dass ich auf die Schutzstoffe in grünem Tee verzichten kann?

GLÜCKSMOMENTE

» Eine feine chinesische Teeschale in den Händen halten.

» Den Duft unterschiedlichster Teesorten in einem kleinen Teeladen schnuppern.

» Das wärmende Gefühl des heißen Tees bei nasskaltem Wetter.

Musik/Buch/DVD/Internet

Maria-Elisabeth Lange-Ernst: *Grüner Tee. Genuss mit heilender Wirkung*, Koch Media Verlag, ISBN: 3708199065.

»Ein heißes Bad erfrischt den Körper, ein heißer Tee den Geist.«

Japanisches Sprichwort

WAS IHNEN HILFT

Im Grüntee sind viele sekundäre Pflanzenstoffe enthalten, die unsere Gesundheit fördern. Durch die Flüssigkeitszufuhr wird der Magen gefüllt, und Sie fühlen sich gesättigt. Ein wichtiger Vorteil von Grüntee gegenüber schwarzem Tee ist, dass die Vitalstoffe (Vitamine, Mineralstoffe und Spurenelemente) erhalten bleiben. Bei Schwarztee hingegen sind sie durch die Fermentierung und Oxidation verändert.

WAS SIE UNTERSTÜTZT

In China und Japan ist Tee nicht einfach nur ein Getränk. Dort ist Tee Bestandteil einer ganzheitlichen Philosophie, die uns im Westen eine ganze Menge zu sagen hat. Ergründen Sie doch einmal, was und warum.

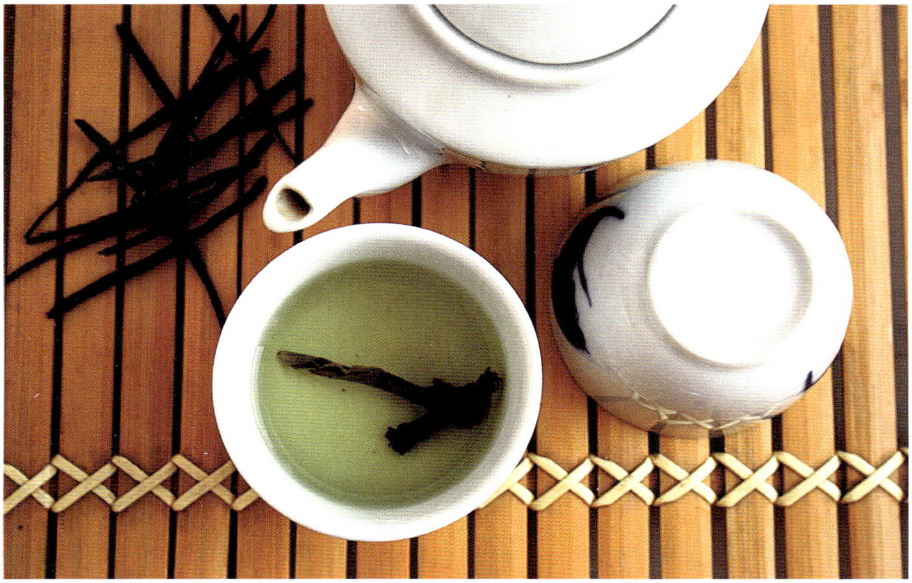

Eine kleine Teepause tut gut – nehmen Sie sich die Zeit dafür. Danach geht es flott und mit voller Konzentration weiter.

ZUSAMMENFASSUNG FÜR EILIGE

Grüntee regt sanft den Geist an, stärkt das Immunsystem und schmeckt im zweiten Aufguss wunderbar. Wichtig ist: Das Teewasser nur bis auf 60 Grad erhitzen.

MEIN TIPP

Lassen Sie sich in einem Teeladen beraten, und nehmen Sie lieber den etwas teureren losen Tee. Beim Grüntee sollte das Aufgusswasser eine Temperatur von 60 °C haben. Ein Teethermometer bekommen Sie in jedem guten Teeladen. Gießen Sie den ersten Aufguss nach zwei Minuten weg, und genießen Sie den zweiten und dritten Aufguss. Nun ist der Grüntee nicht mehr so bitter und wesentlich milder.

DIE ERFOLGSFORMEL – BESTIMMEN SIE IHRE ZIELE

Wer seine Ziele deutlich vor Augen hat, hat im Leben seltener das Nachsehen.

Vielleicht haben Sie schon einmal im Fernsehen gesehen, wie Skiläufer mit geschlossenen Augen wie in Trance den Körper hin und her bewegten. Sie sind einfach die Strecke vorher noch einmal mental abgefahren. Denn alles wird zweimal erschaffen: Zuerst in Gedanken, und später in der Praxis. So auch der Erfolg.

Wenn Sie sich das Ziel gesetzt haben, zehn Kilogramm abzunehmen, dann werden Sie dieses Ziel schneller erreichen, wenn Sie es sich bereits vorstellen und fühlen können.

Der erste Erfolgsfaktor: Wenn Sie ein emotionales Bild vor Ihrem inneren Auge entstehen lassen, haben Sie schon die halbe Miete. Nutzen Sie alle Ihre Sinne. Wie würde es aussehen? Wie würde es sich anfühlen? Können Sie das Lob und die Bewunderung Ihrer Freunde hören?

Der zweite Erfolgsfaktor: Jetzt geht es darum, sich konkrete Ziele zu stecken: Bis wann wollen Sie dieses Ziel erreicht haben? Welche konkreten Maßnahmen müssen Sie treffen, damit Sie wieder leichter werden? Diese Ziele sind wie Fixsterne bei dunkelster Nacht.

Der dritte Erfolgsfaktor: Haben Sie Geduld. Wenn Sie zehn Jahre gebraucht haben, um sich diese zehn Kilogramm Übergewicht »anzutrainieren«, dann können Sie nicht erwarten, dass Sie es in zehn Tagen wieder wegbekommen. In der Natur gibt es keinen schnellen Erfolg.

Der vierte Erfolgsfaktor: »Erfolg ist zu 10 % Inspiration, zu 90 % Transpiration.« Glauben Sie niemandem, der Ihnen 100 % Erfolg ohne Mühe verspricht. Das gibt es nur im Märchen.

Der fünfte und letzte Erfolgsfaktor: Fokussieren. Nur wer sich auf das konzentriert, was er wirklich gut kann, wird Spitzenleistungen bringen. Das bedeutet auch, dass wir unsere Kernkompetenzen erkennen und bündeln müssen, um unsere Visionen zu realisieren.

»Du bist heute das Ergebnis dessen, was du gestern gedacht hast.« Siddharta Gautama, genannt Buddha

SIGNALE DES KÖRPERS

Erfolg ist Energie, und Erfolg gibt Energie. Ein Mensch, der langfristig und ganzheitlich Erfolg hat, ist vital, fit und hat eine aufrechte Körperhaltung. Wer diese Formel lebt, kann gut zwischen An- und Entspannung umschalten.

Musik/Buch/DVD/Internet

Anthony Robbins: *Das Powerprinzip,* Ullstein, ISBN: 3548742270; Deepak Chopra: *Die sieben geistigen Gesetze des Erfolges,* Ullstein, ISBN: 3453146689; Film: *Das Streben nach Glück* mit Will Smith.

WAS IHNEN HILFT

Wenn Sie nicht wissen, was Sie vom Leben wollen, was werden Sie bekommen? Erschaffen Sie sich Ihre Zukunft selbst. Nehmen Sie sich 30 Minuten Zeit für sich und schreiben Sie sich Ihre Wünsche und Träume auf. Überlegen Sie, was Ihnen wichtig ist, und überprüfen Sie, ob diese Wünsche im Einklang mit Ihren Werten sind. Mehr zur Analyse Ihrer Werte finden Sie auf Seite 158 bei der Uhrzeit 17 – 18 Uhr.

WAS SIE UNTERSTÜTZT

Machen Sie sich nicht nur klar, was Sie vom Leben wollen, sondern auch, was Sie als Gegenleistung anbieten können. Haben Sie sich Ihre Visionen schon einmal bildhaft mit allen Sinnen vorgestellt? Hören Sie, was andere Ihnen als Anerkennung sagen, sehen Sie, wo Sie sein werden, wenn Ihre Vision erst einmal Wirklichkeit ist, fühlen Sie Ihren Körper, wie er sich dann anfühlt.

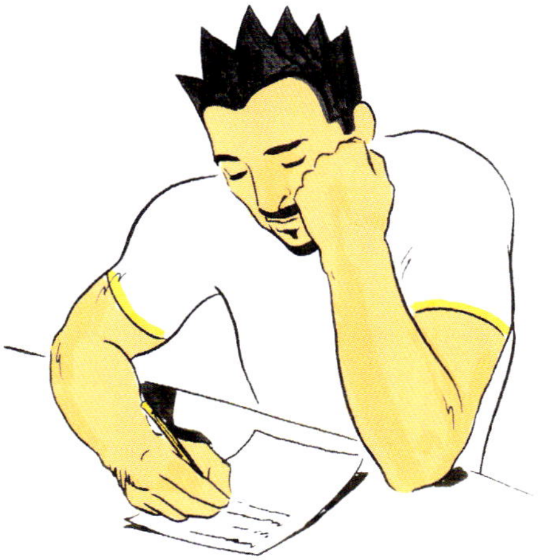

Schreiben Sie Ihre Wunschziele auf, und visualisieren Sie diese. Dann setzen Sie Ihre ganze Tatkraft ein, um die Ziele zu realisieren. So wird sich der Erfolg einstellen.

FRAGEN, DIE SIE WEITERBRINGEN

» Was ist schon immer mein Traum?

» Wie kann ich meine Vision erreichen, und was bin ich bereit, dafür zu geben?

» Welche konkreten Schritte kann ich heute noch unternehmen, um meine Träume zu verwirklichen?

» Auf welche Highlights möchte ich später an meinem Lebensabend einmal zurückblicken können?

GLÜCKSMOMENTE

» Das Erreichen des Gipfelkreuzes nach einer langen Bergtour.

» Den ersten Apfel des selbst gepflanzten Baums pflücken.

» Der erfolgreiche Zieleinlauf bei einem Wettkampf, für den man lange trainiert hat.

» Erleben, wie die eigenen Kinder wachsen und erwachsen werden.

ZUSAMMENFASSUNG FÜR EILIGE

Erfolg ist ein Naturprinzip. Erfolg kommt von »erfolgen«. Es erfolgt immer etwas. Unternehmen Sie nichts gegen eine Ihnen unangenehme Situation, so wird sich auch nichts verändern. Unternehmen Sie etwas, und die Veränderung wird sich einstellen.

MEIN TIPP

Stellen Sie sich vor, Sie wären ein Kind und könnten sich wie damals zu Weihnachten einen Wunschzettel schreiben. Als Kind hatten Sie den festen Glauben, dass Sie genau das bekommen, was Sie wollten. Machen Sie es heute genauso, und Sie werden den Erfolg bald sehen.

Wenn Sie sich an Vorbildern orientieren, müssen Sie nicht so viel selbst erarbeiten.

Bevor Sie als Kleinkind die ersten Schritte machten, haben Sie da von Ihren Eltern ein 1000-seitiges Buch über die Biomechanik des Laufens bekommen? Wohl kaum. Sie haben es von Ihren Eltern und Geschwistern abgeschaut und den Rest durch Versuch und Irrtum gelernt. Mittels dieser Herangehensweise – nachahmen und ausprobieren – eignen wir uns alle wichtigen Fähigkeiten an, die wir nicht schon instinktiv besitzen. Es ist die einfachste und schnellste Form des Lernens.

NACHAHMUNG DRINGEND EMPFOHLEN

Sie wollen lernen, eine Rede zu halten? Schauen Sie sich die besten Redner an, und besuchen Sie deren Vorträge oder Seminare.

Sie wollen im Sport besser werden? Besorgen Sie sich Informationsmaterial, oder schauen Sie sich Videos der Sportler an, die Ihre Sportart am besten beherrschen.

Sie wollen abnehmen? Unterhalten Sie sich mit Freunden gleichen Geschlechts mit ähnlichem Tagesablauf und schlanker Figur. Fragen Sie nach, was diese für Sport treiben und was sie essen.

Sie möchten in Ihrem Job besser werden? Erkundigen Sie sich nach dem Experten in Ihrem Bereich, und nehmen Sie Kontakt auf. Als ich anfing, Seminare zu geben, schaute ich mir immer die besten Referenten an, um von ihnen zu lernen.

Nutzen Sie alle Medien und Möglichkeiten, die Ihnen zur Verfügung stehen: Seminare, Hörbücher, Videos, Einzelcoachings oder auch das Internet.

SIGNALE DES KÖRPERS

Flow, das ist dieser Zustand, in dem Zeit und Ort sich auflösen. Sie fühlen, wie alles wie von selbst funktioniert. Automatisch und ohne Anstrengung. Ihr Geist ist fokussiert, und Ihr Körper fühlt sich beinahe schwerelos an.

FRAGEN, DIE SIE WEITERBRINGEN

» Wer ist schon dort, wo ich hinmöchte, und was zeichnet diese Personen aus?

» Was habe ich schon geschafft, obwohl ich lange nicht daran glaubte, dass ich es schaffen könnte?

» Welche Rohdiamanten, die nur noch geschliffen werden müssen, trage ich in mir?

GLÜCKSMOMENTE

» Das erste Mal ohne Stützräder Rad fahren.

» Kleinen Vögeln bei ihren ersten Flugversuchen zuschauen.

» Live bei einem Weltrekord dabei sein.

Musik/Buch/DVD/Internet

George Leonard/Manfred Miethe: *Der längere Atem. Die fünf Prinzipien für langfristigen Erfolg im Leben,* Heyne, ISBN: 3453700554.

»Das große Ziel des Lebens ist nicht Wissen, sondern Handeln.«

Thomas Henry Huxley

WAS IHNEN HILFT

Stellen Sie sich die Fragen, die Sie auf dieser Seite finden. So kommen Sie Ihren Ressourcen schon sehr nahe. Analysieren Sie Ihre Stärken, indem Sie sich daran erinnern, was Sie in Ihrer Kindheit immer schon sehr gern und auch gut gemacht haben. Womit konnten Sie sich stundenlang beschäftigen? Wo waren Sie im Flow, sodass Sie die Zeit vergessen haben? Schreiben Sie die Antworten in Ihr »Tagebuch des perfekten Tages«.

WAS SIE UNTERSTÜTZT

Wenn Sie das Gefühl haben, in einer Sackgasse angekommen zu sein, dann öffnen Sie eine neue Tür, indem Sie sich bewusst werden, was Ihre wahren Stärken sind. Oft kommen wir durch häufig ungewollte Manipulation von unserem eigenen Weg ab. Nur in Balance zwischen Herausforderung und Qualifikation kommen wir in den »Flow-Channel«.
Dabei ist die Weiterentwicklung nie ganz so geradlinig wie in der unten stehenden Abbildung, sondern eher wellenförmig.

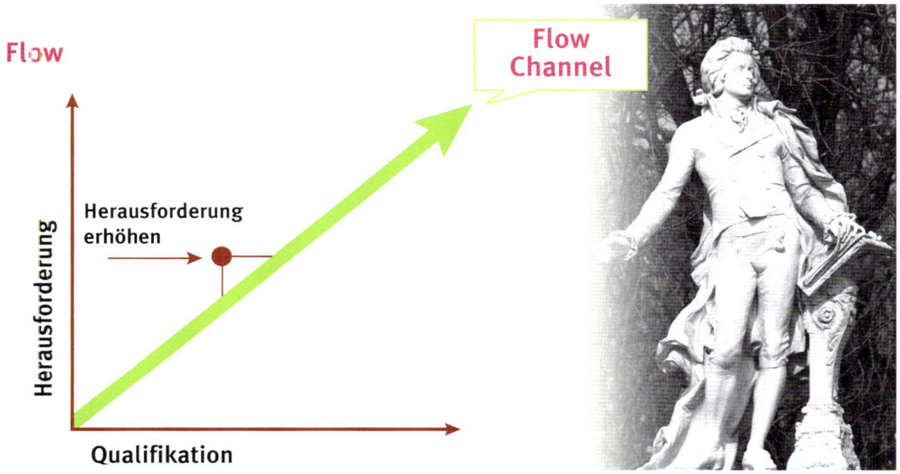

Beides muss zusammenkommen: Ständiges Lernen (Qualifikation) und stetig wachsende Herausforderungen führen zum Erfolg, sowohl im Beruf als auch beim Sport sowie im persönlichen Befinden.

ZUSAMMENFASSUNG FÜR EILIGE

Wir lernen am effektivsten und schnellsten durch Nachahmung. Suchen Sie sich deshalb Vorbilder, und nutzen Sie die Medien, um sich bestimmte Fertigkeiten anzueignen.

MEIN TIPP

Nehmen Sie sich ein wenig Zeit und schreiben Sie alle Vorbilder auf, die Sie seit Ihrer Kindheit hatten. Erst wenn Sie fertig sind, überlegen Sie, was diese unterschiedlichen Persönlichkeiten mit Ihnen gemeinsam haben. Was faszinierte Sie an ihnen? Das Interessante daran: Sie tragen all diese Fertigkeiten und Fähigkeiten bereits in sich. Sonst würden Sie sich nicht von ihnen angezogen fühlen.

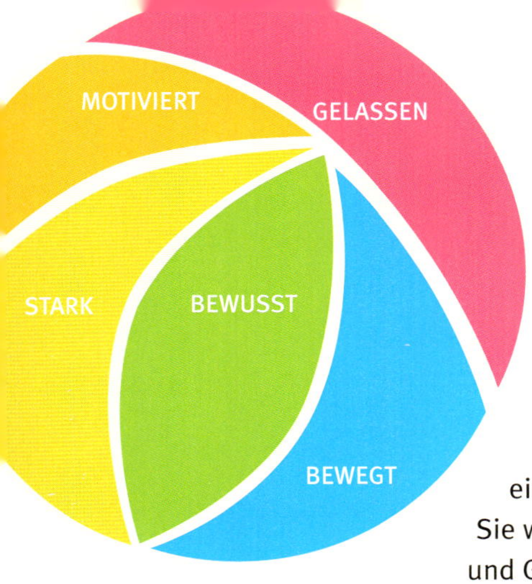

DAS ERSTE TIEF ÜBERWINDEN

»Mit Kraft und Eiweiß spielerisch die Wand heraufklettern.« In diesem Satz sind alle Geheimnisse der folgenden Seiten zusammengefasst.

Die ersten Stunden im Büro oder zu Hause haben Sie nun hinter sich, und eine kurze Müdigkeitsphase rückt näher. Jetzt gilt es etwas zu finden, das Sie wieder topfit macht. Ein wenig Krafttraining ist dafür ideal, bringt Körper und Geist wieder in Schwung und löst obendrein Verspannungen, die sich beim Arbeiten am Schreibtisch leicht einstellen (Seite 80/81).

Obwohl es in der Werbung sehr süße Empfehlungen für den kleinen Hunger gibt, empfehle ich Ihnen auf den Seiten 84/85 eher fett- und eiweißreiche Zwischensnacks. Die schonen Ihre Bauchspeicheldrüse und bewahren Sie so vor Diabetes.

»Die Zeit ist eine große Meisterin, sie ordnet viele Dinge.«

Pierre Corneille

Sie erfahren auch, warum Spiele für Erwachsene wichtig sind (Seite 82/83), weshalb Selbstdisziplin keinesfalls mit Verzicht gleichzusetzen ist (Seite 86/87) und wie Sie Ihre Zeit sinnvoll einteilen können (Seite 88/89).

Laut der traditionellen Chinesischen Medizin ist von 11 bis 13 Uhr die Hoch-Zeit des Herzens. Die moderne Medizin bestätigt dies indirekt. Studien zufolge sind in diesem Zeitraum die meisten Herzinfarkte zu verzeichnen. Stärken Sie also Ihr Herz-Kreislauf-System durch ein kurzes intensives Krafttraining. Das bringt den Puls nach oben und vertreibt Müdigkeit sofort.

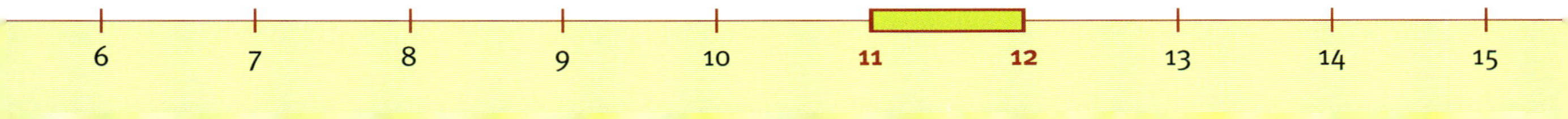

11 bis 12 Uhr vormittags

Was Ihnen hilft:	Meine Stimmung & Energie
Bewegung Seite 81	Mein Nacken ist ganz steif
Entspannung Seite 83	Ich kann nur noch an meine momentane Aufgabe denken
Ernährung Seite 85	Ich habe Appetit auf Süßes
Motivation Seite 87	Ich kann mich nicht aufraffen
Mentaltraining Seite 89	Mir kommt alles gleich wichtig vor
Was Sie unterstützt:	
Bewegung Seite 81	Ich habe keine Zeit fürs Fitnessstudio
Entspannung Seite 83	Ich kann nicht abschalten
Ernährung Seite 85	Meine Konzentrationsfähigkeit schwankt stark
Motivation Seite 87	Ich kann meine Vorsätze nicht umsetzen
Mentaltraining Seite 89	Ich bin unzufrieden mit meinem Tagesablauf

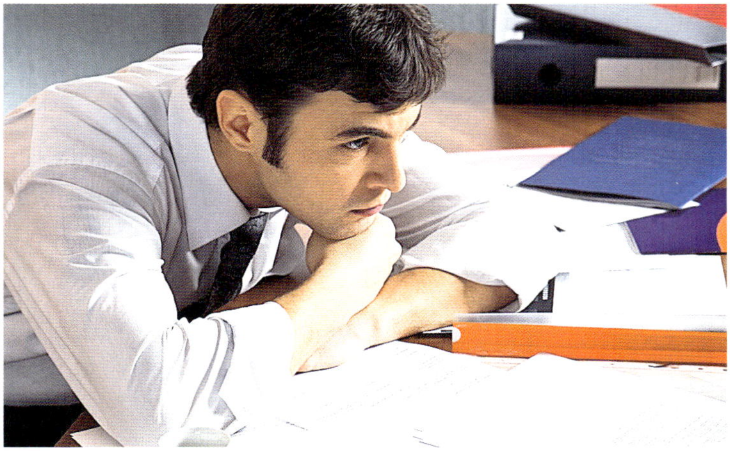

Bei der Arbeit kann jetzt eine erste Müdigkeitsphase eintreten – lassen Sie sich nicht »hängen«, sondern wirken sie der Trägheit mit ein paar Kraftübungen entgegen.

MEIN TIPP

Zweimal wöchentlich Krafttraining für 15 Minuten ist wie täglich drei Minuten Zähneputzen: Beides gehört zur Gesundheitspflege für einen intakten Körper auf Lebenszeit. Damit Muskeln und Immunsystem funktionieren, benötigen Sie ausreichend Eiweiß.

DAS SCHNELLE FITNESSPROGRAMM FÜRS BÜRO

Wer jetzt gezielt Muskeln aufbaut, baut im Alter nicht so schnell ab.

Unsere Gene benötigen manchmal bis zu 50 Generationen, bis sie sich verändern. Das merken wir gerade in diesen Zeiten. 120.000 Jahre haben sich unsere Vorfahren durchschnittlich zwölf Stunden am Tag bewegt. Männer sind bis zu 30 Kilometer täglich gelaufen, die Frauen bis zu 20 Kilometer. Heute bewegen wir uns durchschnittlich nur noch 1,5 Kilometer. Laut einer aktuellen Studie bewegt sich der Berliner Bürger im Schnitt nur noch 25 Minuten am Tag. Das hat Konsequenzen, denn was wir nicht benutzen, geht verloren. Ab dem 30. Lebensjahr verlieren wir 1,5 % Muskelmasse pro Jahr, in zehn Jahren etwa drei Kilogramm.

Einige der Folgen: Übergewicht und Fettleibigkeit, Probleme mit der Körperstatik, Verspannungen und schließlich Rückenschmerzen, Osteoporose und erhöhte Knochenbruchgefahr. All das muss nicht sein. Schon wenige Minuten Krafttraining am Tag können den Abbau stoppen.

SIGNALE DES KÖRPERS

Verspannungen und in der Folge Kopf- und/oder Rückenschmerzen sind häufig auf eine mangelhaft ausgebildete Muskulatur zurückzuführen.

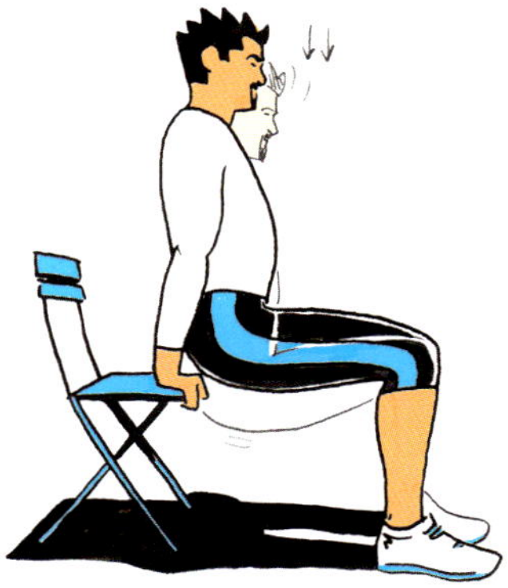

Gegen Nackenverspannung hilft die nebenstehend abgebildete Übung: Drücken Sie sich so oft wie möglich mit gestreckten Armen aus den Schulterblättern nach oben. Sie können sich dabei auf der Sitzfläche, einer Tischkante oder auch den Stuhllehnen abstützen.

Musik/Buch/DVD/Internet

Als Anleitung für ein Programm gegen Rückenschmerzen empfehle ich das Video von Dr. Stefan Schöntaler: *aktivPROGRAMM*, erhältlich auf CD unter www.lebenskraft.com.

FRAGEN, DIE SIE WEITERBRINGEN

» Was könnte es für meine Lebensqualität bedeuten, wenn ich mich wieder so wie vor zehn Jahren bewegen könnte?

» Habe ich womöglich Schmerzen wegen zu gering ausgebildeter Muskulatur?

GLÜCKSMOMENTE

» Spüren und sehen, wie die Muskeln wachsen und schöne Formen entstehen.

» Morgens wieder schmerzfrei aus dem Bett springen können.

» Fremdes Lob über den eigenen gut trainierten Körper.

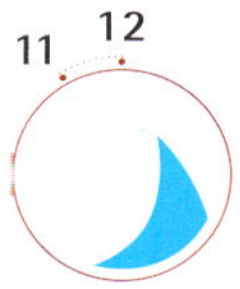

»Alle kräftigen Menschen lieben das Leben.«

Heinrich Heine

WAS IHNEN HILFT

Beginnen Sie mit einem Kräftigungs- und Dehnungsprogramm. Sie benötigen nur wenige Minuten, und Ihre Bandscheiben werden es Ihnen danken (Seite 233-235):

WAS SIE UNTERSTÜTZT

Es gibt interessantes Equipment für schnelles und effizientes Krafttraining für zwischendurch. Beispielsweise das kleinste Fitnessstudio der Welt, das in jede Jackentasche passt: das Theraband. Mit ihm können Sie Ihren gesamten Körper trainieren.

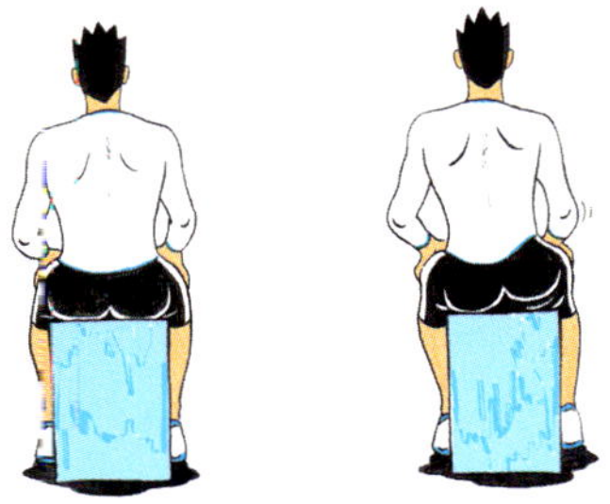

Massage der Bandscheiben zur Seite: Kippen Sie eine Beckenseite um maximal einen Zentimeter, indem Sie die seitliche Rumpfmuskulatur anstrengen. Der Oberkörper bleibt dabei aufrecht im Lot.

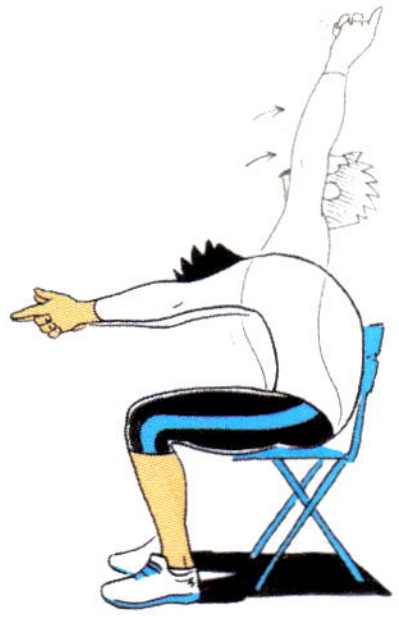

Massage der Bandscheiben nach vorne und hinten: Beugen Sie sich mit gestreckten Armen so weit nach vorne wie möglich und fühlen Sie die Dehnung in der Brust- und Lendenwirbelsäule. Machen Sie nun langsam einen Buckel. Anschließend strecken Sie sich ganz weit nach oben, und schauen Sie Ihren Händen hinterher. Spannen Sie dabei bewusst die Rückenstrecker an. 3- bis 4-mal wiederholen.

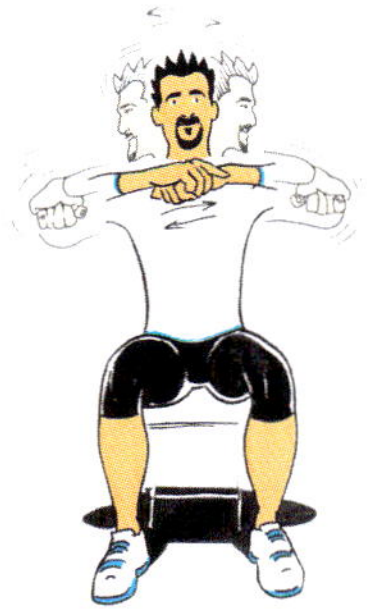

Massage der Bandscheiben in der Drehachse: Bleiben Sie stabil sitzen, und drehen Sie den Oberkörper, soweit Sie können. Bewegen Sie sich bewusst und kontrolliert, auf keinen Fall mit Schwung!

ZUSAMMENFASSUNG FÜR EILIGE

Um den Muskelabbau mit zunehmendem Alter zu verhindern, genügen wenige Minuten Krafttraining am Tag. Auf diese Weise bleiben Sie fit und froh bis ins hohe Alter.

MEIN TIPP

Bei Kraftübungen ist weniger oft mehr. In den ersten zwei Jahren reicht ein Satz pro Übung vollkommen aus. Das ist laut einer Studie genauso effektiv wie zwei oder drei Sätze, wie sie häufig noch in Fitnessstudios empfohlen werden. Der klare Vorteil: zwei Drittel Zeitersparnis bei gleicher Wirkung!

SPIELEND DEM ERNST EIN SCHNIPPCHEN SCHLAGEN

Nur was ich schnell und spielerisch lerne, kann ich ernsthaft und dauerhaft anwenden.

»Das Leben ist kein Spiel.« So die Aussage vieler Eltern ihren Kindern gegenüber. Stimmt nicht: Spielen ist Leben. Beispielsweise deshalb, weil wir als Kinder vieles spielerisch lernten und damit Erfolg hatten. Auch wir Erwachsenen können noch spielend lernen, denn Spielen kann den Blickwinkel verändern: Ernstes wird leicht. Spielen entspannt und lässt Sie in den Alphazustand gleiten, in dem wir besonders schnell lernen. Spielen lässt Sie auch über sich selbst lachen. Und im Spiel können Sie an Ihre Grenzen geraten – und darüber hinaus –, ohne schwerwiegende Konsequenzen befürchten zu müssen. Kurzum: Spielen kann Ihnen in vielen Situationen helfen.

»In der Uni war man cool, wenn man das Studium nachlässig betrieb. Ich habe viele Vorlesungen geschwänzt und stattdessen gepokert. Das strategische Denken und das Geld, das ich gewann, halfen mir später, als ich ins Geschäft einstieg.« Bill Gates

SIGNALE DES KÖRPERS

Beim Spielen entspannen wir, die Atmung wird tiefer, und der Muskeltonus senkt sich – wir kommen in den Alphazustand. Danach sind wir wieder für Neues offen.

FRAGEN, DIE SIE WEITERBRINGEN

- » Was habe ich in meiner Kindheit besonders gerne gespielt?
- » Welche Spiele haben mir im realen Leben geholfen?
- » Wie fühle ich mich nach einem guten Spiel?

GLÜCKSMOMENTE

- » Beim Skat die beiden Freunde ausstechen.
- » Beim Spielen die Zeit und die Sorgen vergessen.
- » Mit seinen Kindern spielen und beobachten, wie sie immer dazulernen.
- » In scheinbar aussichtsloser Situation das Ruder noch herumreißen und das Spiel für sich entscheiden können.

Musik/Buch/DVD/Internet

F. M. Lutz: *Kreative Spiele zur Konzentration und Entspannung*, Kohl-Verlag, ISBN: 3866320507.

»Auch die Pause gehört zur Musik.«

Stefan Zweig

WAS IHNEN HILFT

Besorgen Sie sich eine kleine Sammlung von Spielen, die Ihnen Spaß machen. Gehen Sie doch einmal in ein Spielwarengeschäft, und lassen Sie sich von den Verkäufern beraten. Wenn es Ihnen peinlich ist, sagen Sie doch einfach, es wäre ein Geschenk für Ihre Kinder. Suchen Sie Spiele aus, die Ihre Kreativität, die Konzentrationsfähigkeit oder die Fähigkeit zu strategischem Planen fördern. Gönnen Sie sich heute mal eine Spielpause!

WAS SIE UNTERSTÜTZT

Gönnen Sie sich eine kurze fest eingeplante Spielpause. Es darf auch ein Computerschachspiel sein. Wichtig ist, dass Sie vom Alltagsgeschehen Abstand nehmen und abschalten können. Manche Computerspiele sind sogar kreativ anregend. Die meisten Computerspiele, in denen Sie etwas jagen oder schießen müssen, verstärken allerdings die Ausschüttung der Stresshormone und sind deshalb ungeeignet.

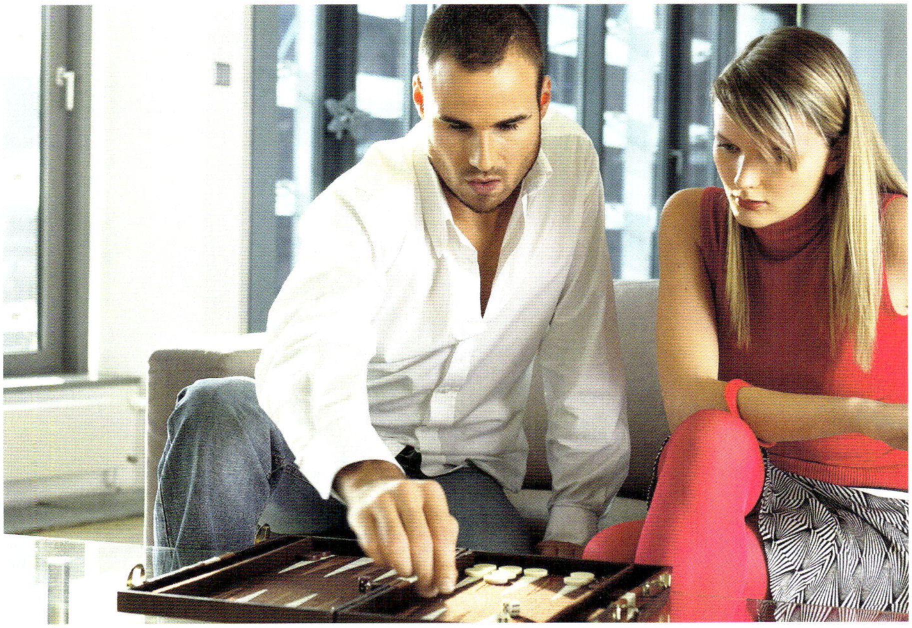

Kreativ entspannen – legen Sie hin und wieder mal eine Spielpause ein. Das ist eine gute Lockerungsübung für das Gehirn.

ZUSAMMENFASSUNG FÜR EILIGE

Wer spielt, lernt schneller. Wer spielt, entspannt. Dabei ist es (fast) egal, was man spielt. Ob es ein Computerspiel ist, Jonglierbälle, ein Rätselspiel, ein Bewegungsspiel, ein Gesellschaftsspiel. Hauptsache, es fordert all Ihre Aufmerksamkeit und lenkt Sie ab.

MEIN TIPP

Nehmen Sie sich immer wieder einmal ein paar Minuten, um zwischendurch zu spielen. Das fördert die Kreativität und Konzentration. Gleichzeitig werden Glückshormone ausgeschüttet und Stresshormone abgebaut.

Nur wer reichlich pflanzliches oder tierisches Eiweiß isst, kann seine Kraftreserven voll ausschöpfen und ist immer gut drauf.

Im Trainingslager ist ein Trainingsumfang von 35 Stunden pro Woche

MEHR FETT VERBRENNEN DANK EIWEISSSNACKS

nicht selten. Das mitgenommene Rennrad bringt einen über die ganze Insel, manchmal bis zu 220 Kilometer am Tag. »Kilometerfressen« nennen wir Triathleten das. Früher habe ich immer Energieriegel mitgenommen und Cola an der Tankstelle getrunken. Nach spätestens zwei Stunden hatte ich dann wieder Hunger auf Süßes. Dann habe ich etwas Neues ausprobiert: Eiweißtabletten, Nüsse und Wasser. Keine zuckerhaltigen Getränke und erst recht keine Riegel. Und siehe da: Der Körperfettanteil sank jeden Tag. Der Hunger blieb trotz sieben Stunden im Sattel aus.

Wie kommt das? Kohlenhydrate mit einem hohen glykämischen Index (der Zucker schießt schnell ins Blut), so wie es meist bei Sportgetränken und Riegeln der Fall ist, sorgen für eine Insulinausschüttung. Der Blutzucker sinkt und erzeugt wieder Hunger auf Süßes. Anders mit Eiweiß, das der Körper zu Glukose umbauen kann. Es wird aber kein Insulin ausgeschüttet, und wir bleiben im Bereich der Fettverbrennung.

Genau dieses Prinzip können Sie auch für Ihren Alltag nutzen. Meiden Sie Kohlenhydrate, und nehmen Sie stattdessen eiweißreiche Nahrung zu sich.

Eiweiß ist Leben. Wir brauchen es für Muskeln, Blutzellen, Immunsystem, sämtliche Transportsysteme im Körper, Gehirnzellen und Hormone. Für jede einzelne Zelle. Eiweiße sind komplexe Moleküle, die sich aus 21 Aminosäuren zusammensetzen. Die Gabe einer einzelnen Aminosäure kann sehr starke Wirkungen im Körper hervorrufen.

SIGNALE DES KÖRPERS

Wassereinlagerungen in den Beinen können ein Zeichen von Eiweißmangel sein. Aber auch der Verlust von Muskeln kann durch mangelnde Eiweißversorgung verursacht werden. Gerade im höheren Alter kommt dem ausreichenden Eiweißkonsum wegen der verminderten Nahrungsaufnahme eine immer größer werdende Bedeutung zu.

Musik/Buch/DVD/Internet

K. Arndt/S. Korte: *Die Anabole Diät,* Novagenics, ISBN: 3929002191;
K. Arndt/T. Albers: *Handbuch Proteine und Aminosäuren,* Novagenics, ISBN: 3929002388.

FRAGEN, DIE SIE WEITERBRINGEN

» Welche Eiweißsnacks kann ich am Vortag schon vorbereiten, um sie dann mit zur Arbeit zu nehmen?

» Mit welchem Obst oder Gemüse kann ich eiweißreiche Nahrung lecker machen und anreichern?

GLÜCKSMOMENTE

» Ein frischer, selbst gemachter Früchtequark im Sommer.

» Selbst Nüsse sammeln und knacken.

» Ein saftiges Rinderfilet vom Grill oder frisches Sashimi beim Japaner.

»Ein Dünner überlebt zehn Fette.«

Jiddisches Sprichwort

WAS IHNEN HILFT

Sorgen Sie für eiweißreiche Nahrungsmittel in Kühlschrank, Speisekammer und Büroschublade: Hüttenkäse, Thunfisch in Wasser, Buttermilch, Kefir, Nüsse (am besten Walnüsse und Paranüsse), Joghurt, Hähnchenbrust, Avocado, Bohnen, Linsen, Magerquark, Lachs, Eier, Eiweißpulver oder Eiweißtabletten, Sojaprodukte.

WAS SIE UNTERSTÜTZT

Konzentrationsschwankungen sind häufig ein Ergebnis von Blutzuckerschwankungen. Süßes zwischendurch sowie kohlenhydratreiche Snacks (Milchschnitte) verstärken diesen Effekt. Probieren Sie doch als Alternative einmal Gemüsesticks mit Joghurtdipp oder Hüttenkäse mit Nüssen.

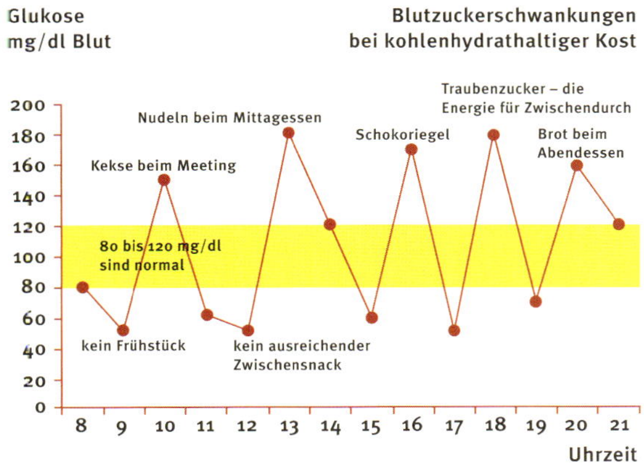

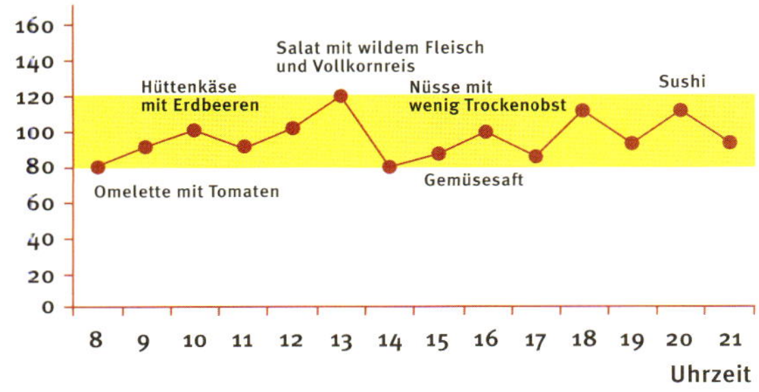

Die obere Kurve zeigt ein ungesundes Blutzuckerprofil bei falschem Ernährungsverhalten. Bei regelmäßiger und mehr eiweißlastiger Kost mit geringem glykämischen Index sieht die Kurve so aus wie unten.

ZUSAMMENFASSUNG FÜR EILIGE

Jede einzelne Körperzelle benötigt eine stetige Zufuhr an Eiweiß. Eine eiweißreiche Kost mit hochwertigen, sprich ungesättigten Fettsäuren und ballaststoffreichen Kohlenhydraten stärkt die Leistungsfähigkeit, hilft Gewichtsprobleme und Diabetes zu vermeiden.

MEIN TIPP

Lieber häufiger einen Eiweißsnack als einen Zuckersnack. Die Fettzellen bleiben klein, und der Körper bleibt gesund. Denn je gleichmäßiger der Blutzuckerspiegel und je seltener die Insulinspitzen im Blut, desto länger bleiben wir im Fettverbrennungsbereich, und desto geringer ist das Risiko, zuckerkrank zu werden. Besorgen Sie sich ein hochwertiges Eiweißpulver oder Eiweißtabletten, wenn Sie sonst zu wenig Eiweiß zu sich nehmen.

Nur wer den gewohnten Raum verlässt, kann neue Welten betreten.

Selbstdisziplin ist das, was andere dafür halten. Selbstdisziplin muss nicht weh tun. Sie kennen das: Sie bewundern einen Freund für seine Disziplin, weil er fast täglich Sport treibt. Wenn Sie ihn aber fragen,

wie er das macht, wird er Ihnen vielleicht so antworten: »Das ist für mich vollkommen normal. Wenn ich zwei Tage keinen Sport mache, dann geht es mir schlecht. Ich brauche es wie das tägliche Zähneputzen.«

Sabine R. aus Stuttgart litt häufig unter Verdauungsschwierigkeiten, war oft müde und fühlte sich häufig aufgebläht. Nach einer Ernährungsumstellung aß sie wesentlich mehr Gemüse, tagsüber Salate und stets eine kleine Eiweißportion. Sie verzichtete komplett auf Milchprodukte, da eine Laktoseintoleranz festgestellt wurde.

Vieler ihrer Kollegen machten während des Mittagessens in der Kantine oder im Restaurant häufig Bemerkungen wie »Du bist aber diszipliniert« oder »Wie du das schaffst, immer nur Grünzeug zu essen«. Die Kollegen verstanden nicht, dass es für sie keine Disziplin bedeutete und gar keine Einschränkung war. Im Gegenteil, es war wie eine Befreiung, da sie nun nicht mehr die vielen Einschränkungen durch die für sie falsche Ernährung in Kauf nehmen musste. Es erforderte keine Disziplin, sondern nur eine Umstellung der Gewohnheiten. Die unangenehmen Folgen von normaler Kost waren schlimmer als die Umstellung auf gesündere sinnvollere Kost.

Musik/Buch/DVD/Internet

Lance Armstrong/Sally Jenkins: *Tour des Lebens. Ich besiegte den Krebs und gewann die Tour de France,* Lübbe, ISBN: 3404614968.

FRAGEN, DIE SIE WEITERBRINGEN

- Welche neue Gewohnheit wird mein Leben am meisten beeinflussen?
- Was mache ich schon regelmäßig, ohne dass es für mich eine Anstrengung ist?
- Für welche Fähigkeit oder Tätigkeit bewundern mich andere?

GLÜCKSMOMENTE

- Das Wunschgewicht erreicht zu haben.
- Der erste 10-Kilometer-Lauf.
- Durch regelmäßige Bewegung die Betablocker oder andere Medikamente wieder absetzen können.

»Die Perle kann ohne Reibung nicht zum Glänzen gebracht werden, der Mensch ohne Anstrengung nicht vervollkommnet werden.«

Konfuzius

WAS IHNEN HILFT

Machen Sie sich eine Liste von Dingen, die Sie schon immer erledigen wollten. Unterteilen Sie diese in zwei Listen: Die erste Liste mit Dingen, die nur einmal zu machen sind (z. B. Zeitschriften sortieren, Steuererklärung machen, Finanzen ordnen, Keller aufräumen). Die zweite Liste enthält hingegen alles, was eine Verhaltensänderung verlangt (z. B. Abnehmen, Fortbildung, gesünder essen).

Nun überlegen Sie sich die Vor- und Nachteile der entsprechenden Gewohnheit bzw. Aktivität. Wie bewerten Sie die jeweilige Gewohnheit emotional?

» Warum möchte ich dieses Verhalten ändern?

» Wie kann ich das umsetzen?

» Was kann ich schon im Vorfeld dafür vorbereiten?

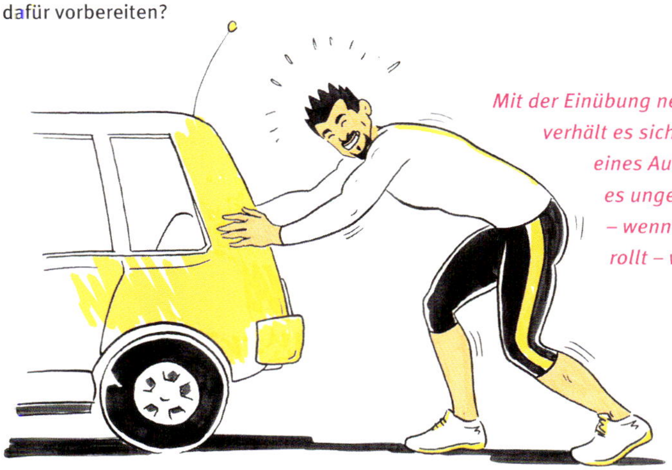

Mit der Einübung neuer Gewohnheiten verhält es sich wie beim Anschieben eines Autos: Am Anfang geht es ungemein schwer, später – wenn der Wagen erst einmal rollt – wird es viel leichter.

WAS SIE UNTERSTÜTZT

Schreiben Sie Ihre Ziele auf, und überprüfen Sie sie regelmäßig. Mir hilft z. B. eine Kombination von innerem und äußerem Druck für ein diszipliniertes und regelmäßiges Training am besten. Deswegen melde ich mich schon immer im Vorjahr für die Wettkämpfe im nächsten Jahr an und führe einen detaillierten Trainingsplan. Verabreden Sie sich mit Freunden zum Joggen.

ZUSAMMENFASSUNG FÜR EILIGE

Viele Gewohnheiten können die Lebenskraft schwächen. Sie zu ändern erfordert zunächst Selbstdisziplin. Doch in der Regel empfindet man das neue Verhalten bereits nach vier Wochen als bessere Gewohnheit.

MEIN TIPP

Nehmen Sie sich eine kleine Veränderung vor, und bereiten Sie alles so vor, dass Sie diese vier Wochen lang ohne eine einzige Unterbrechung durchhalten können. Auf diese Weise können Sie nach und nach immer mehr neue und gesündere Gewohnheiten in Ihr Leben integrieren.

Nur wer sich von den unwichtigen Dingen verabschiedet, wird vom Erfolg besucht werden.

Ein sehr erfolgreicher Geschäftsmann, den ich jetzt seit über einem Jahr betreue, hat mir einmal seine Vorgehensweise erklärt: »Morgens beim Frühstück mache ich mir drei Zettel: Auf den ersten Zettel schreibe ich die Dinge auf, die wichtig und dringlich sind und nur von mir erledigt werden können. Der zweite Zettel wird für die Dinge genutzt, die dringlich sind

DENKEN SIE IN GROSSEN DIMENSIONEN

und noch heute erledigt werden müssen. Der dritte Zettel ist die To-do-Liste für die Dinge, die andere für mich machen können und die ich im morgendlichen Meeting entsprechend den Stärken der Mitarbeiter verteile. Aber noch bevor ich diese Auflistung mache, vereinbare ich alle Termine, die mich langfristig weiterbringen. Das erledige ich meistens sofort, denn die entsprechenden Personen sind fast alle auch schon früh für mich zu sprechen. Zu diesen langfristig wirksamen Terminen gehört aber auch mein tägliches Training, denn meine Fitness und meine Gesundheit sind für mich die Basis für gute und hellwache Verhandlungen.«

Sie sehen, hier geht es um Dringlichkeit und Wichtigkeit. Der regelmäßige Sport ist nicht dringlich, aber wichtig. Das Spielen mit den eigenen Kindern ist nicht dringlich, aber wichtig. Auch die eigene Fortbildung ist nicht dringlich, aber wichtig. Und weil diese Dinge nicht dringlich sind, gehen sie im Alltagsgeschäft oft unter und werden vernachlässigt, oft ganz vergessen.

Eine Studie zeigt, dass ein deutsches Ehepaar täglich durchschnittlich nur noch fünf Minuten miteinander redet. Dringlich? Wichtig? Warum wundern wir uns über hohe Scheidungsraten?

FRAGEN, DIE SIE WEITERBRINGEN

» Was ist mir wirklich wichtig in meinem Leben?

» Gibt es Dinge, die ich täglich für mein Wohlbefinden tue?

» Wer kann für mich Dringliches erledigen?

» Durch welche organisatorischen und räumlichen Änderungen könnte ich mehr Zeit für wichtige Dinge erübrigen?

GLÜCKSMOMENTE

» Wenn eine Pflanze erblüht, die ich vor einem Jahr gepflanzt habe.

» Ein geschäftlicher Abschluss nach einem Verhandlungsgespräch.

» Die Versöhnung mit einem Freund oder Familienmitglied nach einem lang währenden Streit.

» Die komplett durchgestrichene To-do-Liste.

Musik/Buch/DVD/Internet

Stephen R. Covey / Marc-Roman Trautman / Holger Lappe: *Die sieben Wege zur Effektivität,* Campus Verlag, ISBN: 3593357755.

WAS IHNEN HILFT

Beschriften Sie vier Zettel mit folgenden Aktivitätsbereichüberschriften:

» Wichtig und dringlich
  (z. B. Auftragsangebot abschicken)
» Wichtig und nicht dringlich
  (z. B. Finanzplan für die Rente)

»Glück ist, das zu mögen, was man muss, und das zu dürfen, was man mag.«

Hans Clarin

» Unwichtig und dringlich
  (z. B. Rückruf eines Bittstellers)
» Unwichtig und nicht dringlich
  (z. B. Hemden bügeln)

Ordnen Sie nun alle Dinge, die Ihnen einfallen, diesen vier Zetteln zu. Sorgen Sie immer dafür, dass Sie ein bis zwei wichtige, aber nicht dringliche Dinge am Tag anpacken und damit Stück für Stück vorankommen. Ansonsten werden diese Dinge irgendwann wichtig und dringlich. Wenn Sie aber zu viele Aufgaben der Kategorie haben, erzeugt dies ein hohes Stresspotenzial.

WAS SIE UNTERSTÜTZT

Überlegen Sie einmal, wie viel Zeit Sie sich in den vier Aktivitätsbereichen (siehe Rubrik »Was Ihnen hilft« links) nehmen. Dabei kann Ihnen Ihr Zeittagebuch (siehe 7 bis 8 Uhr; Seite 40/41) sehr gute Dienste leisten. Sind Sie mit der Art zufrieden, wie Sie Ihre Zeit verbringen? Falls nicht, fragen Sie sich, ob Sie nicht mehr Arbeiten innerhalb Ihres Kollegiums oder Ihrer Familie delegieren können.

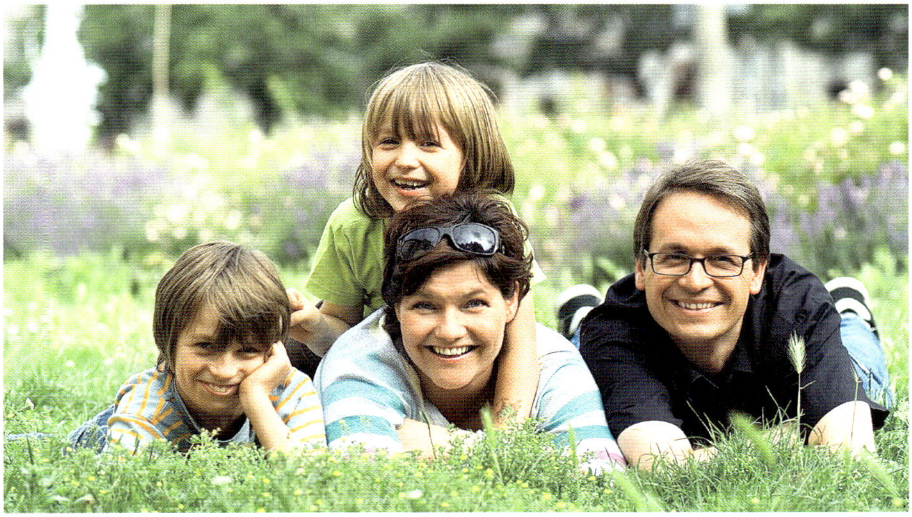

Überlegen Sie gründlich, was heute und später für Sie wirklich wichtig sein soll. Und fangen Sie jetzt damit an, Ihre Zukunft zu gestalten!

ZUSAMMENFASSUNG FÜR EILIGE

Geschäftlicher Erfolg ebenso wie eine gut funktionierende zwischenmenschliche Beziehung hängt von dem zugeschriebenen Stellenwert in der Prioritätenliste (dringlich/wichtig) sowie der dementsprechend investierten Zeit ab.

MEIN TIPP

Sorgen Sie für eine gesunde Balance zwischen den wirklich wichtigen Dingen und jenen, die schnell erledigt werden müssen. Nehmen Sie sich Zeit für Ihre berufliche Fortbildung und Ihren Körper. Fragen Sie stets nach den langfristigen Folgen.

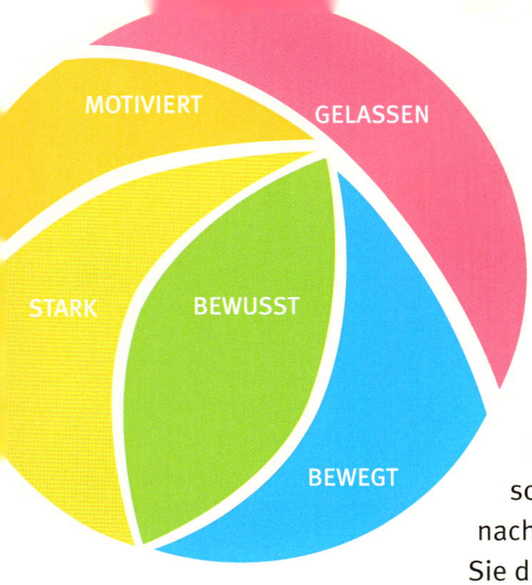

TIEFPUNKT MIT HOHEM POTENZIAL

Noch ist laut TCM die Zeit des Herzens. Also eine gute Zeit für den Sport. Ab 13 Uhr wird in vielen Familien zu Mittag gegessen. Wenn Sie vorher leichten Sport treiben, werden Sie einen Appetit auf „Leichtes“ haben. Aber auch intensiver Sport mindert bei vielen den Appetit und ist somit ein automatischer Kalorienbremser. Wenn Sie merken, dass bei Ihnen nach intensivem Sport der Appetit auf Kohlenhydrate und Süßes steigt, sollten Sie die Intensität herunterdrosseln. Allerdings weiß nicht jeder, welcher Sport zu ihm passt. Das lässt sich ändern – schauen Sie auf die Seiten 92/93.

Von 12 bis etwa 15 Uhr ist der innere Antrieb, Dinge zu verändern, am größten. Das sollten Sie ausnutzen und die Seiten 98 bis 101 ruhig im Zusammenhang lesen.

Auch ist in dieser Zeit unser Magen besonders aktiv. Nachteil: Unser Gehirn erreicht nun den Tiefpunkt in Sachen Leistungsfähgigkeit, der durch einen Mangel an Mikronährstoffen noch verstärkt werden kann. Wie Sie Abhilfe schaffen können, finden Sie ab Seite 96.

In unserem Alltag gibt es viele Situationen, die uns Energie rauben. Glücklicherweise lässt sich etwas gegen solche Energievampire tun. Was, erfahren Sie ab Seite 94.

»Es gibt ein untrügliches Maß für die Zuneigung: die Zeit, die man ihr widmet.« *Sully Prudhomme*

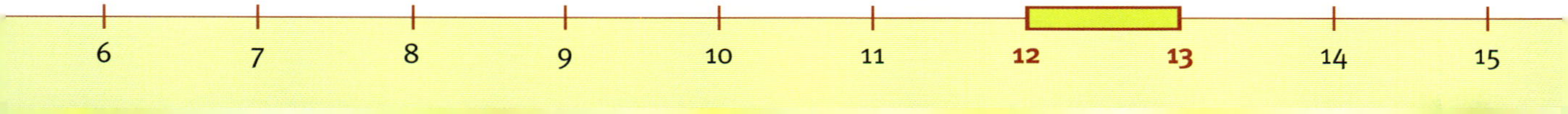

Was Ihnen hilft:	**Meine Stimmung & Energie**
Bewegung Seite 93	Ich würde gern mit Sport anfangen, weiß aber nicht, mit welchem
Entspannung Seite 95	Mir fehlt jede Energie
Ernährung Seite 97	Ich bin schon wieder erkältet
Motivation Seite 99	Meine schlechten Angewohnheiten sind nicht kleinzukriegen
Mentaltraining Seite 101	Ich habe Probleme, mir Situationen realitätsnah vorzustellen

Was Sie unterstützt:	
Bewegung Seite 93	Ich brauche ein wenig Abwechslung
Entspannung Seite 95	Negatives nimmt mich zu sehr gefangen
Ernährung Seite 97	Ich wüsste gern, ob ich vielleicht einen Vitaminmangel habe
Motivation Seite 99	Ich weiß gar nicht, was ich ändern sollte
Mentaltraining Seite 101	Ich brauche immer alles schriftlich

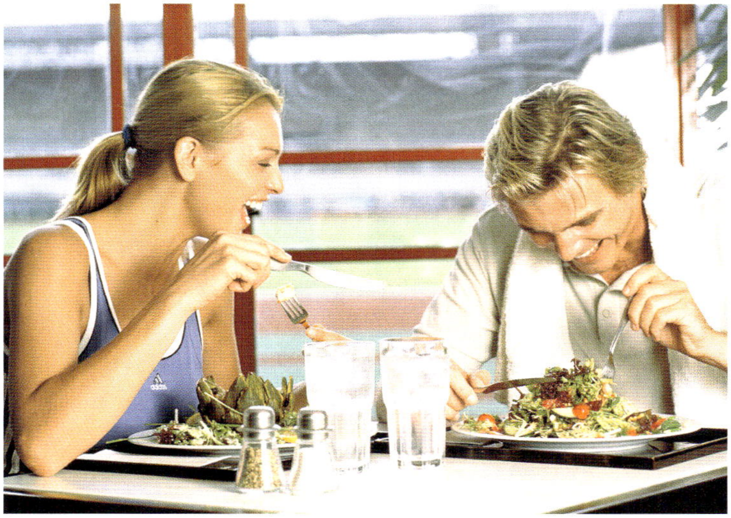

Nutzen Sie die verdiente Pause, und nehmen Sie sich Zeit für ein leichtes Mittagessen.

MEIN TIPP

Für viele schlägt jetzt die Stunde der Mittagspause. Lassen Sie sich nicht von Kollegen dazu verführen, diese als »verlängerte Arbeitszeit mit anderen Mitteln« zu missbrauchen. Wenn Sie etwas essen gehen, sollten Sie sich Zeit nehmen und das Essen in Ruhe genießen. Die Imbissbude scheidet somit von vornherein aus.

WELCHER SPORTTYP BIN ICH?

Nur wenn Sie die Sportart gefunden haben, die zu Ihnen passt, werden Sie ein Leben in Bewegungsarmut hinter sich lassen.

Sie sind Zwillinge und zehn Jahre alt – Dennis und Marvin aus München. Beide spielen hervorragendes Tennis auf sehr gutem Niveau. Doch im Fitnesstraining sind sie völlig unterschiedlich begabt. Während Marvin über eine wahnsinnig gute Ausdauer verfügt, stemmt Dennis mehr Gewicht beim Krafttraining. Woran liegt das?

Wir alle haben unsere Neigungen, Stärken und Schwächen. Neben den Einflüssen aus dem Elternhaus spielen dabei aber auch die Gene eine wesentliche Rolle. Es gibt den Satz: Ein Sprinter wird geboren, ein Marathonläufer wird gemacht. Das bedeutet nichts anderes, als dass der Anteil der Muskeln, die Sie für Sprints benötigen, bereits in den Genen festgeschrieben ist.

Es gibt so genannte schnelle weiße Muskelfasern (FT-Fasern = fast twitch), langsame rote Muskelfasern (ST-Fasern = slow twitch) sowie Muskelfasertypen, die sich durch Training verändern lassen. Der Anteil der schnellen Muskelfasern ist festgelegt und kann nicht vergrößert werden. Sollten Sie beispielsweise einen hohen Anteil an FT-Fasern haben, so können Sie Ihre Muskulatur durch entsprechendes Training zwar so umwandeln, dass Sie gute Ausdauerleistungen erbringen. Vom Ausdauersportler zum Sprinter aber funktioniert das nur bedingt.

So wie es bei den Muskeln unterschiedliche Typen gibt, so haben wir auch in den Bereichen Koordination, Beweglichkeit und Kraft unterschiedliche Stärken und Potenziale. Hinzu kommen noch die ganz persönlichen Vorlieben, die den Rahmen des Sports bestimmen (z. B. draußen oder drinnen, allein oder in der Gruppe, zu flexiblen oder festen Zeiten).

Probieren Sie viel aus, und machen Sie den Sporttest auf der links aufgeführten Webseite. Und wenn Sie Ihren Sport gefunden haben, nutzen Sie die Gruppendynamik eines Vereins oder einer anderen öffentlichen Einrichtung. Gemeinsam geht es einfacher.

SIGNALE DES KÖRPERS

Wenn Sie Ihren Sport gefunden haben, dann werden Sie den Flow erleben. Sie fühlen sich leicht, Sie fühlen, wie Geist und Körper sich im Gleichklang bewegen. Sie vergessen die Zeit und die vielen kleinen Dinge des Alltags. Ihr Körper schüttet Endorphine aus, und Sie spüren ein leichtes Lächeln in Ihren Mund- und Augenwinkeln.

Musik/Buch/DVD/Internet

Ein wundervoller Film über Begabung und Leidenschaft: *Billy Elliot – I will dance* von Stephen Daldry, mit Jamie Bell, Julie Walters und Jamie Driven; *www.online-sportberatung.de* – hier können Sie kostenlos Ihre richtige Sportart herausfinden.

»Bedenke gut, was deine Kraft vermag und was über deine Fähigkeit hinausgeht.« Horaz

FRAGEN, DIE SIE WEITERBRINGEN

» Bewege ich mich lieber draußen oder drinnen?

» Mache ich lieber allein oder in der Gruppe Sport?

» Bin ich eher kräftig oder schlank gebaut?

» Genieße ich die Bewegung als solche, oder motiviert mich das Ziel?

» Gehe ich gerne Risiken ein, oder ist mir Sicherheit wichtig?

» Probiere ich gerne neue Sachen aus, oder mache ich lieber vertrauten Sport?

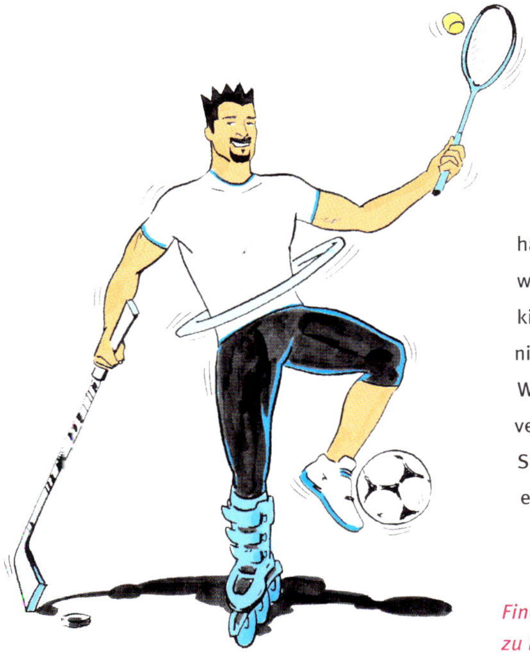

GLÜCKSMOMENTE

» Die alten Inlineskates im Frühling aus dem Keller holen und die erste Tour im Sonnenschein fahren.

» Federball am Strand.

» Merken, wie der Körper sich an alte Sporterfahrungen erinnert und reagiert.

WAS IHNEN HILFT

Überlegen Sie sich, welche Sportart Ihnen in der Kindheit am meisten Spaß gemacht hat. Denn als Kind haben wir noch ohne schlechtes Gewissen nach dem Lustprinzip gehandelt. Waren Sie im Verein? Was haben Sie am liebsten in der Freizeit gemacht? Welche Sportarten mochten Sie in der Schule?

WAS SIE UNTERSTÜTZT

Wenn Sie z. B. Freude am Joggen gefunden haben, Ihnen aber längere Läufe langweilig werden, nutzen Sie doch kleine Motivationskicks. Hören Sie Ihre Lieblingsmusik. Trainieren Sie immer wieder auf verschiedenen Wegen und Strecken. Wechseln Sie zwischen verschiedenen Trainingsmethoden: Machen Sie mal ein Intervalltraining, suchen Sie sich ein anderes Mal ein hügeliges Gelände.

Finden Sie heraus, welche Sportart wirklich zu Ihnen passt!

ZUSAMMENFASSUNG FÜR EILIGE

Welcher Sport uns am meisten liegt, ist abhängig von unseren Genen und den Erfahrungen, die wir schon gemacht haben. Wer seinen Idealsport gefunden hat, kann den Flow erleben.

MEIN TIPP

Zu Beginn ist es fast immer ungewohnt, mit einer neuen Sportart zu beginnen. Sollten Sie aber nach 20 Trainingseinheiten immer noch keinen Spaß daran gefunden haben, so probieren Sie etwas anderes. Denn um etwas fest in das tägliche Leben zu integrieren, sollte es schon Spaß machen. Es sei denn, Sie sind ein sehr disziplinierter Mensch und konzentrieren sich nur auf den physiologischen Nutzen.

LASSEN SIE SICH KEINE ENERGIE MEHR RAUBEN!

Je mehr Sie Probleme als Herausforderungen betrachten, desto mehr Chancen werden Sie sehen.

Sie stehen im Stau – in Ihnen brodelt es. Ständig klingelt das nervige Telefon, doch Sie wollen nur Ihre Ruhe. Schließlich haben Sie einen Bekannten an der Leitung. Einer, der sich nicht so leicht abwimmeln lässt. Nach einem zweistündigen Gespräch mit ihm fühlen Sie sich leer und ausgelaugt. Ja, es gibt sie wirklich, und sie lauern überall. Egal, ob als Mensch oder in Büroarbeitsgestalt: Energievampire. Doch zum Glück gibt es auch Situationen, Dinge und Menschen, die uns Energie geben. Je mehr von Letzteren in unserem Alltag als Ausgleich zu den Energievampiren vorkommen, desto besser. Denn wenn die Energievampire die Oberhand gewinnen, droht irgendwann der Burnout.

Es gibt zwei Möglichkeiten, Energievampiren zu begegnen: Entweder verbannen Sie diese aus Ihrem Leben, oder Sie verändern Ihre Einstellung Ihnen gegenüber.

Wie geht es Ihnen? Regen Sie sich schnell auf, wenn Sie im Stau stehen? Kostet Sie das nicht Energie? Hier meine Lösung: Nutzen Sie doch die Zeit für Ihre Fortbildung. Bewahren Sie immer ein oder zwei kleine anregende Bücher in Ihrem Auto auf. Haben Sie eine CD-Sammlung mit Hörbüchern oder Seminaren in Ihrem Auto. So wird aus einer potenziellen Vampirsituation eine Fortbildungsveranstaltung. Denn den Stau können Sie nicht ändern!

Anders sieht es bei Situationen aus, denen Sie aus dem Weg gehen können. Vielleicht regen Sie sich immer wieder über eine unfreundliche Verkäuferin auf. Ich gehe in solche Geschäfte nicht mehr. Ich gehe in Geschäfte, in denen ich als Kunde gerne gesehen werde.

ZUSAMMENFASSUNG FÜR EILIGE

Es gibt zahlreiche potenzielle Energievampire, aber auch Energiespender in unserem Leben. Wir sollten stets dafür sorgen, dass Letztere deutlich überwiegen.

FRAGEN, DIE SIE WEITERBRINGEN

» Was und wer raubt mir Energie?

» Was und wer schenkt mir Energie?

» Welche Aktivitäten schiebe ich vor mir her?

» Worüber ärgere ich mich regelmäßig?

» Nach welchen Aktivitäten sprühe ich vor Tatendrang und Lebensfreude?

GLÜCKSMOMENTE

» Einem Energievampir klar die Grenzen zeigen.

» Sich an den ordentlich aufgeräumten Arbeitsplatz setzen.

» Das regelmäßige Treffen mit guten Freunden.

Musik/Buch/DVD/Internet

Jutta Oster: *Statt Schokolade. Alles was sonst noch glücklich macht.* Pattloch, ISBN: 3629020488.

»Es ist unmöglich, jemandem ein Ärgernis zu geben, wenn er es nicht nehmen will.« Friedrich von Schlegel

WAS IHNEN HILFT

Klären Sie anhand der unten stehenden Aufzählungen, von welchen Energievampiren Sie häufiger ausgesaugt werden und welche Energiespender dem entgegenstehen.

WAS SIE UNTERSTÜTZT

» Erledigen Sie Unangenehmes sofort.

» Reagieren Sie bei einem ärgerlichen Brief, Anruf oder Mail nicht sofort, sondern warten Sie auf den nächsten Morgen. Nach einer Nacht sieht der Ärger nicht mehr so bedrohlich aus.

» Wählen Sie bei Stress mit einem Kollegen einen anderen Kollegen als Vermittler, der neutral die Positionen klärt und das Gespräch führt.

» Beschränken Sie die Zeit mit Zeitdieben und Stimmungskillern auf das Nötigste.

» Schaffen Sie Ordnung am Arbeitsplatz und in Ihrer Wohnung.

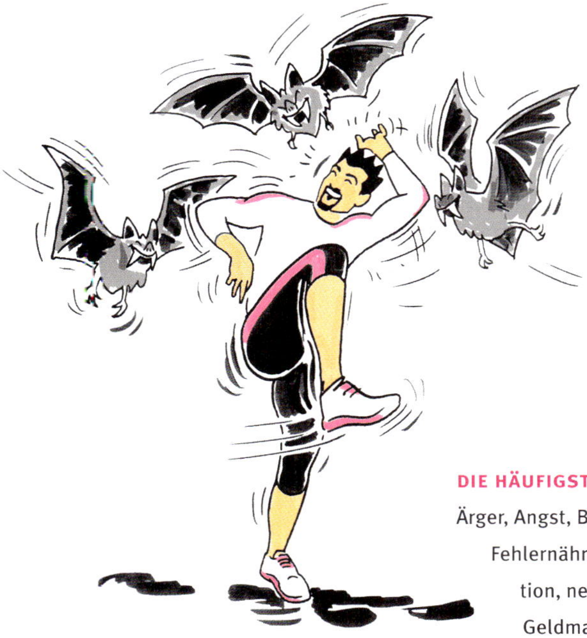

DIE HÄUFIGSTEN ENERGIEVAMPIRE

Ärger, Angst, Bewegungsmangel, Elektrosmog, Fehlernährung/Genussgifte, chaotische Organisation, nervige Kollegen oder Bekannte, Stress, Geldmangel, ungeliebte Aufgaben

DIE BESTEN ENERGIESPENDER

Zeitinseln zur Entspannung, gute anregende Literatur, Treffen mit Freunden, Aktivitäten der Freude (z. B. Spiele), Bewegung, gesunde Ernährung, Meditation, Atemtraining, Zärtlichkeiten und Sex, Lachen, positive Grundeinstellung, sich in der Natur aufhalten, genügend Geld auf dem Konto, unterstützende Kollegen und Freunde, Familie, klassische Musik

MEIN TIPP

Wenn ein Energievampir zugebissen hat, hat Ihr Körper bereits reagiert und Stresshormone ausgeschüttet. Sie haben nun zwei Möglichkeiten: Entweder Sie verschaffen sich schnelle Bewegung, indem Sie beispielsweise 20-mal so hoch hüpfen, wie Sie können, oder Sie laufen die Treppen zum nächsten Stockwerk mehrfach rauf und runter. Oder aber Sie machen für drei bis fünf Minuten jede Bewegung so langsam Sie können, wie in Zeitlupe. Untersuchungen haben gezeigt, dass manche Menschen ihre Stresshormone schneller loswerden, indem sie sich bewegen, andere, indem sie sich entspannen, was bei der Slow-Motion-Technik automatisch geschieht.

Wer sich mangelhaft ernährt, muss sich über überschüssiges Gewicht nicht wundern.

Gesundheit und Energieniveau werden maßgeblich durch viele kleine Mikronährstoffe bestimmt. Leider gibt es ein Problem, denn immer

KEINE ANGST VOR MIKRONÄHRSTOFFEN

weniger davon sind in unserer Nahrung enthalten. Häufig argumentieren Ernährungsexperten und Mediziner, dass wir schon mit allen Nährstoffen ausreichend versorgt seien, wenn wir uns nur abwechslungsreich genug ernähren würden. Das stimmt offenbar nicht ganz, denn Studien belegen, dass viele Menschen an Vitaminmangel leiden.

Nahrungsergänzungsmittel können hier eine sinnvolle Abhilfe schaffen. Multipräparate vom Discounter, die eine Rundumversorgung mit Vitaminen, Mineralstoffen und Spurenelementen gewährleisten sollen, sind aber nicht die beste Wahl. Magnesium wird morgens am besten resorbiert, also vom Darm aufgenommen, Kalzium empfiehlt sich am Abend, und Vitamin C sollte über den Tag verteilt eingenommen werden.

Ein wichtiger Aspekt bei Ernährungsergänzung ist die biologische Verfügbarkeit. Vitamin C in Form von Ascorbinsäure ist sehr schlecht resorbierbar. Ascorbat (das ist das Salz der Ascorbinsäure) dagegen schon besser. Sie nehmen schon Kalzium gegen Knochenschwäche? Wussten Sie, dass Kalzium nur mit Hilfe von Magnesium, Bor, Silizium, den Vitaminen D, K1, C, B6, B12 und Folsäure verstoffwechselt werden kann? Nehmen Sie also Kalzium nicht als Einzelpräparat sondern immer in Verbindung.

Bevorzugen Sie Kapseln und Presslinge. Durch den Erhalt der kompletten Inhaltsstoffe ergibt sich eine wesentlich höhere biologische Verfügbarkeit und weiterhin sind auch die wichtigen sekundären Pflanzenstoffe mit dabei. In Tabletten oder Brausetabletten sind zu viele unnötige Füllstoffe enthalten, auf die Sie allergisch reagieren könnten.

SIGNALE DES KÖRPERS

Zinkmangel – weiße Flecken auf den Fingernägeln

Magnesiummangel – nächtliche Muskelkrämpfe

Kaliummangel – Herz-Rhythmus-Störungen und Muskelkrämpfe bei Bewegung

Kalziummangel – erhöhte Blutungs- und Krampfneigung

Chronischer Kalziummangel – schlechte Zähne, erhöhte Osteoporosegefahr

Eisenmangel – Risse in den Mundwinkeln, Luftarmut bei Anstrengung

Selenmangel – Schwächung des Immunsystems

Musik/Buch/DVD/Internet

Lothar Burgerstein / Michael Zimmermann / Hugo Schurgast / Uli P. Burgerstein: *Burgersteins Handbuch Nährstoffe,* Haug Sachbuch, ISBN: 383042194X.

FRAGEN, DIE SIE WEITERBRINGEN

- Wie schaffe ich es, tatsächlich jeden Tag mindestens 800 Gramm Obst und Gemüse zu essen?
- Esse ich zwei- bis dreimal in der Woche Fisch?
- Esse ich bei Getreideprodukten immer die Vollkornvariante (Nudeln, Reis, Brot)?

GLÜCKSMOMENTE

- Abnehmen, obwohl man mengenmäßig deutlich mehr isst.
- Den frisch gepressten Orangensaft genießen.
- Morgens aufstehen und sich vom ersten Augenblick an energiegeladen fühlen.

»Die Dosis macht das Gift.« Paracelsus

WAS IHNEN HILFT

Eine Grundversorgung mit vielen Mikronährstoffen über Gemüse und Obst ist die Basis. Folgende Tipps können Ihnen dabei helfen:

- » Das Obstfrühstück
- » Beim Zweitfrühstück etwas Gemüse/Salat zugeben
- » Eine Frischhaltedose mit frisch aufgeschnittenem Gemüse zum Knabbern für zwischendurch
- » Eine gefüllte schöne Obstschale am Arbeitsplatz
- » Mittagessen immer mit einem Salat kombinieren
- » Möglichst frisch gepresster Gemüsesaft
- » Beim warmen Abendessen sollte Gemüse den größten Anteil ausmachen

WAS SIE UNTERSTÜTZT

Wenn Sie es genau wissen möchten, ob Ihnen eventuell Mikronährstoffe fehlen, so kann eine Blut-, Haar- oder auch Schweißanalyse Klarheit verschaffen. Gerade Sportler verlieren über viel Schweiß das Antistressmineral Magnesium.

Aufgrund veränderter Anbaumethoden, ausgelaugter Böden, der Massenproduktion und anderer Faktoren sind die Nährstoffgehalte vieler Lebensmittel deutlich gesunken.

Gestern und heute

Mineralstoffe und Vitamine in mg per 100 g		1985	1996	Differenz
Kalzium	Broccoli	103	33	- 68%
Folsäure		47	23	- 52 %
Magnesium		24	18	-25 %
Kalzium	Erbsen	56	34	- 38 %
Folsäure		39	34	- 12 %
Magnesium		26	22	- 15 %
Vitamin B6		140	55	- 61 %
Kalzium	Kartoffeln	14	4	- 70 %
Magnesium		27	18	-33 %
Vitamin C		20	25	-25 %
Kalzium	Karotten	37	31	- 17 %
Magnesium		21	9	- 57 %
Magnesium	Spinat	62	19	- 68 %
Vitamin B6		200	82	- 59 %
Vitamin C		51	21	- 58 %
Kalzium	Bananen	8	7	- 12 %
Folsäure		23	3	- 84 %
Magnesium		31	27	- 13 %
Vitamin B6		330	26	- 92 %
Kalzium	Erdbeeren	21	18	- 14 %
Magnesium		12	13	- 8 %
Vitamin C		39	13	- 67 %

ZUSAMMENFASSUNG FÜR EILIGE

Viele von uns nehmen zu wenig Mikronährstoffe zu sich. Das kann auf Dauer krank machen. Abhilfe lässt sich durch viel Obst, Gemüse und Vollkorn sowie Nahrungsergänzungsmittel schaffen.

MEIN TIPP

Wenn Sie Nahrungsergänzungen zu sich nehmen, führen Sie auch ein Tagebuch. Schreiben Sie auf, wie Sie sich vor und während der Ergänzung fühlen. Langfristig, über ein Jahr betrachtet, wäre es interessant, wie häufig Sie in den Jahren zuvor krank waren und ob sich durch die Ergänzung etwas geändert hat.

Die Betroffenen sollten die am Veränderungsprozess selbstverantwortlich Beteiligten sein.

Herbert G., 53 Jahre, fiel es schwer, sich zu einem täglichen Krafttraining in der Mittagspause gegen seine Rückenschmerzen zu motivieren. Ich fragte ihn, welche Aktivitäten er in seiner Mittagspause besonders

schätzte. Da er morgens wegen der Kinder nicht zum Zeitungslesen kam, genoss er die ruhigen Minuten nach dem Mittagessen. Er liebte seinen Espresso nach dem Essen, anschließend die zehn Minuten mit der Zeitung in seinem Büro.

Die vertrauten Gewohnheiten »Espresso nach dem Essen« und »Zeitung lesen im Büro« sollten also die neue Gewohnheit »Krafttraining« einrahmen (Zwei-Zangen-Prinzip). Die Zusatzgeräte und die Matte legte er sich schon in seinem Bürozimmer zurecht, bevor er in die Kantine ging.

Die zweite Zange setzte ich an, indem ich mit ihm seine Zukunft ausmalte, wenn er keine Übungen machen würde. Was würde ihm im schlimmsten Fall geschehen? Bandscheibenvorfall? Operation? Nicht mehr mit den Kindern spielen können? Verlust des Jobs durch zu geringe Leistung? Dies alles sollte er sich lebendig vorstellen, als ob es geschehen würde. Danach ließ ich ihn seine Zukunft entwickeln, wie er durch die Übungen seine Rückenschmerzen verlieren würde, mit seinen Kindern rumtollen könne, aufgrund besserer Verhandlungserfolge im Job aufsteigen würde und was er sich mit dem Mehrgehalt alles Schönes leisten könne.

Das Freude-Schmerz-Prinzip wirkt! Mittlerweile gehören seine Kraftübungen wie das tagtägliche Zähneputzen zu seinen lieb gewonnenen Gewohnheiten.

ZUSAMMENFASSUNG FÜR EILIGE

Pflanzen Sie Ihre neu gewünschte Gewohnheit wie eine weitere neue Blume in Ihrem Garten genau zwischen zwei bereits fest angewachsene Gewohnheiten. Visualisieren Sie die negativsten Konsequenzen, die auftreten können, wenn Sie die alte Gewohnheit beibehalten würden. Und danach visualisieren Sie die Freude und die schönen Momente, wenn Sie die neue Gewohnheit in Ihr Leben integriert haben.

Musik/Buch/DVD/Internet

Alexander Christiani: *111 Motivationstipps für persönliche Höchstleistungen*, Moderne Verlagsges. Mvg, ISBN: 3636070665.

FRAGEN, DIE SIE WEITERBRINGEN

» Welche Aktivitäten fallen mir schwer, sind aber für meine Entwicklung wichtig?

» Welche neue Gewohnheit wird mein Leben in Zukunft am meisten beeinflussen?

» Zwischen welchen bisherigen Gewohnheiten kann ich »das Neue« am besten einbauen?

GLÜCKSMOMENTE

» Jeden Monat bis zu 120 Euro sparen, weil Sie nicht mehr rauchen und am Ende des Jahres von dem Geld in den Urlaub fahren.

» Eine alte schlechte Gewohnheit (Nägel kauen, TV-Marathons, Rauchen, zu viel Süßes) abgelegt zu haben.

» Spüren, wie der Energiepegel durch eine neue positive Gewohnheit steigt.

*»Wenn ich manchmal bedenke,
welch riesige Konsequenzen kleine Dinge haben,
bin ich versucht zu glauben,
dass es keine kleinen Dinge gibt.«*

Bruce Barton

WAS IHNEN HILFT

Stellen Sie sich vor: Sie stehen an einem Scheidepunkt Ihres Lebensweges. Und Ihre täglichen Aktivitäten entscheiden darüber, wie Ihr Lebensweg weitergeht.
Wenn Sie z. B. in Ihrem Job ein Produkt oder eine Dienstleistung verkaufen, wird Ihr Erfolg stark davon abhängig sein, wie viele potenzielle Kunden Sie anrufen und gewinnen. Häufig schieben Verkäufer genau diese Anrufe erfolgreich vor sich her. Das kann schwerwiegende Konsequenzen haben. Und es wird positive Konsequenzen haben, wenn Sie es sich zur Gewohnheit machen, Ihr Pensum an Anrufen jeden Tag zu erfüllen. Machen Sie sich also die beiden Wege bewusst. Sie sind derjenige, der die Wahl des Weges trifft. Sie und kein anderer!

WAS SIE UNTERSTÜTZT

Machen Sie sich zwei Listen: Auf die erste schreiben Sie alle Gewohnheiten, die Ihnen Freude bereiten, und auf die zweite alle Gewohnheiten, die sie gern ändern und ersetzen möchten. Von dieser Basis ausgehend gehen Sie Schritt 1 und 2 und folgen dem Zwei-Zangen-Prinzip. Es wird Ihnen einfacher gelingen, wenn Sie die neue Gewohnheit, die noch nicht in Fleisch und Blut übergegangen ist, in zwei lieb gewonnene Gewohnheiten einbetten.
Und eines noch: Der anfängliche Schmerz einer neuen Gewohnheit wird später eine langfristige Freude werden. Sich zu täglicher Fortbildung zu disziplinieren, tut erst einmal weh, aber später können Sie sich über bessere Berufschancen freuen.

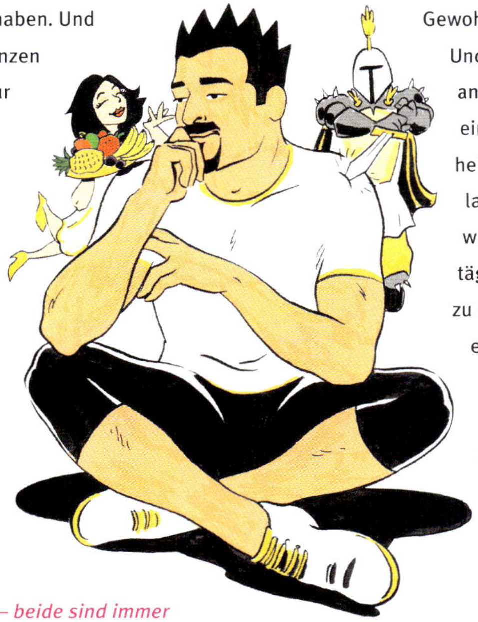

»Schmerz« und »Freude« – beide sind immer dabei, wenn Sie eine Entscheidung für oder gegen eine neue Gewohnheit treffen.

MEIN TIPP

Rahmen Sie Ihre neu gewünschte Gewohnheit zwischen alte lieb gewonnene Gewohnheiten ein. Das ist der erste Schritt. Der zweite besteht darin, dass Sie sich vorstellen, was im schlimmsten Fall (Schmerz) passieren kann, wenn Sie es nicht machen, und wie es Ihnen besser gehen wird (Freude), wenn Sie diese neue Gewohnheit in Ihren Alltag integrieren.

Nur wer die Vergangenheit loslässt, kann die Zukunft mit seinen Händen formen.

Ein junger Mann verlor all seine Habe durch den Bankrott seiner Firma. Völlig verzweifelt ging er in ein Hotel, buchte sich ein Zimmer im vierten Stock, um sich das Leben zu nehmen. Als er gerade auf dem Balkon stand, um herunterzuspringen, stand plötzlich ein Portier hinter ihm und fragte ihn, ob er

SCHREIBEN SIE DAS DREHBUCH IHRER ZUKUNFT

etwas brauche. Der Portier ging zu dem jungen Mann, schaute hinaus und sagte: »Was für ein herrlicher Sommertag!« »Was soll an diesem Tag wunderbar sein?«, fragte der junge Mann mit trauriger Stimme. »Wenn Sie erst einmal ein paar wunderbare Tage verpasst haben, werden Sie wissen, was ich meine«, entgegnete der Portier. Der junge Mann brach daraufhin in Tränen aus und erzählte dem Portier, dass er alles verloren habe. Der Portier erwiderte, er habe doch noch alles: Er könne sehen, hören, sprechen und gehen, und fragte den jungen Mann: »Wer besitzt mehr: ein gesunder Mensch ohne einen Cent in der Tasche oder ein Milliardär mit unheilbarem Krebs?«

Man nennt es »future pacing«. Man könnte auch sagen, das Drehbuch für den eigenen Lebensfilm schreiben, denn Gedanken haben tatsächlich die Fähigkeit und das Bestreben, sich zu manifestieren.

Wir träumen gerne von unserer Zukunft. Wir haben Wünsche, die wir uns gerne erfüllen wollen. Planen Sie minutiös Ihren Wunschtag, so wie Sie ihn sich erträumen. Wie sieht dieser Tag aus?

Je genauer und lebhafter Sie sich das alles vorstellen, desto größer ist die Chance, dass Sie Ihren perfekten Tag, Ihre perfekte Woche und Ihr perfektes Jahr erleben werden und dass sich Ihre Vorstellungen davon gegen all die anderen Gedanken durchsetzen können, die tagtäglich in Ihrem Kopf entstehen. Sie haben nichts zu verlieren. Sie können nur gewinnen.

Musik/Buch/DVD/Internet

Joseph O'Connor: *NLP – das Workbook. Für NLP-Einsteiger und NLP-Trainer*, Vak-Verlag, ISBN: 3935767579.

»Gewinnen beginnt mit beginnen.« William Shakespeare

WAS IHNEN HILFT

Suchen Sie im Internet nach Geschichten, in denen Menschen nach tragischen Unfällen oder Schicksalsschlägen wieder von vorne angefangen haben. Beispielsweise Lance Armstrong, der den Krebs besiegte und die Tour de France gewann. Oder eine Frau, die nach Verbrennungen

WAS SIE UNTERSTÜTZT

Schreiben und malen Sie sich auf, wie Ihre Zukunft im Idealfall aussieht. Je deutlicher und differenzierter, desto deutlicher die Signale an Ihr Unterbewusstsein, sich darauf einzurichten.

und jahrelangen Qualen im Krankenhaus wieder ein neues Leben anfing.
Auch viele Erfolge im Geschäftsleben sind das Ergebnis vorausgegangener Tiefschläge. Wenn Sie an eine andere Zukunft glauben, werden es auch andere mit Ihnen tun. Natürlich brauchen Sie dazu Ausdauer und Geduld. Walt Disney beispielsweise musste erst zu über 300 Banken gehen, bis er seine Zukunftsvision in die Realität umsetzen konnte. Bei wie vielen Banken hätten Sie aufgehört?

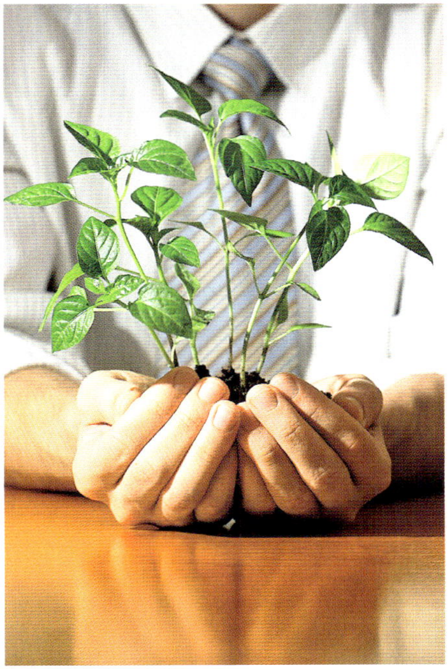

Lernen Sie aus der Vergangenheit – die Zukunft liegt in Ihrer Hand.

FRAGEN, DIE SIE WEITERBRINGEN

» Gibt es negative Erlebnisse in meinem Leben, nach denen ich einen Neuanfang gemacht habe?
» Werde ich von anderen gelebt, oder lebe ich verantwortungsvoll mein eigenes Leben?
» Habe ich schon einmal die Erfahrung gemacht, dass meine Gedanken und Vorstellungen Wirklichkeit wurden?

GLÜCKSMOMENTE

» Wenn sich ein Wunsch unerwartet erfüllt.
» Genau das Leben führen, das man sich immer erträumt hat.

ZUSAMMENFASSUNG FÜR EILIGE

Positive wie negative Gedanken sind Kräfte, die das Bestreben haben, sich zu manifestieren. Je genauer und positiver Sie Ihre Zukunft erträumen, desto größer die Wahrscheinlichkeit, dass sie so eintrifft.

MEIN TIPP

Schauen Sie positiv in die Zukunft. Sie haben immer wieder die Chance, neu anzufangen. Einer der erfolgreichsten Motivationscoaches sagt: »The past bears no meaning for the future.« – die Vergangenheit sagt nichts über die Zukunft. Betrachten Sie Ihre Zukunft wie ein weißes Blatt Papier. Sie können entscheiden, was auf diesem Blatt stehen wird. Schreiben Sie das Drehbuch für Ihre Zukunft.

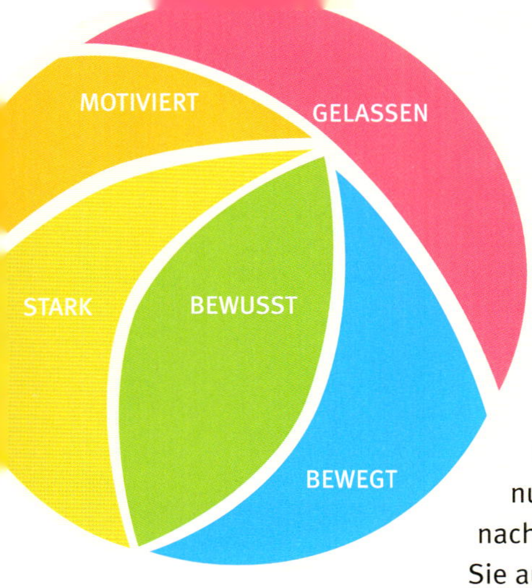

DAS GUT GENUTZTE MITTAGSTIEF WIRD ZUM HOCH

Die Stunde von 13 bis 14 Uhr ist für die meisten ein absoluter Tiefpunkt, wenn ein gehaltvolles Mittagessen eingenommen wurde. Die »postprandiale Somnolenz«, auf deutsch: das Suppenkoma schlägt zu. Dem können Sie nur entkommen, wenn Sie entweder aktiv werden oder aber der Schläfrigkeit nachgeben.Warum ein Schlüssel Ihnen zu mehr Energie verhelfen kann, werden Sie auf den Seiten 106/107 erfahren.

Etwa 70 bis 80 % Ihres täglichen Nahrungsbedarfs sollten Sie mit Frühstück und Mittagessen zu sich genommen haben – dann ist Ihr abendlicher Appetit nicht so groß, und Sie haben genügend Energie für den restlichen Arbeitstag getankt. Worauf Sie achten sollten, steht auf den Seiten 108/109.

Nach dem Essen tut ein wenig Bewegung gut. Vielleicht ein kleiner Verdauungsspaziergang? Oder darf's etwas professioneller mit Anleitung durch einen Personal Trainer sein? (Seite 104/105)

Der Genuss der Gegenwart wird durch die schönen Erlebnisse der Vergangenheit und die Vorfreude auf die Zukunft genährt. Nehmen Sie sich ein wenig Zeit, um sich auf die Highlights Ihrer Vergangenheit zu besinnen (Seite 112/113).

Nichts ist furchtbarer als ein Leben in einem Job, mit dem man sich nicht identifizieren kann. Ein Drittel Ihres Lebens verbringen Sie immerhin damit. Das sollten Sie klären, ab Seite 110.

»Man muss sich der Zeit anpassen.« *Seneca der Jüngere*

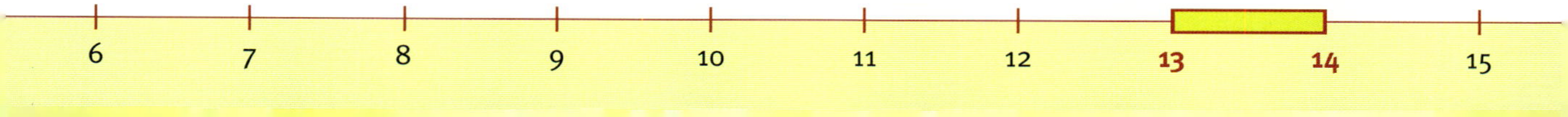

Was Ihnen hilft:	Meine Stimmung & Energie
Bewegung Seite 105	Ich würde gerne jetzt Sport treiben, kann mich aber nicht motivieren
Entspannung Seite 107	Ich bin total müde
Ernährung Seite 109	Nach dem Essen bin ich total schlapp
Motivation Seite 111	Mein Job macht mir gerade gar keinen Spaß
Mentaltraining Seite 113	Ich kann mich kaum an die Vergangenheit erinnern

Was Sie unterstützt:	
Bewegung Seite 105	Ich weiß nicht, wo ich mittags Sport machen könnte
Entspannung Seite 107	Wenn ich mittags schlafe, bin ich wie gerädert
Ernährung Seite 109	Mein Essen schmeckt fad
Motivation Seite 111	Ich bin mir nicht mehr sicher, warum ich diesen Job gewählt habe
Mentaltraining Seite 113	Wenn ich zurückblicke, sehe ich nur Negatives

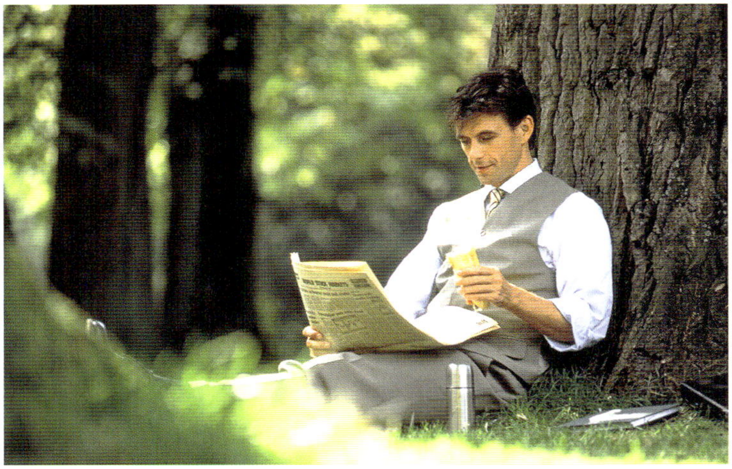

Entspannt und erfrischt – die Mittagspause im Grünen. Gönnen Sie sich öfter mal einen kleinen Urlaub vom Stress.

MEIN TIPP

Nutzen Sie das Konzentrationstief, das bei den meisten Menschen zwischen 13 und spätestens 16 Uhr liegt, für Bewegung, leichte Kost und ein bisschen Reflexion und Sinnieren über sich und die Vergangenheit. Nicht als Selbstzweck, sondern weil sich damit die Zukunft besser gestalten lässt.

MIT EINEM TRAINER GEHT ES EINFACHER

Nur wer gemeinsam eine Sache anpackt, kann seine eigenen Ziele erreichen.

Ich kenne eine Gruppe von sechs Frauen, die in ihrer Firma in der Mittagspause gemeinsam für 45 Minuten verschwindet, um mit ihrem Personal Trainer ein abwechslungsreiches Training durchzuführen. Vollkommen energetisiert kommen sie dann zurück, essen eine frische Kleinigkeit in der Kantine und gehen entspannt und voll neuer Energie wieder an den Arbeitsplatz. Klar gucken die Kollegen komisch – der pure Neid.

»Ich würde ja gern, aber ich kann mich nicht motivieren.« Erkennen Sie sich in dieser Aussage wieder? Die meisten wissen natürlich, dass wir uns nach dem Mittagessen optimalerweise ein wenig bewegen sollten. Doch stattdessen benutzen viele die restliche Mittagspause zum Rauchen und oft unproduktiven Gesprächen mit Energievampiren (siehe Seite 95).

Was sollten Sie denn auch sonst tun, wo Ihre Firma doch kein Sportprogramm für die Mittagspause anbietet? Organisieren Sie es doch selbst! Holen Sie sich einen Profi, mit dem Sport nicht nur höchst effizient ist, sondern auch richtig Spaß macht. Zu teuer? Nicht unbedingt. Ein qualifizierter Profi kostet 80 bis 120 Euro die Stunde. Viele Personal Trainer bieten auch Firmenfitness an. Warum also nicht einige Kollegen zusammentrommeln? Je mehr, desto günstiger für jeden Einzelnen. Am Anfang sollten Sie sich zweimal die Woche treffen, damit die Gruppe zusammengeschweißt wird. Später kann die Gruppe dann auch ab und zu allein trainieren und den Personal Trainer nur gelegentlich für neue Anregungen dazuholen.

SIGNALE DES KÖRPERS

Wer in der Mittagspause ein wohldosiertes Training betreibt, ist danach wieder frisch und hat den Kopf wieder frei für die wichtigen Dinge im Job.

FRAGEN, DIE SIE WEITERBRINGEN

» Wer könnte in meiner Umgebung ähnliche Ziele wie ich haben?

» Welches Fitnessstudio ist in der Nähe?

» Wie kann ich eine Bezuschussung für Firmensport durch die Firma in die Wege leiten?

GLÜCKSMOMENTE

» Nach einer kleinen Bewegungseinheit mit frischen Ideen wieder an den Arbeitstisch zurückkehren.

» Arbeiten ohne Mittagsmüdigkeit.

» Mit Gleichgesinnten Sport treiben und sich gegenseitig anspornen.

Musik/Buch/DVD/Internet

Joschka Fischer: *Mein langer Lauf zu mir selbst,* Droemer Knaur, ISBN: 3426614782. Premium Personal Trainer finden Sie auf meiner Homepage unter *www.lebenskraft.com.*

»Das beste Pferd braucht eine Peitsche, der klügste Mensch einen Rat.« Scholem Alejchem

WAS IHNEN HILFT

Gemeinsam ist man stark. Das gilt nicht nur im Team in Ihrem Beruf, es gilt auch beim Sport. Sie wären vermutlich überrascht, wenn Sie wüssten, wie viele Ihrer Kollegen »auch gern mal etwas tun« würden. Machen Sie den ersten Schritt und gehen Sie mit einer Liste zu Ihren Kollegen, und fragen Sie, wer an einer kleinen Bewegungseinheit Interesse hätte.

WAS SIE UNTERSTÜTZT

Erkundigen Sie sich, welche privaten und öffentlichen Einrichtungen es in der Nähe gibt, in denen Sie mit Ihren Kollegen Sport machen könnten. Mittlerweile haben immer mehr Schwimmhallen auch kleine Fitnessräume. Vielleicht gibt es so einen Raum sogar schon in Ihrer Firma?

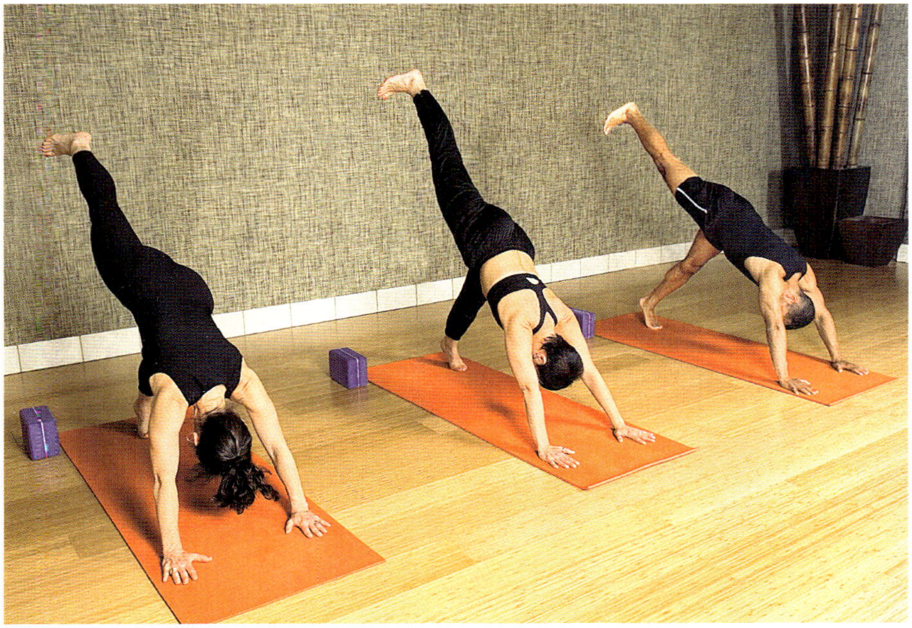

Gemeinsam und mit kompetenter fachlicher Betreuung durch einen Coach ist das Training effizienter und macht überdies auch mehr Spaß.

ZUSAMMENFASSUNG FÜR EILIGE

Es gibt keine bessere Betreuung im Sport als durch einen Premium Personal Trainer. Er hat die entsprechenden Qualifikationen und das Netzwerk, um Sie auch in anderen Sportarten oder bei gesundheitlichen Einschränkungen trotzdem zu Ihrem Ziel zu bringen.

MEIN TIPP

Suchen Sie sich Gleichgesinnte, und schwärmen Sie ihnen von den positiven Veränderungen vor, die sie durch Personal Training erleben werden. Wie im Schneeballsystem werden Sie rasch ausreichend Begeisterte haben, um das Training preislich attraktiv zu gestalten.

SO ÜBERWINDEN SIE DAS MITTAGSTIEF

Wer am Mittag kurz abschaltet, ist später wieder voll da.

ZUSAMMENFASSUNG FÜR EILIGE

Ein Kurzschlaf von nur 15 Minuten in der Mittagspause bringt so viel wie 90 Minuten Nachtschlaf. Einzige Alternative, um das Mittagstief rasch zu überwinden: Bewegung.

Während meines Studiums lauschte ich nach der Mittagspause der Vorlesung eines Professors, der die Angewohnheit hatte, sehr ruhig, gleichmäßig und monoton zu reden. Nach ein paar Minuten fiel ich in einen kurzen Schlaf, aus dem ich etwa zwölf Minuten später durch ein Geräusch wach wurde. Meist war es das Räuspern meines Professors, der sich leider etwas beleidigt fühlte. Schließlich waren wir nur zwölf Studenten in dieser Vorlesung. Aber ich war wieder topfit!

Die Ergebnisse aus der Biorhythmusforschung bestätigen: Die innere Uhr des Menschen ist auf ein kurzes »Abtauchen« gegen 13 bis 14 Uhr »programmiert«. Und: Bei einem Experiment der NASA waren die Piloten nach einem kurzen Schläfchen voll leistungsfähig und um ein Drittel reaktionsschneller. Dieses Ergebnis war den Forschern sehr wichtig, weil Müdigkeit in der Regel »ansteckend« wirkt. Piloten, die während dieses Experiments Schlafverbot hatten, reagierten durchweg langsamer, waren nicht immer voll aufmerksam und verfielen wiederholt unkontrolliert in so genannte Mikroschlafepisoden.

Moderne Arbeitsmediziner folgern aus diesen jüngeren Forschungsergebnissen: Wer seine Gesundheit erhalten und Krankheiten vorbeugen möchte, sollte sich solche Pausen gönnen. Natürlich müssten sich auch Arbeitgeber über leistungsfähige und motivierte Mitarbeiter freuen. Es überrascht mich immer wieder, dass es so viele Firmen gibt, in denen sich die leistungssteigernde Wirkung des Mittagsnickerchens noch nicht herumgesprochen hat.

FRAGEN, DIE SIE WEITERBRINGEN

» Wann habe ich mittags meinen »toten Punkt«?

» Wie kann ich es im Job anstellen, mittags ein kurzes Nickerchen zu machen?

» Gibt es einen Raum, wo ich mich für einen Schlüsselschlaf zurückziehen kann?

» Was müsste ich anstellen, um solch einen Raum in der Firma einrichten zu lassen?

GLÜCKSMOMENTE

» Nach einem Powernap wieder geistig frisch sein.

» Die Einweihung einer Hängematte auf dem eigenen Balkon oder im Garten.

» Sich mittags eine Auszeit mit seiner Liebsten oder seinem Liebsten nehmen und kuscheln.

» Bewusst die Ruhe vor dem Einschlafen spüren.

Musik/Buch/DVD/Internet

Thomas Hübner: *Die Kunst der Auszeit. Vom Powernapping bis zum Sabbatical*, Orell Füssli, ISBN: 3280051711.

»Erholung ist die Würze der Arbeit.« Plutarch

WAS IHNEN HILFT

Wenn Sie die Müdigkeit nach dem Essen möglichst schnell loswerden wollen, gibt es nur zwei Möglichkeiten: Entweder Sie gönnen sich eine Pause, oder Sie werden körperlich aktiv. Wenn Sie die Möglichkeit haben, machen Sie auch aus diesem Powernap ein Ritual. Wie die berühmten Pawlowschen Hunde reagiert auch unser Körper auf immer wiederkehrende gleiche Reize nach einer Weile automatisch. Benutzen Sie deshalb stets die gleiche Entspannungsmusik für Ihren Powernap, auch Schlüsselschlaf genannt. Suchen Sie in Ihrer Mittagspause einen ruhigen Ort auf, an dem Sie niemand stören kann.

WAS SIE UNTERSTÜTZT

Wenn Sie sich nach einem Mittagsschlaf wie gerädert fühlen, liegt dies an der Länge Ihres Schlafes. Sie waren dann nicht mehr im Alphazustand, sondern schon im Tiefschlaf. Sorgen Sie dafür, dass Sie wirklich nur kurz einnicken, und hüpfen Sie danach kurz vor dem offenen Fenster auf und ab.

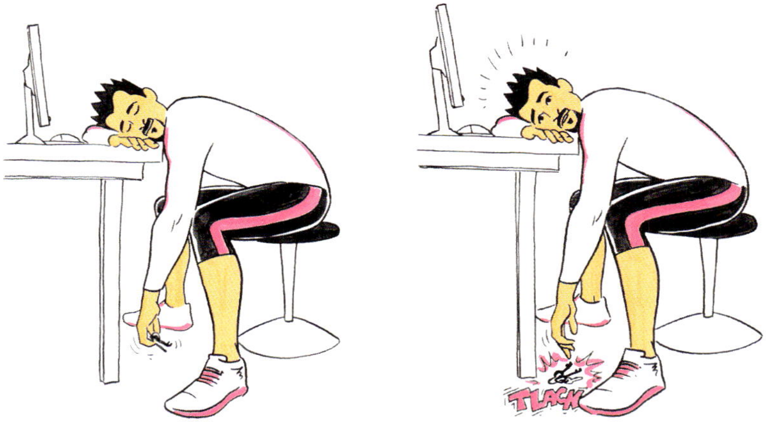

Nehmen Sie einen Schlüssel in die Hand, und legen Sie den Kopf auf einem Kissen auf Ihrem Bürotisch ab. Bei zunehmender Schläfrigkeit verlassen Sie irgendwann den Alphazustand. Sie rutschen in die Delta-Schlafphase. Wenn Sie jetzt weiter schlafen würden, wachen Sie nur schwer auf und meist fühlen Sie sich wie gerädert. Durch die abrupt abnehmende Spannung in der Muskulatur beim Verlassen der Alphaphase fällt Ihnen der Schlüssel aus der Hand. Davon werden Sie wach und sind topfit. Die Alpha-Phase dauert ca. 10 Minuten. Wenn Sie wissen, wie lange Sie eindösen, können Sie z. B. den Wecker in Ihrem Handy stellen.

MEIN TIPP

Outen Sie sich mit dem »Bitte nicht stören«-Schild an der Tür. Lassen Sie alle Telefonate umleiten, um Ihre Akkus wieder neu aufzuladen, und machen Sie ein kurzes Nickerchen (auch genannt »Powernap«, »Schlüssel-« oder »Managerschlaf«).
Machen Sie es sich entweder auf einer Gymnastikmatte auf dem Boden oder mit einem kleinen Kissen am Schreibtisch bequem. Stellen Sie Ihren Handywecker auf 15 Minuten, und dösen Sie ein wenig ein. Diese 15 Minuten werden Sie erholen wie 90 Minuten Nachtschlaf. Beim ersten Mal werden Sie eventuell noch Einschlaf- oder Entspannungsschwierigkeiten haben, aber nach ein paar Tagen fällt es Ihnen immer leichter. Konzentrieren Sie sich auf Schäfchenzählen oder Ihre Atmung. Sie werden sehen, irgendwann rauschen Sie in die Zeit- und Raumlosigkeit.

Nur wer heute die Ampelfarben auf seinem Teller sieht, hat morgen die Vorfahrt.

Kochen Sie gerne deutsch und deftig? Rollbraten mit Bohnen im Speckmantel und Salzkartoffeln oder Eisbein mit Sauerkraut und Klößen?

ALLES IM ROT-GELB-GRÜNEN BEREICH

Wie fühlen Sie sich nach so einem Essen? Fit und leicht gesättigt? Und wie fühlen Sie sich nach einer Portion Feldsalat mit frischen Tomaten, gerösteten Pinienkernen, geraspelten Parmesanflöckchen und obendrauf ein paar gegrillten Garnelen? Etwa voll und müde? Nein, ganz im Gegenteil. Kohlenhydrate am Mittag machen müde. Nur für den Fall, dass Sie abends noch viel Sport treiben wollen, können Sie ruhig auch ein bisschen Reis, Nudeln oder Kartoffeln dazuessen. Ansonsten würde ich diese Energieträger eher meiden.

Die Ampel steht auf Grün für Grünzeug, denn Mittagszeit ist Salatzeit. Der Verdauungstrakt hat noch den ganzen Tag, um den Salat zu verdauen. Der Kopf bleibt klar und der Blutzuckerspiegel konstant. Somit ist auch die Insulinreaktion gering, und Heißhungerattacken bleiben aus. Dazu bringen ein Stück Huhn, Pute, Rind, Lamm oder Fisch Ihren Eiweißspiegel auf ein gutes Niveau.

Wenn Sie Vegetarier sind, können Sie den Salat mit Tofu, Nüssen, Sprossen und Kernen anreichern. Ein gekochtes Ei wäre gut, wenn Sie nicht auf alles Tierische verzichten wollen.

Machen Sie das rote, gelbe und grüne Gemüse mittags zur Chefsache bzw. Hauptbeilage. Der Vorteil: Sie haben ein großes Volumen ohne viele Kalorien, nur wenig Fett und je nach Gemüse wenig Kohlenhydrate. Probieren Sie aus, was Ihnen bekommt. Nicht alle vertragen rohes Gemüse, gedünstetes Gemüse ist ideal, gekochtes notfalls zu verwenden. Vom Frittieren sollten Sie die Finger lassen. Das werden sonst Gemüse-Fett-Kalorienbomben.

SIGNALE DES KÖRPERS

Wenn Sie immer nach dem Mittagessen müde werden, ist das ein Hinweis auf eine zu kohlenhydratreiche Kost oder eine chronische Müdigkeit durch den falschen Umgang mit Ihren Ressourcen. Zu wenig Schlaf oder Pausen in Kombination mit falscher Kost werden Sie auf Dauer ausbrennen.

FRAGEN, DIE SIE WEITERBRINGEN

» Wie lange liegt das Gemüse und Obst schon im Kühlschrank, bevor ich es esse?

» Wann kann ich einen kleinen Gemüsesnack in meinen Tagesablauf einplanen?

» Wo gibt es bei mir oder meiner Firma in der Nähe einen guten Obst- und Gemüsestand?

GLÜCKSMOMENTE

» Das Knacken einer frischen Paprika beim Zubeißen.

» Der Duft eines leckeren Tomatensalates mit frischem Basilikum.

» Aufgrund der Ernährungsumstellung spielerisch Gewicht reduzieren.

» Die Würze von Radieschen.

Musik/Buch/DVD/Internet

Nicolai Worm: *LOGI-Methode: Glücklich und schlank*, Systemed, ISBN: 3927372269.

»Hätte ich gewusst, dass ich so lange leben werde, hätte ich besser auf mich aufgepasst.«

Frank Sinatra

WAS IHNEN HILFT

Machen Sie es sich zur Angewohnheit, in der Kantine zuerst das Gemüse auf den Teller zu legen, bis er fast voll ist, und erst dann ein Stück Fleisch oder Fisch zu nehmen. Wenn es nur langweiliges Gemüse in der Kantine gibt, bringen Sie doch einfach ein paar Mohrrüben und Tomaten von zu Hause mit. Die knabbern Sie dann, bevor Sie in die Kantine gehen. Vorteile: Sie sind optimal versorgt und essen anschließend weniger.

WAS SIE UNTERSTÜTZT

Würzen Sie mit Zwiebeln und Knoblauch, denn deren Inhaltsstoffe Quercetin und Allicin stärken das Immunsystem und säubern das Blut. Das hält die Gefäße elastisch und das Gehirn leistungsfähig und jung.

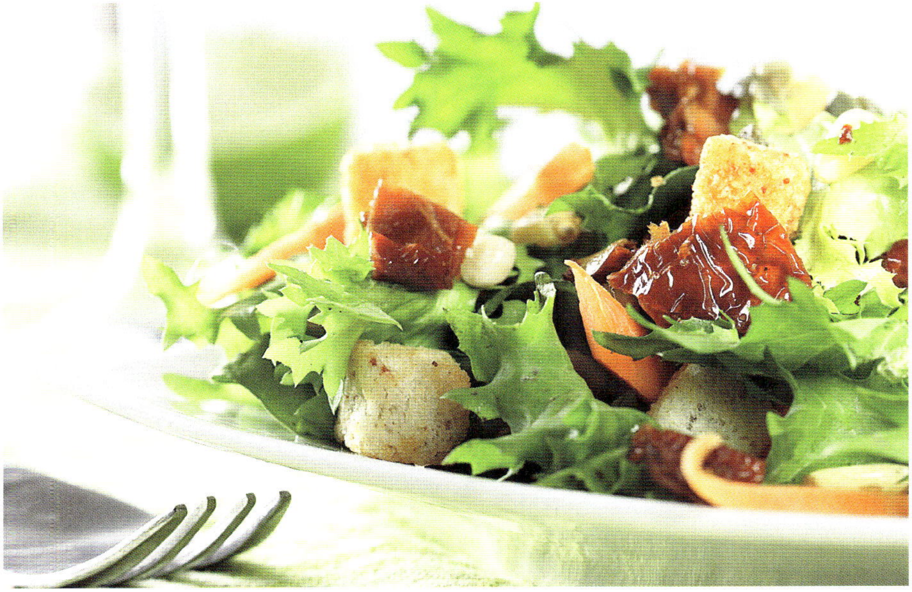

So sollte ein Mittagsteller aussehen. Viel buntes Gemüse, wenig Fleisch, keine fette Sauce und nur eine kleine Menge Kohlenhydrate.

ZUSAMMENFASSUNG FÜR EILIGE

Ihr Teller voller Gemüse sollte wie eine Ampel aussehen: rot, gelb und grün. Orange darf auch dabei sein. Ihr Darm und Ihre Gesundheit werden es Ihnen danken. Mit Kohlenhydraten sollten Sie mittags hingegen sparsam umgehen.

MEIN TIPP

Sorgen Sie auch mittags für einen gefüllten Teller mit Gemüse und Salat, der alle Farben enthält. Viele Farben bedeuten viele sekundäre Pflanzenstoffe. Das Verhältnis von Fleisch zu Gemüse sollte eins zu vier sein. Wenn Sie also 100 Gramm fettarmes Fleisch oder Fisch essen, sollten 400 Gramm Gemüse auf dem Teller liegen. Wenn Ihnen das zu viel ist, kann ein Gemüsesaft eine sinnvolle Ergänzung sein.

Wenn du deine Berufung zum Beruf machst, dann arbeitest du nicht, dann lebst du in vollen Zügen!

»Wer kann sich seinen Job heutzutage schon aussuchen«, »Irgendwie muss ich ja die Miete bezahlen«, »Ich habe eben nichts anderes gelernt«. Solche oder ähnliche Antworten bekomme ich von frustrierten

MOTIVATION BRAUCHT IDENTIFIKATION

Menschen, wenn es um die Zufriedenheitsskala in ihrem Job geht. Wussten Sie, dass der neuesten Umfrage des Talents Reports zufolge immerhin 63 % bei ihrem Job nicht mit dem Herzen dabei sind, sogar 14 % damit beschäftigt sind, das Unternehmen zu sabotieren (nach dem Motto »Die sollen richtig was von mir haben!«) und nur 22 % die Ziele des Unternehmens unterstützen? Was für ein Wahnsinn! Ein Drittel seines Lebens mit einer Tätigkeit zu verbringen, die einem missfällt.

Wussten Sie, dass fünf der reichsten Milliardäre alle mit nichts außer ihrem Traum, ihrer Vision begonnen haben? Es mag viel über diese Menschen geschrieben werden, aber eines haben sie ganz sicher gemeinsam – unbegrenzte Leidenschaft und 100-prozentige Identifikation mit ihrem Job.

Ich habe als junger Mann viele Erfahrungen mit Networkern gemacht, die sich neben ihrem Job selbstständig machten. Sicher, viele Menschen sind mit dieser Art und Weise, Geld zu verdienen, gescheitert. Die Frage ist, wie viel Herzblut investierten sie? Oder wollten sie das schnelle Geld? Meiner festen Überzeugung nach werden alle, die es wirklich ernst meinen, auch nach dem Misserfolg nicht aufgeben und es irgendwann schaffen. Das heißt nicht unbedingt, dass sie damit reich werden, ganz sicher aber, dass ihr Tun sie glücklich macht.

SIGNALE DES KÖRPERS

Wenn Sie etwas tun, das Sie begeistert, werden Sie ein Feuer in sich spüren und ständig ein hohes Energieniveau besitzen. Arbeit ist für Sie dann kein Distress, sondern Eustress. Sie haben dann häufig das Gefühl des Verliebtseins: Es brennt in Ihnen.

FRAGEN, DIE SIE WEITERBRINGEN

- Was liebe ich an meinem Job?
- Würde ich einen anderen Beruf vielleicht lieber ausüben, und wenn ja, was müsste ich dafür tun, und wäre ich bereit, den Preis dafür zu zahlen?
- Habe ich wirklich alle Möglichkeiten ausgeschöpft, meine Berufung zu finden und zu leben?

GLÜCKSMOMENTE

- Ein neues spannendes Projekt anpacken.
- Wenn Ihre Erfahrung und Kompetenz in einer kniffligen Sache gefragt sind.
- Das Gefühl, einen guten Job gemacht zu haben.
- Seinen Traum leben.
- Seine Berufung und Leidenschaft zum Beruf machen.

Musik/Buch/DVD/Internet

Adam J. Jackson: *Die zehn Geheimnisse des Glücks,* Droemer Knaur, ISBN: 3426666472.

»Wir sind nicht nur für das verantwortlich, was wir tun, sondern auch für das, was wir nicht tun.«

Molière

WAS IHNEN HILFT

Wenn Sie sehr an Ihrem Job zweifeln, kann Ihnen eine Analyse Ihrer wichtigsten Werte helfen. Steht Ihre derzeitige Tätigkeit im Einklang mit Ihren Werten? Klären Sie auch, ob Sie sich mit der momentanen Aufgabe in Ihrem Job identifizieren können.

WAS SIE UNTERSTÜTZT

Auch ein ehrliches Gespräch mit Kollegen kann wichtige Hinweise liefern. Fragen Sie sie ganz direkt, was sie motiviert, diesen Job zu tun. Manchmal sind wir so im Alltag gefangen, dass wir die Privilegien, die wir vielleicht in diesem Beruf haben, nicht mehr wahrnehmen.

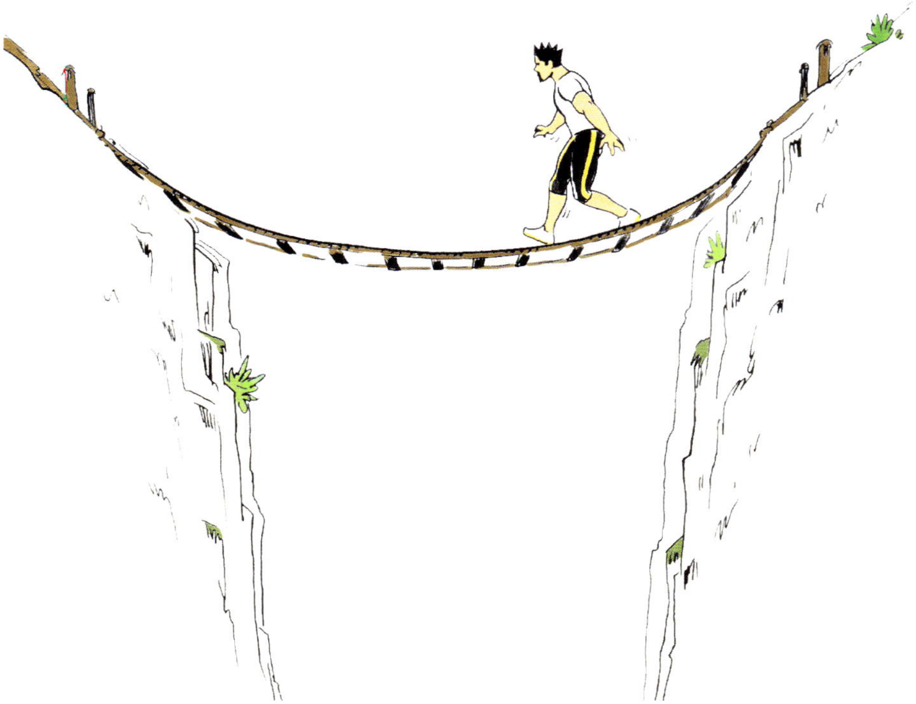

Wofür sind Sie bereit, dieses Risiko einzugehen? Je mehr Sie sich für ein Ziel einsetzen, desto eher werden Sie es erreichen!

ZUSAMMENFASSUNG FÜR EILIGE

Erfolg setzt Motivation voraus. Motivation setzt Identifikation voraus. Identifikation ist die Basis für Inspiration. Und Inspiration bewirkt, dass wir bereit sind, uns voll hinzugeben. Wer sich nicht identifizieren kann, sollte weitersuchen.

MEIN TIPP

Stellen Sie sich vor, Sie stehen am Rande einer steilen, 100 Meter tiefen und 50 Meter breiten Schlucht. Ein dickes Seil ist zur anderen Bergseite gespannt, und Sie müssen auf diesem Seil auf die andere Seite gelangen. Die Frage lautet: Wofür sind Sie bereit, dieses Risiko einzugehen? Für das Leben Ihrer Kinder? Ganz gewiss. Für das Ihres Partners? Sicherlich. Für die weitere Ausübung Ihres Jobs? Ich würde das Risiko auch dafür eingehen. Und Sie?

Je mehr Sie Ihre Vergangenheit verinnerlicht haben, desto selbstbewusster können Sie Ihre Zukunft gestalten.

Ich erinnere mich oft an meinen ersten IRONMAN in Roth im Jahre 1990. Da gibt es ein Bild von mir bei Kilometer 1 des Marathons. Ich weiß noch

AUS DER VERGANGENHEIT DIE ZUKUNFT GESTALTEN

genau, was ich dachte: »Und das jetzt noch 42-mal.« Mein Gesichtsausdruck auf dem Bild verrät, dass ich zu dem Zeitpunkt nicht gerade sehr energiegeladen war. Was man auf dem Foto nicht erkennt: Ich habe es geschafft und mich zum Ziel durchgekämpft. Dieses Erlebnis gibt mir noch heute Kraft.

Es muss kein IRONMAN sein, aber sicherlich haben auch Sie in Ihrem Leben schon so manche Hürde erfolgreich überwunden, sei es die letzte Prüfung Ihres Studiums, der erste Tag im neuen Kollegium oder die Trennung von einer langjährigen Beziehung. Und was ist passiert? Sie sind daran gewachsen! Beginnen Sie jetzt Ihre so genannten Probleme umzuformulieren und sich auf sie zu freuen. Sehen Sie sie als Herausforderungen, und Sie werden ein Gefühl der Leichtigkeit und Kreativität erleben. Wenn das Leben uns ein Geschenk machen möchte, ist es meist in eine Herausforderung eingewickelt.

Ihre Persönlichkeit hängt stark davon ab, wie Sie Ihre persönlichen Vergangenheit beurteilen. Das »Future Pacing« haben Sie ja bereits kennen gelernt (Seite 101). Aber genauso spannend kann es sein, in die Vergangenheit zu gehen. Aber eben nicht in der Art »Meine Eltern haben mich falsch erzogen« oder »Ich bin im falschen Dorf aufgewachsen«. Wichtig ist es, sich dabei einmal auf die Dinge zu konzentrieren, die einem gelungen sind.

FRAGEN, DIE SIE WEITERBRINGEN

- Was waren die Highlights und Tiefpunkte in meinem bisherigen Leben?
- Aus welchen Erfahrungen habe ich am meisten gelernt?
- Welche ehemals riesigen Probleme sind für mich heute klein und nichtig?

GLÜCKSMOMENTE

- Die Erinnerung an den ersten Kuss.
- Der erste »Ritt« auf dem Dreirad.
- Der Gedanke an das erste selbst verdiente Geld.
- Der Zieleinlauf bei einem Wettkampf.

Musik/Buch/DVD/Internet

Spencer Johnson:
Das Glücksprinzip, Ariston,
ISBN: 3720527786.

»Drei Dinge sind extrem hart: Stahl, ein Diamant und sich selbst zu kennen.« Benjamin Franklin

WAS IHNEN HILFT

Manchmal können die eigenen Eltern oder Geschwister helfen, die Vergangenheit zu ordnen und ins rechte Licht zu rücken.

Ein anderes Mal sind es langjährige Freunde, die einem ehrliches Feedback geben oder Geschichten aus der Vergangenheit in Erinnerung rufen.

WAS SIE UNTERSTÜTZT

Konzentrieren Sie sich bei Ihrer Reise in die Vergangenheit auf die positiven Aspekte. Denn die meisten von uns sind auf die negative Seite »geeicht«. Schon in der Schule lag der Fokus fast immer auf den Fehlern. Nur wenige gute Lehrer bestärkten Ihre Stärken. Positive Selbstreflexion der Vergangenheit ist so etwas wie ein Gegenmittel für die vielen negativen Einflüsse der Gegenwart. Rein statistisch erleben wir Tag für Tag 79% positive und nur 21% negative Dinge.

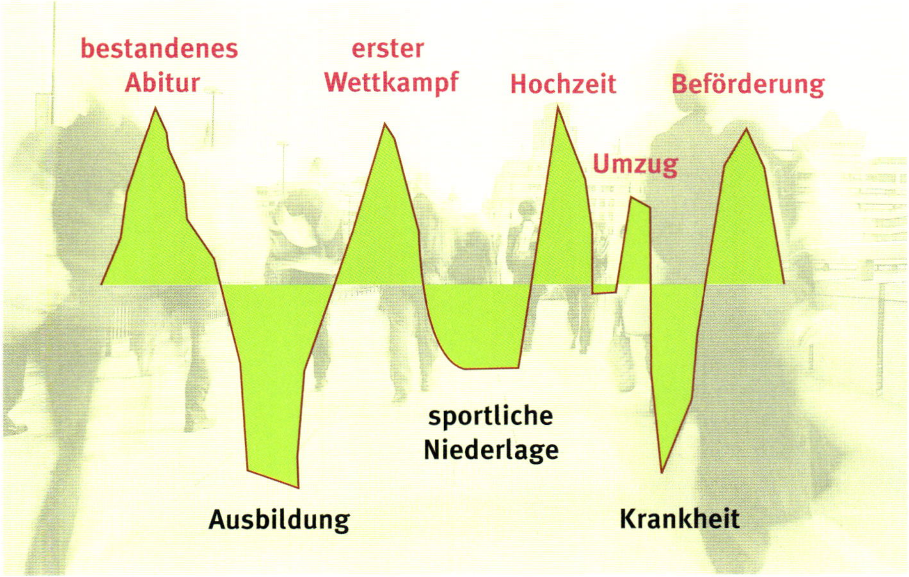

Die Achterbahn des Lebens! Wer Höhen und Tiefen seines bisherigen Lebenslaufs aufzeichnet, gewinnt ein realistisches Bild über Chancen und Versäumnisse. Setzen Sie vor allem auf die positiven Erfahrungen, wenn Sie in die Zukunft blicken!

ZUSAMMENFASSUNG FÜR EILIGE

Die persönliche Vergangenheit kann uns wertvolle Hinweise für das Heute liefern. Besonders, wenn wir uns auf die positiven Aspekte besinnen.

MEIN TIPP

Kleben Sie vier DIN-A4-Bögen nebeneinander, und legen Sie sie auf den Boden. Nun malen Sie eine Zeitachse von null beginnend bis zu Ihrem aktuellen Alter. Beginnen Sie damit, markante Eckpunkte Ihres Lebens zu markieren und einzutragen. Und dann sammeln Sie sowohl die »Tiefs« als auch die »Hochs« Ihrer Vergangenheit und überlegen, was sie damals für Sie bedeuteten und was sie heute bedeuten.

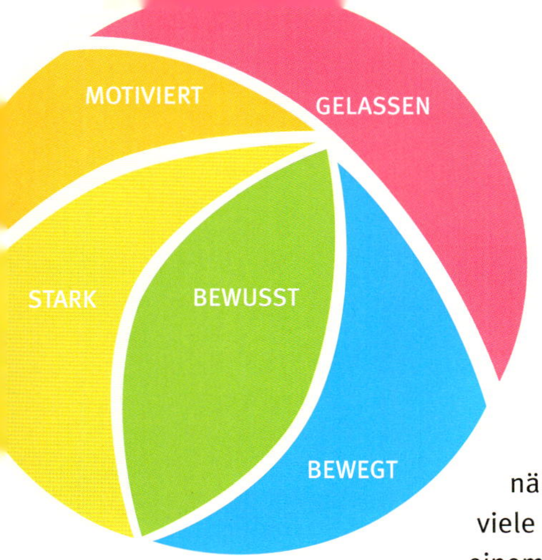

JETZT GEHT'S IN DIE ZWEITE RUNDE

Beherzigen Sie die folgenden Tipps, und Sie werden in Ihrer zweiten Tageshälfte Energie versprühen.

13 bis 15 Uhr ist die Hoch-Zeit des Dünndarms. Ihr Mittagessen sollte nährstoffreich sein, denn Nährstoffe werden jetzt optimal aufgenommen. Zu viele leere Kalorien bringen Ihnen gar nichts. Nach einem kleinen Snack und einem kurzen Nickerchen ist jetzt wieder eine Aktivierung angesagt: Kurbeln Sie Ihre Durchblutung an, bewegen Sie Ihre Muskeln, klären Sie Ihre Gedanken.

Auf den Seiten 116/117 werde ich Ihnen das kleinste Fitnessstudio der Welt für die Jackentasche und die besten fünf Übungen vorstellen. Das bringt den Kreislauf in Schwung und schützt den Rücken.

Sie werden erfahren, warum es Sinn macht, sich im Gehen zu unterhalten (Seite 118/119), und wie Sie mittels eines Ernährungsprotokolls Übergewicht und Ernährungssünden in den Griff bekommen (Seite 120/121).
Ab Seite 124 erfahren Sie, wie Sie Ihre Talente aufdecken, möglicherweise neue Jobs kreieren und warum die Qualität der Fragen auch die Qualität der Antworten bedingt.

»Ich habe so selten einmal Zeit zum Träumen und doch so viele Träume.« Franziska zu Reventlow

14 bis 15 Uhr nachmittags

Was Ihnen hilft:	Meine Stimmung & Energie
Bewegung Seite 117	Ich fühle mich träge und steif, und mein Rücken schmerzt
Entspannung Seite 119	Ich muss mal raus aus dem Stress
Ernährung Seite 121	Was habe ich heute bloß wieder gegessen?
Motivation Seite 123	Ich bin mir unsicher, ob ich für diesen Job geeignet bin
Mentaltraining Seite 125	Ich habe häufig so negative Gedanken

Was Sie unterstützt:	
Bewegung Seite 117	Die Übungen sind mir zu einfach
Entspannung Seite 119	Ich brauche frische Luft und frische Ideen
Ernährung Seite 121	Ich wüsste gern, was in meinem Essen steckt
Motivation Seite 123	Mein Job macht mir Spaß, aber irgendetwas stimmt nicht
Mentaltraining Seite 125	Ich falle immer wieder in alte Gedankenmuster zurück

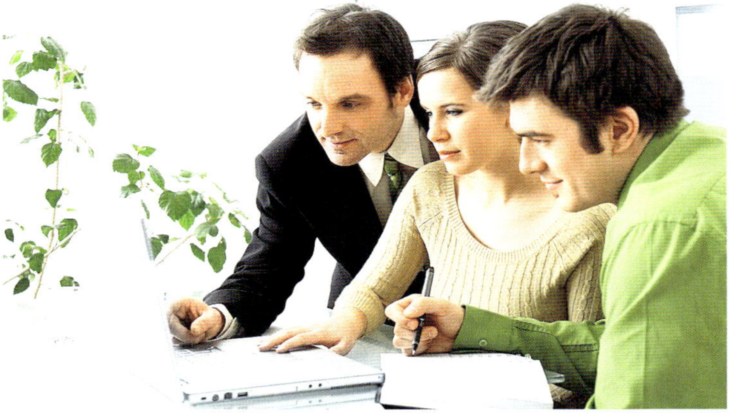

Auch am Nachmittag können Sie im Büro noch energiegeladen an die Arbeit gehen, wenn Sie einige Regeln beachten. Optimal für Ihre Leistungsfähigkeit ist ein nährstoffreicher Snack am Mittag, gefolgt von einem kurzen Nickerchen.

MEIN TIPP

Sie starten jetzt in die zweite Tageshälfte. Falls Sie sich noch nicht jeden Tag auf Ihren Arbeitsplatz freuen, sollten Sie dennoch nicht die Stunden zählen, bis der Tag endlich vorbei ist. Nutzen Sie die Zeit positiv. Freuen Sie sich auf das, was Sie noch schaffen können, und auf einen energiegeladenen Feierabend.

UMFASSEND FIT MIT NUR FÜNF ÜBUNGEN

Warum ein kleines Theraband große Veränderungen hervorrufen kann.

Das kleinste Fitnessstudio der Welt – das Theraband. Dieses 1,50 Meter lange Gummiband erhalten Sie in jedem Sanitätsgeschäft, über das Internet oder in jedem guten Sportfachgeschäft. Das Band passt in jede Aktentasche, Sporttasche, ja sogar in die Hosentasche. Sie können es also überall hin mitnehmen. Mit den fünf rechts abgebildeten Übungen können Sie den gesamten Körper innerhalb von fünf Minuten trainieren.

DIE VORTEILE DER ÜBUNGEN

- Wechselnde Innen- und Außenrotation im Ellbogengelenk, so wie wir es automatisch machen, wenn wir etwas zu uns heranziehen (z. B. bei einer schweren Tür) oder bei der Druckbewegung.
- Alle fünf Bewegungen sind mehrgelenkig, d. h., sie beanspruchen stets mehrere Gelenke gleichzeitig. In Fitnessstudios werden viel zu oft eingelenkige Bewegungen empfohlen (z. B. Beinstrecken, Seitheben, Bizepscurl). Diese können im therapeutischen Sinn durchaus ihre Berechtigung haben. Wenn es aber um die Physiologie geht, sind sie nicht effektiv.
- Alle Bewegungen bringen Ihre Muskulatur in eine wechselseitige Kontraktion und Streckung. Auch die Rumpfmuskulatur wird beim Nackendrücken und beim Rudern im Liegen seitlich gestreckt und kontrahiert. Die Bandscheiben werden durch die ständige Be- und Entlastung elastischer. Denn das Wechselspiel wirkt für sie wie ein Bewässerungssystem.

SIGNALE DES KÖRPERS

Wenn Sie beim Heben des vollen Wasserkastens immer wieder Rückenprobleme haben, liegt es vielleicht an einer nicht ausreichend ausgebildeten Rumpfmuskulatur, oft aber auch an einer falschen Hebetechnik.

FRAGEN, DIE SIE WEITERBRINGEN

» Wie lange habe ich schon Rückenschmerzen und Verspannungen?

» Wie lange möchte ich mich damit noch herumquälen?

» Wie werden sich diese Schmerzen wohl in fünf oder zehn Jahren entwickelt haben, wenn ich nichts dagegen unternehme?

GLÜCKSMOMENTE

» Sich im Spiegel sehen und bemerken, dass man aufrechter als früher steht.

» Sich an die Taille fassen und keine weichen Polster mehr fühlen, sondern die harten Muskeln.

» Am Strand eine gute Figur machen.

Musik/Buch/DVD/Internet

Wend-Uwe Boeckh-Behrens/ Wolfgang Buskies: *Fitness-Krafttraining. Die besten Übungen und Methoden für Sport und Gesundheit,* Rowohlt, ISBN: 3499194813.

»Das Glück ist mit Müdigkeit und Muskelkater billig erkauft.« Leo Tolstoi

WAS IHNEN HILFT

Machen Sie die unten dargestellten Übungen erst einmal wie ein Schattenboxer ohne Gewicht oder Theraband. Führen Sie die Bewegungen extrem langsam aus, um jede kleine Bewegungsveränderung zu spüren. Achten Sie dabei stets auf eine aufrechte Haltung und eine gute Rumpfspannung.

WAS SIE UNTERSTÜTZT

Wenn Sie die Kraftübungen schon perfekt beherrschen, können Sie den Schwierigkeitsgrad erhöhen, indem Sie Geichgewichtsübungen mit hinzunehmen. Sie können auf einem Pezziball sitzen, während Sie die Ruderbewegung machen, oder auf einem zusammengerollten Handtuch stehen, wenn Sie die Nackendrückbewegung durchführen.

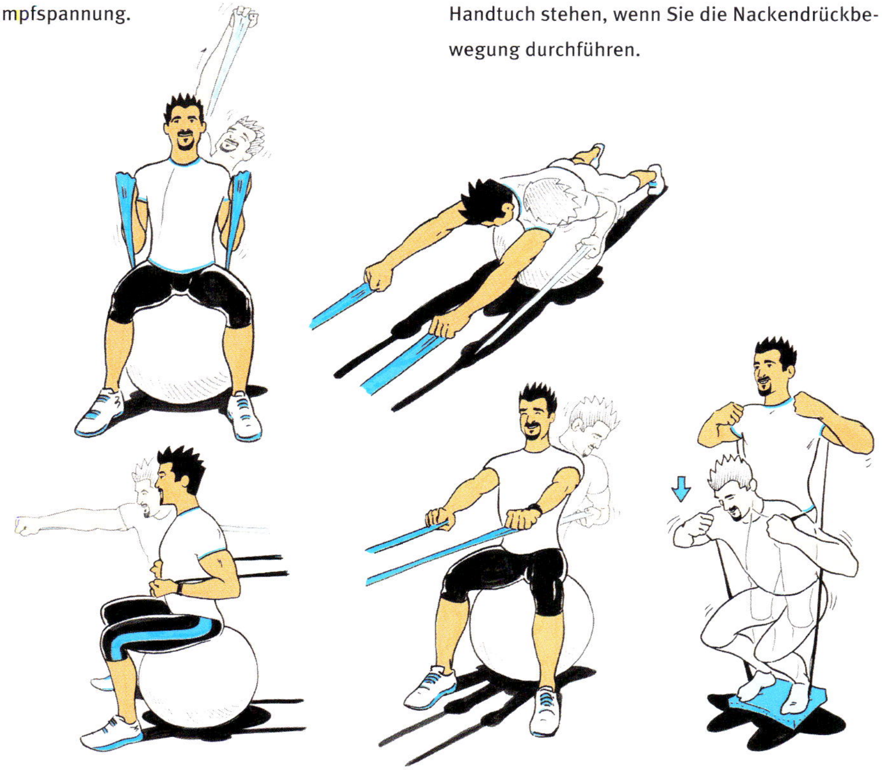

Achten Sie bei allen Übungen auf eine konzentrierte, bewusste und vom Tempo her kontrollierte Bewegung. Der Bauch ist immer einen Zentimeter eingezogen und das Brustbein stolz Richtung Sonne erhoben. Der Po wird leicht angespannt, und bei den wechselseitigen Bewegungen warten Sie mit der einen Hand so lange, bis die andere Hand wieder in der Ursprungsposition angekommen ist. Sie können diese Übungen auch auf meiner Homepage www.lebenskraft.com bei den Downloads als Video anschauen.

ZUSAMMENFASSUNG FÜR EILIGE

Unsere Rumpfmuskulatur benötigt viel Training. Zum einen die richtigen dynamischen und mehrgelenkigen Kraftübungen, zum anderen aber auch die richtigen Techniken im Alltag.

MEIN TIPP

Achten Sie bei Ihren alltäglichen Bewegungen darauf, bewusst zu heben. Spannen Sie immer Ihre Bauchmuskulatur an, wenn Sie etwas hochheben, und gehen Sie dabei in die Hocke. Auch als Fortgeschrittener empfehle ich Ihnen, das Training ab und zu vor einem Spiegel durchzuführen. So können Sie Fehlbewegungen und muskuläre Dysbalancen am besten vermeiden.

Nur wer seine Wege zu Fuß bestreitet, wird etwas bewegen können.

SPAZIERENGEHEN STEIGERT DIE PRODUKTIVITÄT

Bei dem griechischen Philosophen Sokrates gab es keine Sitzungen, sondern nur Geh-ungen – diskutiert wurde im Gehen. Das gemeinsame Gehen entspannt harte Verhandlungen, und der zusätzliche Sauerstoff im Gehirn verbessert die Kreativität. Es gibt genügend Beispiele aus der Geschichte, wie explosive Diskussionen im weltpolitischen Maßstab während eines Spazierganges in eine entspannte Atmosphäre mündeten.

Stellen Sie sich vor, Sie haben eine weite Strecke in der Wüste vor sich. Es ist sehr heiß, die Sonne brennt, und Sie müssen zu einem bestimmten Zeitpunkt Ihr Ziel in 42 Kilometer Entfernung erreichen. Wenn man Ihnen unterwegs etwas zu trinken anbietet, würden Sie es ausschlagen, nur um dadurch Zeit zu sparen? Wohl kaum. Sie würden Ihr Ziel ohne das Wasser vermutlich überhaupt nicht erreichen. Komischerweise aber verhalten sich viele intelligente Menschen genau so. Es werden keine Pausen gemacht, denn Pausen kosten Zeit. Doch manchmal heißt Zeit zu verlieren, Zeit zu gewinnen. Aktivpausen, sprich kurze Spaziergänge, lassen Sie im Anschluss umso effektiver arbeiten.

Aus chronobiologischer Sicht betrachtet müssen wir so viel Tageslicht tanken wie nur möglich. Nur so kann unsere innere Uhr zuverlässig ticken. Wussten Sie, dass für unsere körpereigene Produktion von Glückshormonen 2500 Lux notwendig sind? An einem klaren Sonnentag sind bis zu 100.000 Lux möglich. Der Richtwert für normale Bürobeleuchtung liegt bei 500 Lux. Sie sehen, wie wichtig es für Ihr Glück ist, raus an die frische Luft zu gehen.

ZUSAMMENFASSUNG FÜR EILIGE

Spaziergänge an der frischen Luft sind bestens geeignet, um Verhandlungen zu führen, kreative Gedanken zu entwickeln oder das Unterbewusstsein selbstständig knifflige Fragen lösen zu lassen.

FRAGEN, DIE SIE WEITERBRINGEN

» Welchen positiven Einfluss hat ein regelmäßiger Spaziergang auf mich?

» Was könnte ich tun, um beim Spazierengehen maximalen Spaß zu haben?

» Mit wem könnte ich mich beim Spazierengehen angeregt unterhalten?

GLÜCKSMOMENTE

» Beim Mittagsspaziergang an einer Pferdekoppel vorbeilaufen und weiche Pferdenasen streicheln.

» Einem Kollegen oder einem guten Freund einen wirklich guten Rat geben können.

» Beim Spazierengehen einen großen Wiesenblumenstrauß pflücken und einem netten Kollegen mitbringen.

» Die gedämpfte Ruhe bei Neuschnee.

Musik/Buch/DVD/Internet

Ursula Kohaupt: *ZEN – Garten der Weisheit,* Groh Verlag, ISBN: 3890083080.

*»Narren hasten, Kluge warten,
Weise gehen in den Garten.«*

Chinesisches Sprichwort

WAS IHNEN HILFT

Wenn es Ihnen zu langweilig ist, allein spazieren zu gehen, empfehle ich Ihnen das Hören von Hörbüchern, Kabarett oder auch Seminarvertonungen. So können Sie sich während der Bewegung auch noch zusätzlich unterhalten lassen oder fortbilden. Fragen Sie einen guten Freund oder vertrauten Kollegen, ob er mit Ihnen gehen mag. Sie können den Spaziergang natürlich auch mit einer Erledigung kombinieren, wenn Sie beispielsweise ohnehin noch zur Post, zur Bank oder zum Bäcker müssen.

WAS SIE UNTERSTÜTZT

Stellen Sie sich eine Frage zu dem Problem, das Sie zu lösen haben. Erst wenn Sie die passende Frage gefunden haben, begeben Sie sich auf Ihren Spaziergang und lassen das Unterbewusstsein für sich arbeiten, während Sie die Natur genießen oder Ihre Lieblingsmusik hören. Ihr Gehirn will auf Fragen immer auch Antworten geben. Wichtig ist, dass Sie während des Spaziergangs nicht an die Frage denken, damit der Gedankenfluss des Unterbewusstseins nicht durch das Bewusstsein blockiert wird.

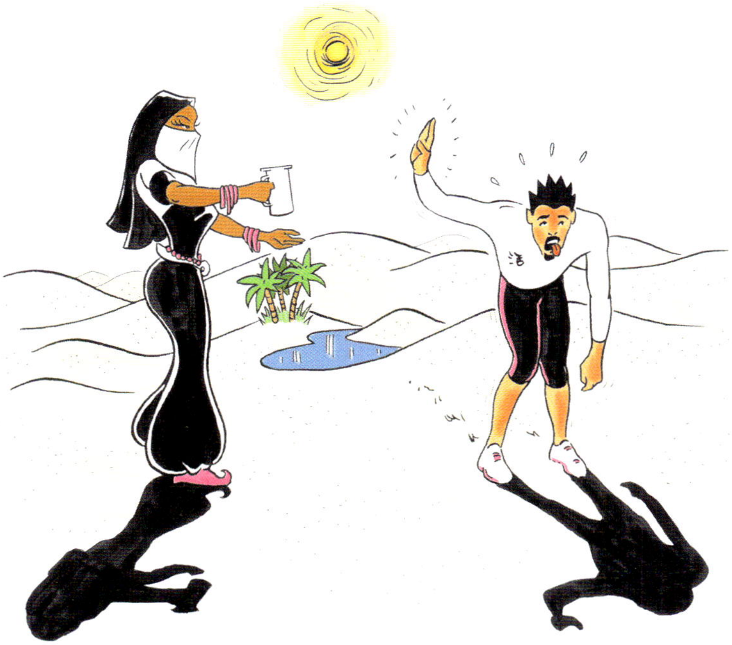

Wer ohne Pause arbeitet, um Zeit zu sparen, bleibt längerfristig gesehen auf der Strecke. Kleine Aktivpausen zwischendurch steigern Ihre Fitness und Ihr Wohlbefinden, sodass Sie danach effektiver arbeiten können.

MEIN TIPP

Nutzen Sie Spaziergänge für ein gutes Gespräch oder Brainstorming mit Kollegen. Machen Sie auch dann einen kleinen Spaziergang, wenn Sie bei einem Problem nicht weiterkommen. Konzentrieren Sie sich dabei auf alles andere, nur nicht auf die aktuelle Herausforderung. Beobachten Sie die Farben der Blätter, riechen Sie den Duft der Blüten und Bäume. Die Wahrscheinlichkeit ist sehr groß, dass Sie dabei auf eine Lösung kommen. Archimedes hat in der Badewanne das Naturgesetz vom Auftrieb der Körper im Wasser entdeckt. Tagelang hatte er über diesem Problem gegrübelt. Die Inspiration kam während der Entspannung in der Badewanne.

Gehorsam zu sein heißt nicht, den Willen anderer auszuführen, sondern in sich hineinzuhören und das für sich Richtige zu tun.

DAS ERNÄHRUNGSPROTOKOLL ALS PRAKTISCHE HILFE

Wenn Sie mit Ihrer Ernährung oder Ihrem Gewicht unzufrieden sind, kann Ihnen ein Ernährungsprotokoll sehr helfen. Schreiben Sie ein paar Tage mit, was Sie genau über den Tag verteilt essen. Wenn Sie sich so einen Überblick verschafft haben, können Sie Ihre Ernährung optimieren. Viele unserer Gewohnheiten werden in der Kindheit geprägt. Das heißt aber nicht, dass Sie sie bis an Ihr Lebensende behalten müssen.

Wenn Sie Ihr Ernährungsverhalten ändern wollen, ist ein Ernährungsprotokoll der erste und entscheidende Schritt. Nur was Sie bewusst machen, können Sie auch bewusst ändern.

»Es ist faszinierend, was man alles isst, ohne es zu merken«, war ein überraschter Kommentar von Martina B. »Da habe ich es mir doch zweimal überlegt, ob ich den Schokoriegel wirklich noch essen sollte. Weil es mir zu peinlich gewesen wäre, das aufzuschreiben, habe ich den Riegel nicht gegessen.«

Veränderung entsteht durch Bewusstheit. Bewusstheit entsteht aus Reflexion, und Reflexion wird erleichtert durch Aufschreiben. Vielleicht haben Sie auch schon einmal die Erfahrung gemacht, wie schwerwiegende Probleme durch das Aufschreiben immer leichter wurden. Aufschreiben bringt Klarheit und Distanz. Schreiben wird auch präziseres Denken genannt.

ZUSAMMENFASSUNG FÜR EILIGE

Um sich gesund zu ernähren oder um abzunehmen, ist ein Ernährungsprotokoll (Kopiervorlage auf Seite 240/241) hilfreich. Die schriftliche Form macht uns auch Dinge bewusst, die wir ansonsten nicht unbedingt wahrnehmen.

Musik/Buch/DVD/Internet

H. Heseker/B. Heseker: *Die aktuelle Umschau Nährwert- und Kalorientabelle,* Neuer Umschau Verlag, ISBN: 3865281192.
Hier können Sie Ihren Kalorienbedarf interaktiv ermitteln: *http://www.uni-hohenheim.de/wwwin140/info/interaktives/energiebed.htm.*

FRAGEN, DIE SIE WEITERBRINGEN

» Warum esse ich häufig noch weiter, auch wenn ich schon satt bin?

» Wie oft esse ich etwas zwischendurch?

» Esse ich, weil ich hungrig bin oder nur weil ich Appetit habe? Und wenn ja, warum?

» Warum esse ich, wenn ich frustriert bin? Hilft mir das wirklich weiter?

GLÜCKSMOMENTE

» Das gute Gefühl, bei der Pralinenpackung auf dem Tisch nur einmal zuzugreifen.

» Wenn der Blick in den Spiegel zeigt, dass das Hüftgold schwindet.

» Zu wissen, dass das Essen ohne fette Zutaten genauso schmackhaft sein kann.

»Man kann einem Menschen nichts beibringen, man kann ihm nur helfen, es in sich selbst zu entdecken.« Galileo Galilei

WAS IHNEN HILFT

Sie können negative Fragen auch durch positive Affirmationen ersetzen. Das sind diese kurzen motivierenden Sätze, die Ihre Gedanken in eine andere Richtung lenken. Affirmationen können Ihnen ein positives Gefühl vermitteln, da es sich im Prinzip um positive Programmiersätze handelt. Die stets wiederkehrenden Sätze lösen unbewusste Blockaden und können Sie augenblicklich in einen anderen Gefühlszustand versetzen.

WAS SIE UNTERSTÜTZT

Am wirksamsten sind bewusst positiv gestellte Fragen und Affirmationen gleich nach dem Aufwachen und abends vor dem Zubettgehen. Dann nämlich ist das Gehirn im Alphazustand und für Informationen besonders empfänglich.

NEGATIVE FRAGEN

- *Warum muss mir das immer passieren?*
- *Warum bin ich so dick?*
- *Warum habe ich immer die falschen Partner?*
- *Warum mache ich diesen Blödsinn?*
- *Wieso habe ich so wenig Geld?*
- *Wieso sind die Kollegen immer so unfreundlich zu mir?*
- *Warum bin ich schon wieder krank?*
- *Warum kann ich so schlecht lernen?*
- *Wie kann man so etwas mit mir machen?*

POSITIVE FRAGEN

- *Was kann ich daraus lernen?*
- *Wie kann ich schlanker werden und dabei Spaß haben?*
- *Wie kann ich den Partner bekommen, den ich mir wünsche?*
- *Was könnte ich in Zukunft besser machen?*
- *Wie kann ich mehr Geld verdienen?*
- *Was kann ich tun, damit die Stimmung bei meinen Kollegen besser wird?*
- *Was kann ich für eine gute und stabile Gesundheit tun?*
- *Wie lerne ich am besten?*
- *Was habe ich schon erfolgreich gelernt?*
- *Was kann ich tun, damit in Zukunft so etwas nicht mehr mit mir gemacht wird? Was ist witzig an dieser Situation?*

ZUSAMMENFASSUNG FÜR EILIGE

Um Lösungen zu finden, sind positive, in die Zukunft gerichtete und lösungsorientierte Fragen der Schlüssel. Jammern, Klagen und Lamentieren konservieren nur einen negativen Ist-Zustand. Positive Fragen hingegen verändern die Stimmung positiv und führen zu positiven Lösungsansätzen.

MEIN TIPP

Vereinbaren Sie mit sich selbst ein klares Zeichen, um negative Fragen zu unterbrechen. Das kann ein laut gesprochenes »Stopp!« oder Ähnliches sein. Immer, wenn Sie merken, dass die negativen Fragen wieder einmal die Oberhand haben, unterbrechen Sie sie mit diesem Zeichen.

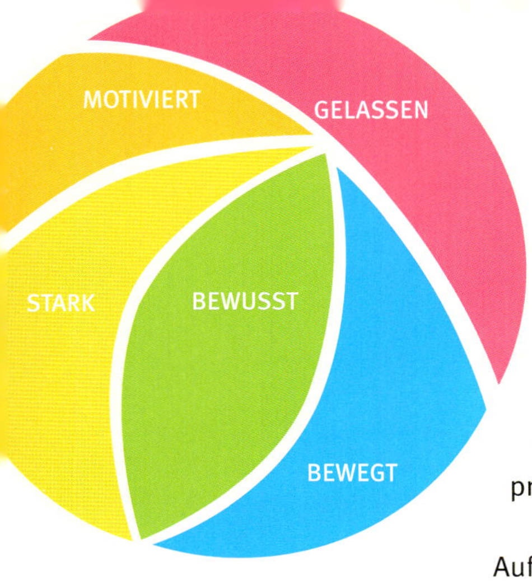

BEREIT FÜR DIE NÄCHSTE HOCHPHASE?

Die Chronobiologen stellen bei den meisten Menschen nach dem vorangegangenen Mittagstief jetzt ein zweites Leistungshoch fest. Gerade »Eulen«, Nachtmenschen also, setzen jetzt zu neuen Spitzenleistungen an. Für »Lerchen«, die Frühaufsteher unter uns, wird es kein so ausgeprägtes Leistungshoch mehr geben.

Auf den folgenden Seiten erfahren Sie u. a., warum Sport in vielen Fällen das bessere Medikament ist und worauf Sie dabei achten sollten (Seite 128/129).

Um das Lieblingsthema des Zen-Buddhismus, die Achtsamkeit, geht es auf den Seiten 130/131. Sie erfahren, weshalb Achtsamkeit für uns alle wichtig ist und wie wir mehr davon in unseren Alltag integrieren können.

»Vorsicht, Zucker!« heißt es ab Seite 132, und um mehr Humor im Leben geht es ab Seite 134.

Informationen zum Thema »Mentales Training für jedermann(frau)« gibt es schließlich ab Seite 136.

»Nimm dir Zeit zum Nachdenken, aber wenn die Zeit zum Handeln kommt, hör auf mit Denken und geh los.« Andrew Jackson

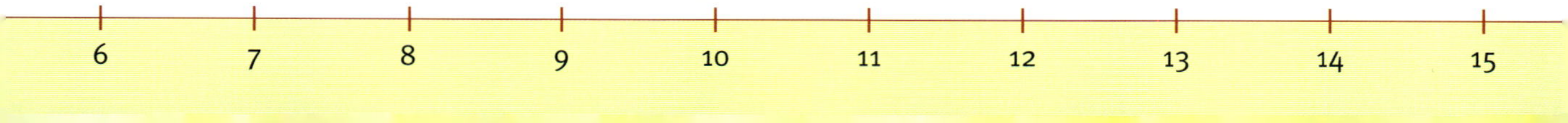

15 bis 16 Uhr nachmittags

Was Ihnen hilft:	**Meine Stimmung & Energie**
Bewegung Seite 129	Ich komme im Training nicht voran
Entspannung Seite 131	Ich bin sprunghaft
Ernährung Seite 133	Ich habe Heißhunger auf Süßes
Motivation Seite 135	Ich denke oft negativ
Mentaltraining Seite 137	Der Tag verläuft nicht so, wie ich es gern hätte

Was Sie unterstützt:	
Bewegung Seite 129	Ich würde gern effektiver trainieren
Entspannung Seite 131	Wie lerne ich, mich besser zu konzentrieren?
Ernährung Seite 133	Ich will nicht komplett auf Süßes verzichten
Motivation Seite 135	Ich wäre gern gelassener
Mentaltraining Seite 137	Ich möchte meinen Tag noch besser nutzen

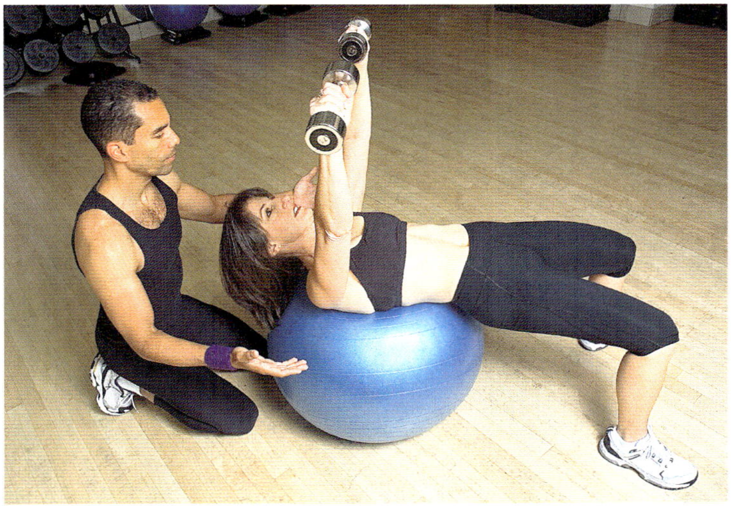

Zwischen 15.00 und 16.00 Uhr haben viele Menschen ein zweites Leistungshoch. Wenn Sie zu diesen gehören, ist diese Zeit besonders gut dazu geeignet, Sport zu treiben.

MEIN TIPP

Wer schon Feierabend hat, kann optimales Krafttraining machen, da die Maximalkraft jetzt am höchsten ist. Und wer zum Zahnarzt muss, sollte sich für diese Zeit einen Termin geben lassen: Jetzt wirken Schmerzmittel am besten.

AUSDAUERTRAINING IST DIE BESTE MEDIZIN

Wer Medikamente unbedacht einnimmt, sollte sich nicht über Nebenwirkungen wundern.

Menschen mit zu hohem Blutdruck nehmen häufig so genannte Betablocker. Das kann wichtig sein, um gefährliche Blutdruckkrisen oder Herzrhythmusstörungen zu vermeiden. Betablocker haben aber viele unangenehme Nebenwirkungen: allgemeine Antriebslosigkeit, Müdigkeit und bei Männern nicht selten reduzierte Potenz. Doch es gibt für viele eine Alternative: Ausdauertraining im Sauerstoffüberschuss! Im aeroben Bereich kann sich der Blutdruck wieder normalisieren. Das belegen zahlreiche Studien und auch meine Erfahrung. Als Christoff M., 58 Jahre, und Helmut S., 60 Jahre, vor zwei Jahren zu mir kamen, litten sie unter Bluthochdruck und schluckten Betablocker. Nach acht Monaten regelmäßigen Ausdauertrainings konnten beide nach Absprache mit ihrem Arzt auf die Medikamente verzichten.

Professor Wildor Hollmann bezeichnete Bewegung einmal als »Medikament des Jahrhunderts«. In einem Artikel des SPIEGEL (4/2006) wurden die zahlreichen positiven Wirkungen auf den Körper zusammengefasst. Viele Medikamente, die Millionen Menschen verordnet werden, zeigen nur schwache Wirkung. Ein Beispiel: Gute durchblutungsfördernde Mittel, die ältere Menschen wegen Schwindelanfällen und Durchblutungsstörungen in den Beinen einnehmen, erhöhen die Durchblutung um maximal 10 %. Ein moderates Ausdauertraining wie z. B. das Walking schafft bis zu 300 % mehr. Wenn Sie Ihr Training zusätzlich optimal an Ihre individuelle Situation anpassen, können Sie eventuell auf manche Medikamente verzichten und damit deren Nebenwirkungen vermeiden.

SIGNALE DES KÖRPERS

Reduzieren Sie die Trainingsbelastung, wenn Sie sich während des Sports oder danach unwohl fühlen. Wenn die Atmung hektisch wird, der Puls rast oder sich Schwindelgefühle einstellen, beenden Sie das Training. Gehen Sie zum Arzt! Er kann Ihnen sagen, welche Intensität für Sie richtig ist.

FRAGEN, DIE SIE WEITERBRINGEN

» Wie kann ich heute anders trainieren, damit sich mein Körper wieder neu anpassen muss und meine Leistung besser wird?

» Trainiere ich mit einer genügenden Regelmäßigkeit?

» Wann habe ich mir das letzte Mal eine Regenerationseinheit gegönnt?

GLÜCKSMOMENTE

» Die 5 Kilometer in neuer Bestzeit gelaufen zu sein.

» Mit dem Fahrrad im Frühling die erwachende Natur erkunden.

» Die neuen Ideen beim Ausdauertraining nur so sprudeln sehen.

Musik/Buch/DVD/Internet

Kuno Hottenrott/Martin Zülch: *Ausdauerprogramme. Erfolgstraining für alle Sportarten*, Rowohlt-Tb, ISBN: 3499194406.

WAS IHNEN HILFT

Wichtig für ein individuelles Training ist das Wissen, wo man startet. Die bekannte Formel, nach der ein optimalesTraining bei 65 bis 85 % der maximalen Herzfrequenz (220 minus Lebensalter beim Mann, 226 minus Lebensalter bei der Frau) gewährleistet ist, spiegelt nur statistische Werte wider und sagt damit noch nichts über die individuellen Voraussetzungen zu Beginn des Trainings aus. Ich empfehle daher ein Belastungs-EKG mit einer Laktatdiagnostik oder einer Spiroergometrie. Sie wissen dann, ob Ihr Herz und Kreislauf gesund sind, und kennen Ihre individuellen Werte für Fettverbrennung oder effektives Herz-Kreislauf-Training. Verlassen auch Sie sich nicht auf Faustformeln, Ihrer Gesundheit zuliebe.

»Wenn eine Medizin nicht schadet, soll man froh sein und nicht obendrein noch verlangen, dass sie etwas nütze.«

Pierre Augustin de Beaumarchais

WAS SIE UNTERSTÜTZT

Wenn Sie unsicher sind, wie Sie Ihre Ausdauer steigern, können Sie sich bei www.ausdauerprofi.com einen Trainingsplan erstellen lassen. Sie müssen nur einige Daten eingeben und bekommen anschließend für 25,– Euro einen Plan.

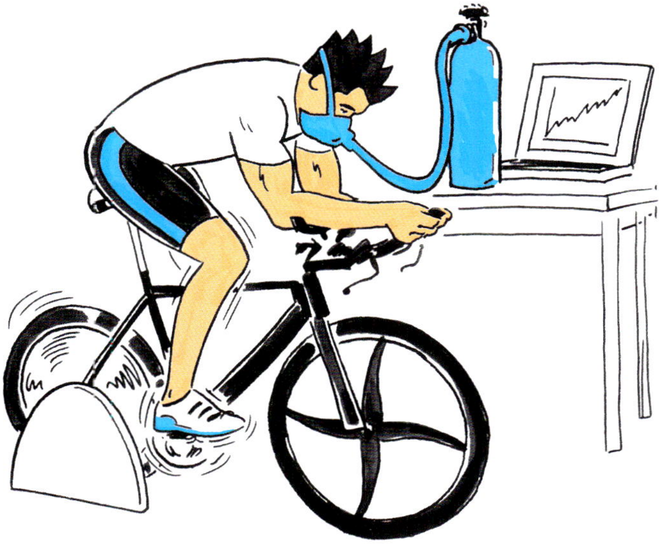

Die Spiroergometire gibt Auskunft über Ihren momentanen Fitnessstand und hilft Ihnen somit rechtzeitig zu erkennen, wenn Sie sich beim Sport überanstrengen. Die richtige Trainingsintensität ist ausschlaggebend für Ihren Erfolg.

ZUSAMMENFASSUNG FÜR EILIGE

Regelmäßiger Ausdauersport wirkt häufig besser als viele Medikamente gegen verschiedene Erkrankungen – und das nicht nur vorbeugend. Wichtig ist es, mit der richtigen Intensität zu trainieren. Denn nur wer sich langsam steigert, wird sich nicht überlasten. Um sicherzugehen, machen Sie eine Spiroergometrie!

MEIN TIPP

Führen Sie einen Trainingsplan. Nur so werden Sie sich langfristig verbessern können. Beachten Sie das 10-Prozent- sowie das 3:1-Gesetz. Steigern Sie sich maximal um 10 % im Umfang von einer zur nächsten Trainingseinheit. Steigern Sie Ihre Trainingsleistung dreimal und legen Sie dann eine Erholungseinheit ein.

MEHR AUFMERKSAMKEIT FÜR DAS HIER UND JETZT

Wer in ruhiger Achtsamkeit lebt, entgeht der wilden Betriebsamkeit.

Hawaii, Oktober 2004. Der heiße Asphalt der Straße dampft. Weit und breit kein Schatten. Seit vier Uhr früh ist sie unterwegs. Jetzt ist es ca. 14.30 Uhr. 3,8 Kilometer Schwimmen im Ozean liegen hinter ihr. 180 Kilometer bei sengender Hitze ist sie schon auf dem Rad gefahren. Literweise Wasser hat sie sich zum Abkühlen über den Kopf geschüttet und literweise getrunken. Gute 34 Kilometer ist sie jetzt schon zu Fuß auf den Beinen. Jetzt kommt sie an den so genannten Heat Point. Hier ist es besonders heiß. Die Luft steht, doch Natasha Badman lächelt. Sie erfreut sich am Anblick des Ozeans. Fühlt ihre Atmung. Ist sich jedes Schrittes bewusst. Achtsam im Hier und Jetzt. Die gebürtige Schweizerin wird auch in diesem Jahr den IRONMAN auf Hawaii gewinnen. Sechsmal war es diese Einstellung, die sie auf das Siegertreppchen auf Hawaii brachte.

Achtsamkeit ist der Zustand, in dem Sie Augenblick für Augenblick bewusst erleben. Wie oft sehnen wir uns nach komplizierten Dingen. Dabei sind es gerade die unbewussten und alltäglichen Dinge wie Atmen, Bewegung und Essen, die uns Freude erleben lassen. In dem Moment, wenn Sie sich Ihrer Atmung bewusst werden, spüren Sie Ihr Potenzial, Ihre Gesundheit und Ihre Energie. Wenn wir uns auf diese Dinge konzentrieren, erreichen wir den Zustand der Achtsamkeit. Ihn in jedem Augenblick unseres Lebens zu erhalten ist das Ziel, das alle anderen Ziele beinhaltet.

SIGNALE DES KÖRPERS

Wer aufmerksam im Augenblick lebt, fühlt sich lebendig. Sie fühlen schneller, was Ihnen Energie gibt und was sie Ihnen raubt. Auch im Umgang mit Menschen wird Ihr Körper ein verlässlicher Partner. Insgesamt wird Ihre Intuition besser.

Musik/Buch/DVD/Internet

Daisetz T. Suzuki: *Die große Befreiung. Einführung in den Zen-Buddhismus*, O. W. Barth bei Scherz, ISBN: 3502611572.

Jerry Braza: *Achtsamkeit – Leben im Augenblick*, Fischer Tb., ISBN: 3596142539.

FRAGEN, DIE SIE WEITERBRINGEN

» Wie oft bin ich wirklich anwesend, wenn ich mit jemandem zusammen bin?

» Wer sind die glücklichsten Menschen, die ich kenne, und worin liegt deren Geheimnis?

» In welchen Momenten meines Lebens fühle ich mich am lebendigsten?

» Was hält mich davon ab, im gegenwärtigen Moment zu leben?

GLÜCKSMOMENTE

» Die wärmende Sonne auf der Haut.

» Ein trauriges Kind trösten und es wieder zum Lachen bringen.

» Eine Schneeflocke auf der Nase.

» Einem Menschen begegnen, der im Hier und Jetzt lebt.

»Ein Leben ohne Achtsamkeit heißt zu leben, als seien wir bereits gestorben.« Sharon Salzberg

WAS IHNEN HILFT

Nehmen Sie sich heute zehn Minuten Zeit, um Kinder zu beobachten. Ist es nicht faszinierend, wie wenig sie sich um die Zukunft kümmern, wie sie in der Tätigkeit aufgehen, die sie gerade beschäftigt? Wenn Sie häufig sprunghaft sind, nehmen Sie sich eine Ihrer Lieblingsaktivitäten vor, und machen Sie diese übertrieben langsam. Dabei ist es egal, ob Sie im Garten die Blumen vom „Unkraut" befreien oder ob Sie ein Bild malen ... nur machen Sie es langsam, und konzentrieren Sie sich auf die Handlung. So werden Sie ruhiger.

WAS SIE UNTERSTÜTZT

»Leben ist alles, was wir versäumen, während wir schon weitere Pläne schmieden.« Wenn der Geist wandert, ist es schwer, sich zu konzentrieren. Eine hohe Leistungsfähigkeit aber ist immer das Ergebnis einer herausragenden Konzentration. Schauen Sie sich nach Beispielen von Menschen um, die höchste Konzentration erbringen, und beobachten Sie sie.

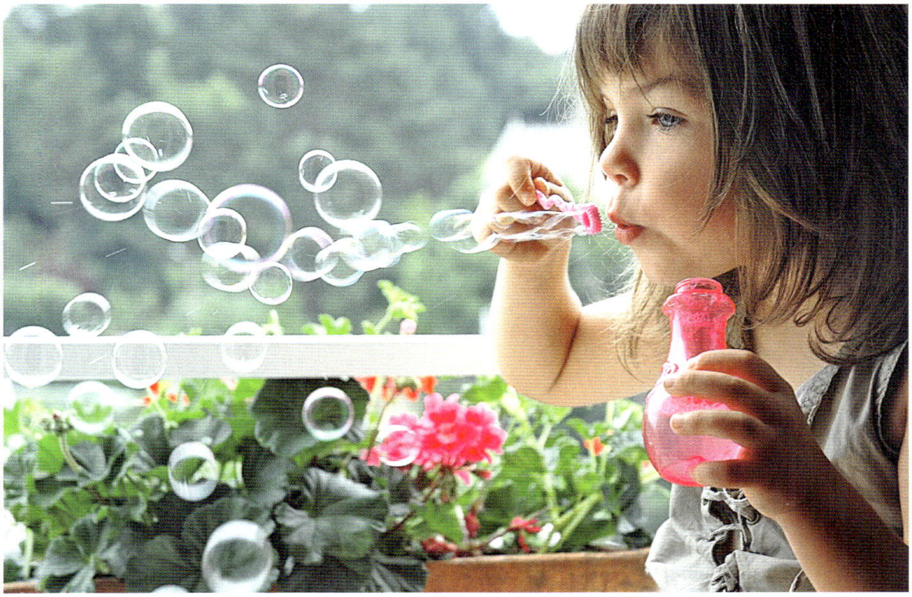

Genießen Sie jeden Augenblick! Beobachten Sie ihre Kinder oder nehmen Sie sich Zeit für Ihr liebstes Hobby. In den kleinen und scheinbar unbedeutenden Dingen des Alltags finden Sie Freude und kommen in den Zustand der Achtsamkeit.

ZUSAMMENFASSUNG FÜR EILIGE

Achtsamkeit, die Aufmerksamkeit für den Augenblick, ist Voraussetzung für absolute Konzentration, die wiederum Voraussetzung für Erfolg ist. Achtsamkeit lässt sich am besten an den Tätigkeiten des Alltags lernen.

MEIN TIPP

Nutzen Sie einfache Tätigkeiten, um sich in der Achtsamkeit zu schulen. Das kann das tägliche Zähneputzen sein, der Abwasch, das Anziehen, das Spazierengehen. Beobachten Sie, wie viele Gedanken bei solchen Tätigkeiten in Ihnen aufsteigen. Auch die bewusste Wahrnehmung der Atmung kann Ihre Aufmerksamkeit schulen. Sie sehen, dieses Training funktioniert immer und überall. Bis es kein Training mehr ist, sondern der ganz normale Zustand Ihres Bewusstseins.

Wer seine Besprechung eiweißreich und kohlenhydratarm beginnt, wird sie ideenreich beenden können.

Was Sie jetzt essen sollten, ist von Ihrem bisherigen und vom weiteren Tagesverlauf abhängig. Wenn Sie heute Abend noch Sport eingeplant

DER NACHMITTAGSSNACK ALS MUNTERMACHER

haben, darf es ruhig noch ein kleiner kohlenhydratreicher Zwischensnack sein. Das Gleiche gilt, wenn Sie sich heute schon länger und intensiver in der Mittagspause bewegt haben.

Wollen Sie jedoch abnehmen, haben Sie nur noch geistige Arbeit vor sich oder sogar nur noch einen entspannten Nachmittag und Abend, dann sollten Sie mit Kohlenhydraten vorsichtig umgehen. Reis, Nudeln, Süßes, Kartoffeln, zuckerhaltige Getränke und Brot sollten dann von Ihrem Speiseplan für den Rest des Tages gestrichen werden.

Früher gab es in einer Münchener Firma immer Kekse und Kaffee zu den Meetings. Seitdem ich diese Firma beraten durfte, werden zu den Meetings nur noch Nüsse und viel Wasser gereicht. Oder aber man isst in einer kurzen Pause einen Hüttenkäse mit einer halben Banane. Der Erfolg war frappierend: Die Manager klagten plötzlich nicht mehr über Konzentrationsschwankungen und Müdigkeit. Die Leistungsfähigkeit ist seither deutlich gestiegen. Ein Wunder? Nein, ganz simple physiologische Erfordernis. Die Leistungsfähigkeit unseres Gehirns ist stark von freien Aminosäuren im Blut und der davon abhängigen Hormonproduktion abhängig.

SIGNALE DES KÖRPERS

Bei Unterzuckerung wird Ihnen schwindelig oder Sie können sich schlecht konzentrieren. Sie haben das Gefühl, Ihnen wird die Energie abgesaugt. Wenn diese Unterzuckerung anhält, bekommen Sie sehr starke Kopfschmerzen.

FRAGEN, DIE SIE WEITERBRINGEN

- Was kann ich tun, um meinen Heißhunger auf Zucker in den Griff zu bekommen?
- Hatte ich schon wieder eine zu lange Pause zwischen den Mahlzeiten?
- Welche Eiweißsnacks werde ich mir jetzt schon auf den Tisch stellen, damit ich heute Nachmittag nicht noch einmal diesen Heißhunger auf Zucker bekomme?

GLÜCKSMOMENTE

- Beim Tankstopp den ganzen Versuchungen an der Kasse widerstanden zu haben.
- Eine Woche ohne Zucker leben.
- Um 15 Uhr immer noch keinen Hunger auf Süßes haben.
- Ein frisches Fruchtsorbet.

Musik/Buch/DVD/Internet

Michael Hamm: *Die GX-Diät*, Droemer Knaur, ISBN: 3426643324.

6 7 8 9 10 11 12 13 14 15

»Ein fetter Bauch bringt keine zarten Empfindungen hervor.«

Hieronymus

WAS IHNEN HILFT

Verbannen Sie alles Süße aus Ihrer Küche und Ihrem Büro. Kaufen Sie Nüsse und Hüttenkäse für eiweißreiche Snacks für zwischendurch, die nicht dick machen. Trinken Sie viel Tee und Wasser. Wenn es etwas Süßes sein soll, dann nehmen Sie Obst. Ein Kefir oder eine Dickmilch mit einer Portion Waldbeeren in den Mixer – lecker. Sie müssen Ihren Körper Stück für Stück entwöhnen. Am besten ist es, wenn Sie vier Tage kein einziges Zuckerkristall essen. Also auf alles verzichten, was gezuckert ist. Danach werden Sie alles Gezuckerte plötzlich als viel zu süß wahrnehmen.

WAS SIE UNTERSTÜTZT

Etwas Zucker wird Sie nicht umbringen. Die Dosis macht das Gift. Wenn Sie diese Attacken jedoch auch noch in den Griff bekommen wollen, können Sie auf andere »Süßstoffe« umsteigen: Getrocknetes Obst oder ein Fruchtsorbet ist nicht so zuckerhaltig. Doch Achtung, auch getrocknetes Obst enthält Zucker, Fruchtzucker! Deshalb nur eine Hand voll. Das genügt.

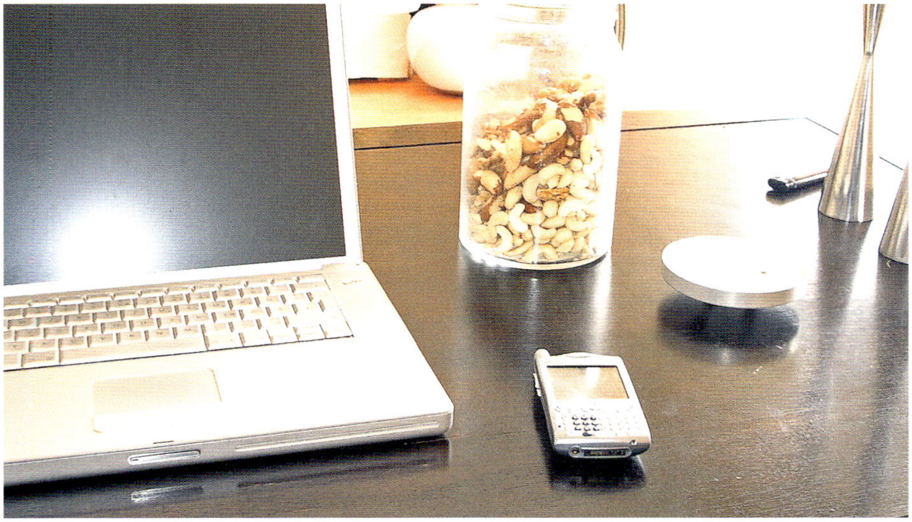

Stellen Sie lieber Nüsse statt Süßigkeiten als Naschzeug an Ihren Arbeitsplatz. Sie geben Ihrem Körper die notwendigen ungesättigten Fettsäuren und Aminosäuren. Und sie sättigen ohne Heißhunger auf mehr Süßes.

ZUSAMMENFASSUNG FÜR EILIGE

Eiweiß sollte bei jedem Snack dabei sein. Aber Vorsicht bei Kohlenhydraten. Geben Sie ballaststoffreichen Kohlenhydraten wie Vollkornreis oder Vollkornbrot immer den Vorzug. Meiden Sie Lebensmittel mit viel Zucker und gesättigten Fettsäuen wie z. B. Fertiggerichte.

MEIN TIPP

Essen Sie lieber reichlich Eiweiß und wenig Kohlenhydrate. Eiweiß braucht unser Körper, und die Verwertung kurbelt Ihren Stoffwechsel an. Eiweiße sind zudem die Bausteine für Hormone, die Sie munter und kreativ bleiben lassen. Kohlenhydratreiche Kost macht zunächst müde.

**Wer lachend sich seine Glatze föhnt,
hat mit dem Schicksal sich versöhnt.**

Es ist 15 Uhr. Ein gemeinsamer Lauf steht auf dem Programm. Michael W. hatte einen anstrengenden Tag. Viel Stress. Es regnet. Sein Gesicht sieht auch verregnet aus.

LACHEN SIE SICH GESUND UND LEISTUNGSSTARK

Ich erzähle ihm zwei neue Witze. Wir lachen gemeinsam. Nach dem Lauf ist Michael W. bestens drauf. Zum einen durch die bessere Durchblutung, die frische Luft, die Kreativitätshormone und die Glückshormone und zum anderen auch aufgrund des gemeinsamen Lachens.

Es gibt mittlerweile sogar eine Wissenschaft, die sich speziell mit dem Lachen beschäftigt, die Gelotologie (griech. gelos = Lachen). Sie hat viele positive Wirkungen des Lachens wissenschaftlich ergründet. Wir wissen deshalb heute nicht nur, dass Lachen gute Laune macht, weil dabei Endorphine, körpereigene Morphine, ausgeschüttet werden. Wir wissen auch, dass Lachen verspannte Muskeln lockert, den Blutdruck senkt, das Zwerchfell lockert, sich die Pupillen weiten und der Puls beschleunigt. Und: Lachen reduziert die Stresshormone Adrenalin und Kortisol.

Lachen verbessert sogar die Lernfähigkeit, so die Erkenntnis einiger Wissenschaftler. Wenn Sie während eines Vortrages oder eines Seminars ab und zu zum Lachen gebracht werden, können Sie sich später viel besser an den Inhalt erinnern. Denn Lachen wird durch starke Emotionen hervorgerufen. Und emotionales Lernen ist wesentlich wirksamer als sachliches Faktenlernen.

Lachende Menschen sind sympathisch. Ein Lächeln hemmt Aggressionen.

Musik/Buch/DVD/Internet

Hier finden Sie einen echten Lachprofi: *www.hirschhausen.com*. Für Humorbedürftige ebenfalls sehenswert: *www.witze.de* und *www.humorcare.de*.

FRAGEN, DIE SIE WEITERBRINGEN

» Wann habe ich richtig herzhaft über mich selbst gelacht?

» Wie könnte ich mir ein persönliches Humorarchiv zusammenstellen?

» Was ist lustig an dieser Situation? Was könnte an dieser Situation lustig sein?

GLÜCKSMOMENTE

» Das Eichhörnchen in dem Film »Ice Age«.

» Die besten Sketche von Loriot (z. B. »Ich hab mein Jodeldiplom …«).

» Sich gegenseitig kitzeln, bis der Arzt kommt.

» Mit Kindern in den Zirkus gehen und ihnen beim Lachen zuschauen.

»Wer den Tag mit Lachen beginnt, hat ihn bereits gewonnen.« Cicero

WAS IHNEN HILFT

Lachen ist für ein positives Lebensgefühl elementar. Humor kann Energie raubende Streits über Kleinigkeiten in Luft auflösen. Das Gleiche gilt für alle anderen sozialen Beziehungen, im privaten wie beruflichen Bereich. Richten Sie sich deshalb eine umfassende »Lachothek« ein. Das können witzige Filme oder Bücher sein, Audio-CDs, Kassetten oder auch Gegenstände und Fotos, die Sie ganz persönlich zum Lachen bringen.

WAS SIE UNTERSTÜTZT

Gelassenheit ist eine Fähigkeit, die Sie lernen und kultivieren können. Sie erleben eine Situation, die Sie ärgert. Gut, die können Sie nicht ändern. Aber Ihre Einstellung. „Wie werde ich in einem Jahr noch darüber denken?" „Was ist witzig daran?" Dies sind Fragen, die Sie die Dinge gelassener betrachten lassen. Und bedenken Sie: Die ärgerlichsten Erlebnisse sind im Nachhinein häufig die besten Storys, über die Sie mit Ihren Freunden herzlich lachen können.

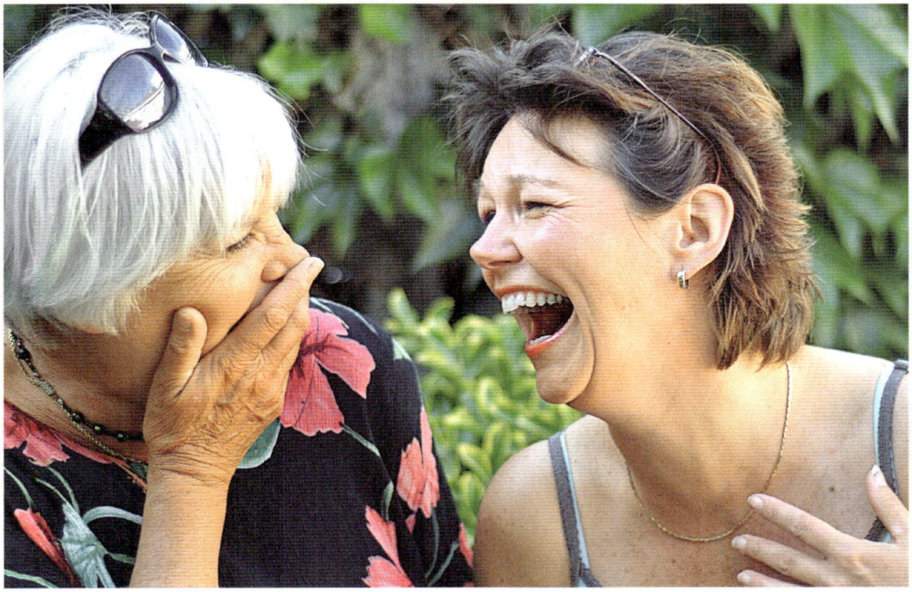

Wer so herzlich Lachen kann, wird dem Alltag entspannter begegnen und auch in Stresssituationen gelassener reagieren können.

ZUSAMMENFASSUNG FÜR EILIGE

Lachen wirkt entspannend und ist gesund. Hilfreich ist eine Sammlung von Medien, die Sie zum Lachen bringen (Filme, Bücher, Hörspiele etc.).

MEIN TIPP

Wenn Sie viel im Auto sitzen, sollten Sie eine Sammlung von Gags und Sketchen auf CD dabei haben. Es gibt auch CDs, auf denen Sie nur minutenlanges Lachen hören. Das Witzige dabei: Es steckt an, und Sie fangen plötzlich ohne sichtbaren Grund an zu lachen.

**Wer Wünsche mental voraussieht,
hat seltener das Nachsehen.**

Es gibt gerade nachmittags immer wieder Zeiten, in denen wir das Gefühl haben, nicht gut genug zu sein. Genau dann gilt es, sich wieder auf die Sonnenseite zu stellen, sich seiner Möglichkeiten bewusst zu werden, sich mental wieder einzustellen.

DER GEDANKE KOMMT VOR DER TAT

So wie ein Tennisprofi seine Durchhänger mit mentalem Training überwinden kann, können Sie das auch. Und das Ganze dauert höchstens zehn Minuten. Alle erfolgreichen Sportler haben das Mentaltraining in ihr physisches Training mit eingebaut. Denn mentales Training hilft, Situationen bereits im Vorfeld zu bewältigen.

Das Mentaltraining durchläuft fünf Phasen:

1. In der ersten Phase machen Sie eine Aufgabenanalyse. Was möchten Sie gern besser können? Welche Situationen können auftreten? Wie sieht das Umfeld aus? Welche Fertigkeiten oder Fähigkeiten möchten Sie optimieren?
2. In der zweiten Phase sammeln Sie alle greifbaren Informationen. Von wem können Sie lernen? Gibt es auditives oder visuelles Lehrmaterial, sprich Hörseminare oder Videos? Gibt es Bücher mit Abbildungen oder Fallbeispielen?
3. In der dritten Phase schauen Sie sich diese Informationen mehrfach an, bis Sie einen Fahrplan für die Details haben.
4. In der vierten Phase durchlaufen Sie gedanklich immer wieder die fragliche Situation, bis Sie sie deutlich vor sich sehen können.
5. Jetzt ist der Moment gekommen: Wenden Sie das Trainierte in der entsprechenden Situation an.

SIGNALE DES KÖRPERS

Wenn Sie Ihr Mentalprogramm immer wieder trainiert haben, werden Sie die Wirkungen spüren. Stellen Sie sich z. B. vor, Sie liegen im Urlaub am Strand. Ihr Körper wird messbar Signale geben, dass er gerade auf Entspannung umschaltet.

FRAGEN, DIE SIE WEITERBRINGEN

» Wer hat das geschafft, was ich mir wünsche? Und wie macht er es?

» Wie hoch ist der Preis, um meine Ziele zu erreichen?

» Wie häufig trainiere ich für die Verwirklichung meiner Träume?

GLÜCKSMOMENTE

» Das Gefühl, wieder an seinem Lieblingsort zu sein.

» Spüren, wie das Mentaltraining die Leistung positiv beeinflusst.

Musik/Buch/DVD/Internet

Joseph Murphy/Walter Kreye: *Die Macht Ihres Unterbewusstseins*, Ariston, ISBN: 3720526992.

6 7 8 9 10 11 12 13 14 15

WAS IHNEN HILFT

Fangen Sie damit an, sich den kommenden Tag einmal so vorzustellen, wie Sie ihn gerne hätten. Wie sieht ein perfekter Tag für Sie aus? Schreiben Sie die Eckpunkte auf, die für Sie wichtig sind. Dann spielen Sie diese gedanklich durch.

WAS SIE UNTERSTÜTZT

Wichtig beim mentalen Training ist die regelmäßige Durchführung, um den erwünschten Erfolg zu erreichen. Wenn möglich, sollten Sie das Mentaltraining auch immer zur gleichen Zeit durchführen. Drei bis zehn Minuten reichen vollkommen.

„Die Besten ihres Faches sind als Vorbilder gerade gut genug. Siegen soll man von Siegern lernen.“ Francis L. Morgan

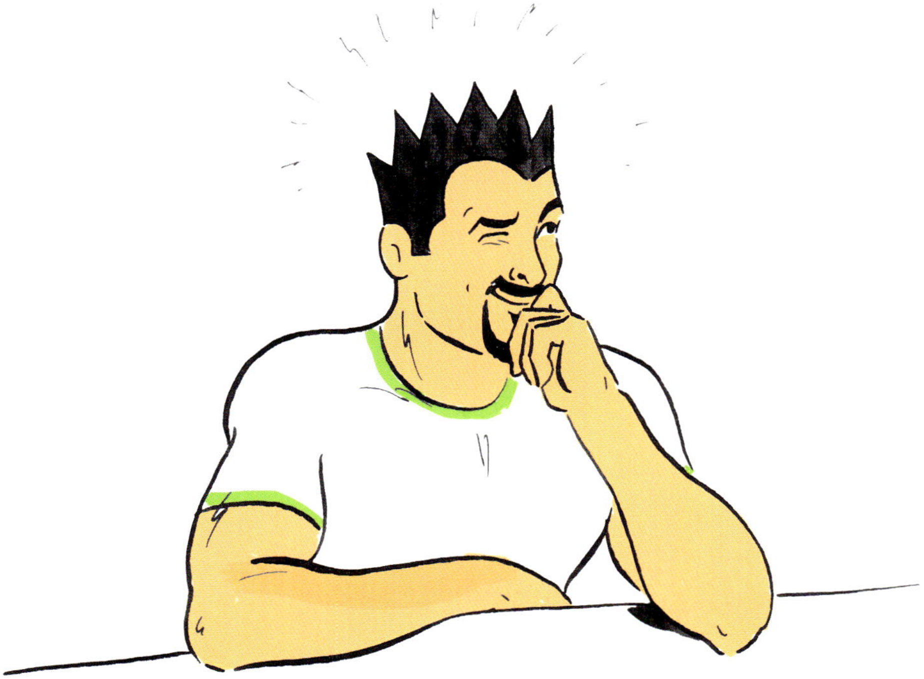

Mentaltraining können Sie überall durchführen. Der Ort sollte ruhig sein. Schließen Sie die Augen, konzentrieren Sie sich zwei Minuten nur auf Ihre Atmung und auf das, was bei der Atmung passiert und was Sie hören können. Wenn Ihre Gedanken zur Ruhe gekommen sind, können Sie die mentale Vorwegnahme einer Aktivität in der Zukunft mehrmals durchspielen.

ZUSAMMENFASSUNG FÜR EILIGE

Mentales Training wird von zahlreichen Spitzensportlern angewendet, um die Leistung zu steigern oder Krisen zu meistern. Doch mentales Training eignet sich ebenso, um andere Lebensbereiche zu optimieren.

MEIN TIPP

Wenn Sie etwas Neues lernen möchten, ist es immer sinnvoll, denen zuzuschauen, die es schon können. So lernen wir am schnellsten. Wenn Sie eine Vorstellung davon haben, wie Sie etwas meisterhaft durchführen können – z. B. ein Instrument spielen –, dann hilft es, diese Situation mit allen Sinnen durchzuspielen. Das gibt Sicherheit für die reale Situation.

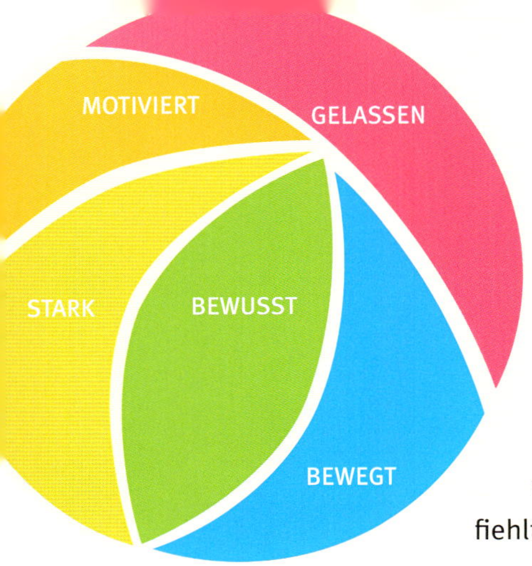

DIE ZWEITE HOCHPHASE NUTZEN

Die Gehirnleistung erreicht ihren zweiten Höhepunkt, wobei jetzt vor allem das Langzeitgedächtnis besonders gut funktioniert. Puls, Blutdruck und Körpertemperatur haben ihren Höchststand erreicht.

Wenn Sie jetzt noch einmal voll durchstarten wollen oder müssen, empfiehlt sich eine kurze, aber intensive Bewegung (Seite 140/141).

Der Weg zu innerer Ruhe ist weder weit noch kompliziert. Er ist so einfach zu finden, dass die meisten es nur nicht glauben können. Was es damit auf sich hat: Seite 142/143.

Sie wollten schon lange mal fasten? Wie's ganz einfach geht und wie Sie zusätzlich »Best-Aging« betreiben, lesen Sie auf den Seiten 144/145.

Ab Seite 146 werden Sie dann erfahren, mit welchen Tricks der »innere Schweinehund« arbeitet, warum Sie ihm nicht böse sein sollten und wie Sie ihn höflich hinauskomplimentieren.

Auf den Seiten 148/149 geht es um Stärken und Schwächen sowie um den nicht immer einfachen Versuch einer realen Selbsteinschätzung.

»Reiche Herzen erleben viel in kurzer Zeit.« *Friedrich Spielhagen*

6 7 8 9 10 11 12 13 14 15

Was Ihnen hilft: | **Meine Stimmung & Energie**

Bewegung Seite 141 Ich bin müde, habe aber keine Zeit für eine Pause
Entspannung Seite 143 Ich möchte mal kurz abschalten
Ernährung Seite 145 Ich möchte gern abnehmen
Motivation Seite 147 Ich bremse mich immer selbst aus
Mentaltraining Seite 149 Irgendwie fühle ich mich fehl am Platz

Was Sie unterstützt:

Bewegung Seite 141 Ich habe nur wenig Platz, möchte mich aber gern kurz auspowern
Entspannung Seite 143 Ich finde gerade den Ausgang aus der Tretmühle nicht
Ernährung Seite 145 Meine Kollegen sagen, es sei egal, wann man was isst
Motivation Seite 147 Ich habe Probleme mit der Umsetzung meiner Ideen
Mentaltraining Seite 149 Ich höre so viele Meinungen und kann mich nicht entscheiden

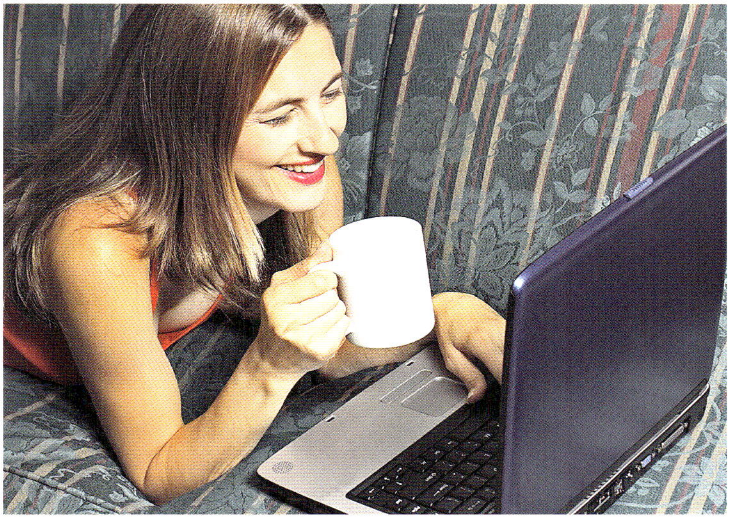

Jetzt geht es noch einmal richtig los! Unser Gehirn erreicht um diese Zeit für gewöhnlich eine zweite Hochphase – besonders das Langzeitgedächtnis funktioniert jetzt am besten.

MEIN TIPP

Wenn Sie etwas auswendig lernen wollen, z. B. die Vokabeln einer neuen Fremdsprache, ist jetzt eine gute Zeit. Kurz vor dem Einschlafen noch einmal wiederholen und dann noch einmal eine Woche später – und danach in verdoppelten Zeitabständen. Zweimal im Jahr eine kurze Wiederholung reicht dann aus, um den Wortschatz zu erhalten.

EIN TREPPENSPRINT VOR DEM ENDSPURT IM JOB

Wenn Sie sich Ihre Flügel selbst verleihen, kommen Sie fliegend zu Ihren Zielen.

Endspurt. Bald ist Feierabend. Ein kleiner Sprint auf dem Flur oder im Treppenhaus kann Ihren Geist beflügeln, ganz ohne koffeinhaltige Getränke.

Aber eine schnelle Belastungsphase wirkt nicht nur kurzfristig. Bei einer neueren Studie der Medizinischen Hochschule Hannover stellte sich heraus, dass die Intervallmethode mit kurzen, sehr intensiven Trainingseinheiten der kontinuierlichen Ausdauerleistungsmethode gleichwertig oder sogar überlegen ist. Mit anderen Worten: Mit relativ geringem Zeitaufwand, allerdings bei hoher Intensität wie beim schnellen Treppenlaufen, lassen sich die gleichen positiven Anpassungsvorgänge hervorrufen wie durch längere, aber weniger intensive Ausdauerleistungen (z. B. Walken oder Joggen).

Im Büro bieten sich also kleine Treppensprints an. Wenn Sie keinen Treppenflur im Büro haben, können Sie auch Seil springen. Nehmen Sie sich zwei bis drei Minuten. Das reicht. Sie werden merken, wie Sie wieder frisch sind und die Müdigkeit verschwunden ist.

Und diese kurze intensive Belastung fordert auch die schnell zuckenden Muskelfasern, die wir im zunehmenden Alter immer mehr verlieren. Mit kleinen Sprints bleiben Sie für den langen Lebensweg fit. Die ruhigen, längeren Ausdauereinheiten machen Sie entweder morgens oder am Wochenende. Je nach dem, wie Sie Zeit haben.

SIGNALE DES KÖRPERS

Kurze Intervalle oder intensive Belastungen bringen Ihr Herz-Kreislauf-System in Wallung. Die Herzfrequenz ist höher, das Herz pumpt kräftig und spürbar die geforderte Blutmenge in den Kreislauf. Danach werden Sie merken, wie Ihr zuvor verspannter Körper viel besser entspannen kann.

FRAGEN, DIE SIE WEITERBRINGEN

» Was hat mir in der Vergangenheit gut getan, um Stress abzubauen?

» Wie kann ich meinen Stress am besten über Bewegung schnell abbauen?

» Wo kann ich mich kurz austoben?

GLÜCKSMOMENTE

» Der verwunderte Blick Ihrer Kollegen, wenn Sie vom Erdgeschoss bis zum fünften Stock die Treppe anstelle des Fahrstuhls genommen haben und trotzdem zuerst oben sind.

» Mit den Kindern toben und sich danach frisch und vital fühlen.

Musik/Buch/DVD/Internet

Frederic Delavier, *Der neue Muskel-Guide. Gezieltes Krafttraining – Anatomie,* blv Buchverlag, ISBN: 3835400142.

6 7 8 9 10 11 12 13 14 15

WAS IHNEN HILFT

Wenn Sie müde sind und keine Chance haben, eine kleine Pause einzulegen, nutzen Sie einen Botengang oder eine Korrespondenz mit einem Kollegen für einen kleinen Sprint.

So ein 10-Sekunden-Sprint kann Ihnen auch hervorragend helfen, wenn Sie in den letzten Stunden sehr viel Stress hatten und ihn nicht loswerden konnten. Ideal für solche kurzen intensiven Bewegungen sind Treppenhäuser.

WAS SIE UNTERSTÜTZT

Wenn Sie weder Treppenhaus noch lange Gänge in Ihrer Firma haben, dann kann auch ein Springseil sehr nützlich sein. Kurz 20 bis 30 Sprünge mit oder auch ohne Seil werden Sie wieder zu neuem Leben erwecken. Sie sind plötzlich wieder hellwach und sprühen vor Kreativität.

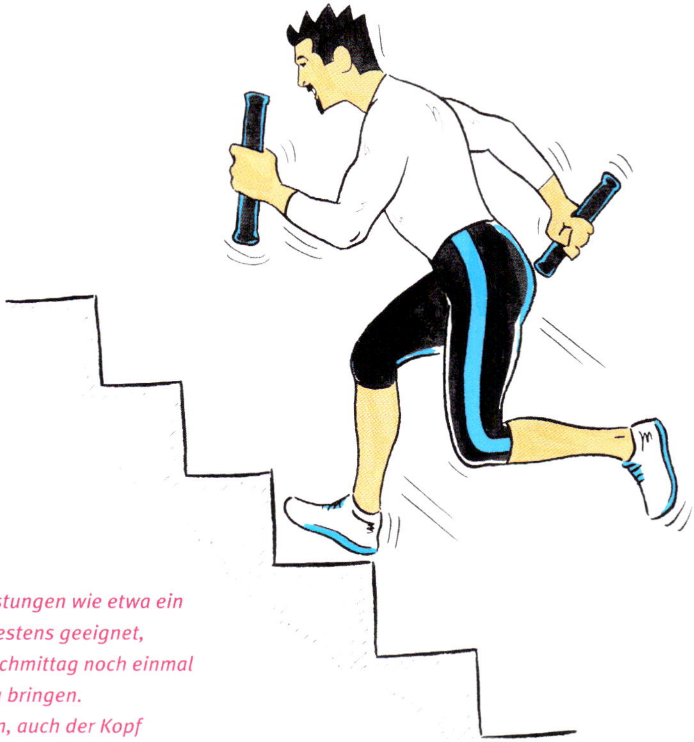

Kurze intensive Belastungen wie etwa ein Treppensprint sind bestens geeignet, um Sie am späten Nachmittag noch einmal richtig in Schwung zu bringen. Nicht nur die Muskeln, auch der Kopf profitieren davon. Die zusätzliche Verwendung der XCO-Trainer steigert die Beanspruchung der Rumpfmuskulatur.

ZUSAMMENFASSUNG FÜR EILIGE

Optimal, um vor dem Endspurt im Job noch einmal Energie zu tanken, ist ein kurzer Sprint – also eine kurzfristige Höchstleistung des Körpers. Neue Studien zeigen, dass kurze, sehr intensive Belastungen bei Anfängern zu den gleichen Anpassungsleistungen führen wie langfristige Ausdauerbelastungen.

MEIN TIPP

Wenn Sie am Nachmittag noch geistige Höchstleistungen erbringen müssen, sollten Sie Ihren Körper kurz zuvor noch einmal auf volle Touren bringen. Das kann ein Sprint auf dem Flur oder im Treppenhaus, ein schneller Lauf auf der Stelle oder auch eine Runde Seilspringen sein.

VIELE WEGE FÜHREN IN DIE INNERE RUHE

Wieso die japanische Teezeremonie so kompliziert ist und warum Sie Lieblingsdinge brauchen

In dem Film »The last Samurai« gibt es eine Szene, in der der Protagonist erzählt, wie beeindruckend es für ihn ist, die Samuraikrieger bei ihren alltäglichen Dingen zu beobachten. »Alles wird bis zur Perfektion geübt.« Dabei wird eine Szene gezeigt, in der Teetassen gefüllt werden. Jede Bewegung ist bewusst. Jede Bewegung wirkt anmutig. Die japanische Teezeremonie ist für ihren komplizierten Ablauf bekannt. Aus gutem Grund, denn durch die richtige Dosis von Überforderung und Entspannung versinkt der Ausführende ganz im Hier und Jetzt. Heute würden wir wohl sagen, er gerät in den Flow. Dies können Sie auch beim morgendlichen Zähneputzen oder beim Eincremen ausprobieren. Sie werden merken, wie Ihre Gedanken zur Ruhe kommen.

Sie sitzen auf Ihrem Bürostuhl oder in Ihrem gemütlichen Sessel zu Hause. In der Hand halten Sie Ihre Lieblingstasse und trinken genüsslich einen Tee. Sie schauen dabei aus dem Fenster oder beobachten, wie der Dampf aus Ihrer Tasse spiralförmig in die Luft steigt.

Auch für Sie eine entspannende Vorstellung? Falls nicht, so gibt es für Sie gewiss andere Rituale, die Ihnen Sicherheit und Ruhe vermitteln. Wenn Sie einmal darüber nachdenken, werden Sie mit Sicherheit etwas finden, das Sie Ihr »Lieblings...« nennen. Das sind die vertrauten Dinge, die wir brauchen, um zur Ruhe zu kommen.

FRAGEN, DIE SIE WEITERBRINGEN

» Was kann ich jetzt tun, um zu entspannen?

» Welches Ritual entspannt mich am besten?

GLÜCKSMOMENTE

» Eine schnurrende Katze auf dem Schoß.

» Bei einer Tasse Tee zwei Rotkehlchen beim Balztanz zuschauen.

» Eine Tasse Espresso und zwei leckere Schokopralinen.

» Mit den Kindern auf dem Sofa toben.

Musik/Buch/DVD/Internet

Gerd Schnack/Kirsten Schnack: *Anti-Stress-Rituale. So bleiben Sie fit und relaxt*, Kösel, ISBN: 3466344751.

»Glück entsteht oft durch Aufmerksamkeit in kleinen Dingen.« Wilhelm Busch

WAS IHNEN HILFT

Es gibt genau genommen nur zwei Möglichkeiten, den Gedankenfluss abzuschalten und zur Ruhe zu kommen: Indem Sie Ihr Bewusstsein mit Reizen überfluten oder indem Sie jegliche Reize von ihm fern halten. Die Methode der totalen Achtsamkeit gehört in die Kategorie der Reizachtsamkeit. Vielleicht liegt Ihnen aber auch die andere Variante: Wenn Sie sich vollkommen und ausschließlich auf einen ganz einfachen Reiz konzentrieren, etwa das Ticken der Wanduhr, einen Fleck an der Wand oder eine einzelne, immer wiederholte Silbe, so tritt derselbe Effekt im Gehirn ein.
Da Sie nun die beiden Mechanismen kennen, können Sie den Weg wählen, der Ihnen liegt.

WAS SIE UNTERSTÜTZT

Indische Rikschafahrer sind wesentlich entspannter als europäische Taxifahrer. Es gibt viele mögliche Erklärungen. Ich glaube, dass die Europäer eine sehr verkürzte Zeitperspektive bei der Beurteilung benützen: Was habe ich heute Abend, am Ende des Monats in der Kasse? Der Rikschafahrer hingegen – auch er muss seine Familie ernähren – hat auch das Große im Blick: Wie sieht meine Lebensbilanz aus? Das ändert die Bewertung. Probieren Sie's aus.

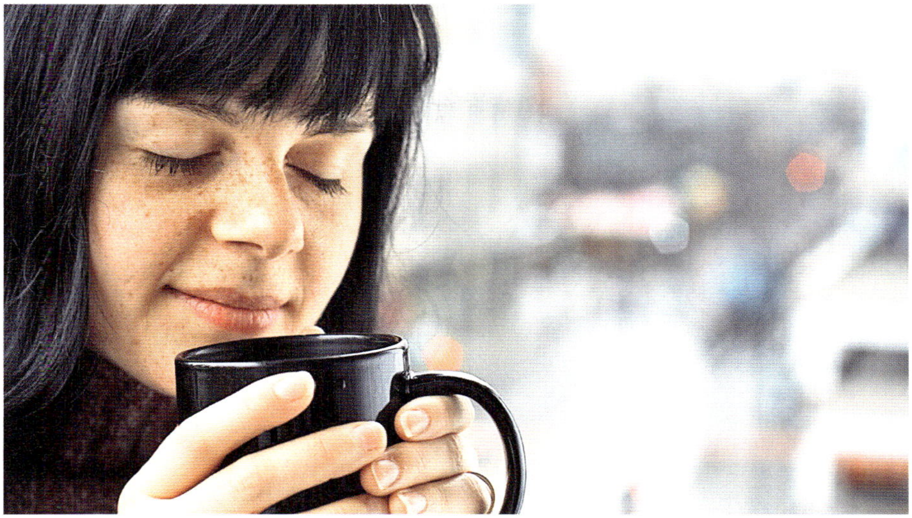

Wenn Sie alltägliche Vorgänge – etwa die kurze Teepause – zu einem Ritual werden lassen, schaffen Sie sich ganz bewusst Ruhepunkte, aus denen neue Aktivitäten entspringen können.

ZUSAMMENFASSUNG FÜR EILIGE

Rituale fokussieren die Aufmerksamkeit und wirken entspannend. Ebenfalls entspannend: die Konzentration auf »Ungeliebtes«.

MEIN TIPP

Machen Sie aus kleinen Pausen ein Ritual. Beispielsweise, indem Sie stets am selben Ort das Gleiche tun, etwa einen Tee trinken. Nutzen Sie schon die Zubereitung des Tees als Ritual, dessen einzelnen Bestandteilen Sie jeweils die volle Aufmerksamkeit widmen. Bevor Sie den ersten Schluck nehmen, schauen Sie sich Ihre Teetasse an und atmen noch einmal ganz tief ein. Ab jetzt machen Sie jede Bewegung in Zeitlupe. Sie lassen den Tee ganz langsam in Ihren Mund fließen. Was riechen, schmecken, fühlen, tasten, sehen und hören Sie dabei?

Der Verzicht aufs Abendessen ist ein Gewinn für Ihr »Best Aging«.

Dinner Cancelling in einem Satz: keine feste Nahrung in den letzten 14 Stunden vor dem morgendlichen Aufstehen.

BESSER REGENERIEREN DANK DINNER CANCELLING

Wenn Sie also um sechs aufstehen müssen, sollten Sie ab 16 Uhr nichts mehr essen. Stehen Sie hingegen erst um acht Uhr auf, dürfen Sie noch bis 18 Uhr essen. Kalorien- und alkoholfreie Getränke sind aber erlaubt. Denn je mehr Sie trinken, desto besser: damit helfen Sie dem Körper, Schadstoffe auszuschwemmen.

»Dinner Cancelling« klingt natürlich cooler, ist aber nur eine moderne Variante der alten Regel: »Iss morgens wie ein Kaiser, mittags wie ein König und abends wie ein Bettelmann.« In China gibt es auch einen schönen Spruch dazu: »Das Abendessen überlasse deinen Feinden.«

Dinner Cancelling regt die nächtliche Produktion der Hormone Somatropin und Melatonin an. Diesen Hormonen wird die Fähigkeit zugesprochen, den biologischen Alterungsprozess aufhalten bzw. verlangsamen zu können. Deswegen finden Sie diesen Tipp auch in jedem Anti-Aging-Buch wieder. Ich persönlich finde den Begriff »Anti-Aging« irreführend. Denn wir können nichts tun gegen das Älterwerden. Die Zeit läuft, Punkt. Wir können aber »Best Aging« betreiben. Also ein gutes Altern erreichen. Sich mit 90 noch fit und wohl fühlen. Das geht u. a. mittels Dinner Cancelling und wohl dosiertem Sport.

FRAGEN, DIE SIE WEITERBRINGEN

» Neige ich dazu, spätabends noch etwas zu essen?

» An welchen Abenden würde es mir gut passen, nichts mehr zu essen?

GLÜCKSMOMENTE

» Das herrlich leichte Gefühl, nach 14 Stunden Fasten voller Energie aufzuwachen.

» Der Duft einer frisch aufgebrühten Tasse Früchtetee.

» Zu sehen, wie die Haut im Gesicht strahlender wird.

» Das leckere Frühstück nach einem Dinner Cancelling.

Musik/Buch/DVD/Internet

Michael Klentze: *Anti-Aging. Die Macht der eigenen Hormone*, Südwest Verlag, ISBN: 3517066834.

»Wir werden nicht älter mit den Jahren, wir werden neuer jeden Tag.« Emily Dickinson

WAS IHNEN HILFT

An Dinner-Cancelling-Abenden sollten Sie unbedingt viel Wasser, Kräuter- oder Früchtetee trinken. Viel Flüssigkeit ist die beste Methode gegen das aufkeimende Hungergefühl. Was Sie keinesfalls tun sollten: Kaugummi kauen, da das Kauen die Verdauungssäfte anregt und dadurch den Hunger verstärkt. Vermeiden Sie es, anderen beim Essen zuschauen zu müssen, denn die ersten dreimal werden sowieso schwerfallen. Bei Heißhungerattacken kann es auch helfen, wenn Sie an einer frischen Vanillestange riechen. Der Duft hemmt den Appetit, wie Untersuchungen gezeigt haben.

WAS SIE UNTERSTÜTZT

Wenn Ihnen jemand weismachen will, dass der Zeitpunkt des Essens keine Rolle hinsichtlich der Einlagerung von Fett spielt, können Sie auf das Experiment (Grafik unten) verweisen. Der Körper setzt beim Verdauen einen Teil der zugeführten Kalorien in Wärme um – und zwar morgens etwa 50 mehr als abends und nachts. Beim abendlichen Essen landen diese weniger verbrannten Kalorien natürlich anderswo: auf den Hüften.

ZUSAMMENFASSUNG FÜR EILIGE

Dinner Cancelling – keine Nahrungsaufnahme 14 Stunden vor dem Aufstehen – lockt Hormone, die den Alterungsprozess verlangsamen. Optimal ist Dinner Cancelling zweimal, bei Fettreduktion als Ziel sogar dreimal pro Woche.

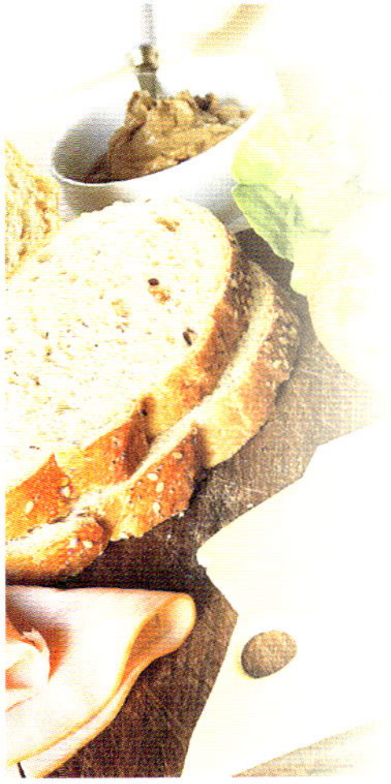

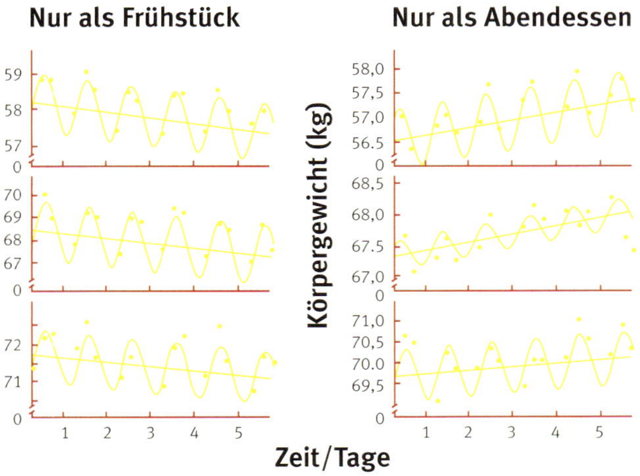

Experimente beweisen: Wer morgens mehr isst und dafür auf das Abendessen verzichtet, bekommt kaum Gewichtsprobleme. Wer aber seine Hauptmahlzeit immer am Abend einnimmt, wird ein paar Pfunde zulegen.

MEIN TIPP

Übertreiben Sie es nicht. Maximal zwei- bis dreimal pro Woche Dinner Cancelling reicht. Überlegen Sie im Voraus, welche Wochentage für Sie am besten geeignet sind. Sie sollten natürlich am besten Tage aussuchen, an denen normalerweise kein gemeinsames Abendessen in der Familie oder mit Geschäftspartnern stattfindet.

Dem inneren Schweinehund zu vertrauen heißt, sein Leben zu versauen.

Als ich neulich mal wieder eine längere Radtour mit meinem Rennrad machte, merkte ich, dass es extrem schwer ging. Ich kam einfach nicht auf Tempo. Mein Puls war weit oben, meine Beine wurden schnell schwer.

ÜBERWINDEN SIE PERSÖNLICHE BARRIEREN

Doch ich machte weiter. Ich dachte nur, es sei eben einfach nicht mein Tag. Erst zu Hause fiel mir auf, dass die Bremse am Hinterrad schleifte. Ich hatte sie offenbar schon längere Zeit nicht mehr richtig justiert.

Ganz ähnlich ist es häufig mit den in uns Menschen eingebauten Bremsen: Manchmal wollen wir nach vorn stürmen, doch innere Bremsen halten uns davon ab. Auch diese müssen ab und zu nachjustiert werden.

Solche inneren Bremsen bezeichnen wir als »inneren Schweinehund«, und er hat viele Gesichter. Oft kommt er als Unentschlossenheit daher. Wir können ihn meist daran erkennen, dass er sich hinter einem »eigentlich« versteckt: »Eigentlich sollte ich ...«. Ja, auch das »sollte«, »müsste«, »vielleicht«, »irgendwann« und ähnliche Formulierungen dienen ihm als Unterschlupf.

Typisch sind Ausreden wie »Wenn ich mehr Zeit hätte«. Der innere Schweinehund hat auch ständig Angst vor Kritik. Nach dem Motto »am besten gar nichts tun, dann kann auch nichts passieren« sträubt er sich gegen jede Änderung. Zudem ist der innere Schweinehund davon überzeugt, dass er nichts taugt: »Ich habe die falschen Gene/bin dazu nicht ausgebildet worden/schaffe das sowieso nicht ...«.

Woran Sie ihn erkennen, wissen Sie nun. Setzen Sie sich mit dem inneren Schweinehund an einen Tisch, und machen Sie ihm klar, dass er hier nichts mehr verloren hat, dass Sie ihn nicht brauchen. Heute nicht, morgen nicht, überhaupt nicht mehr.

FRAGEN, DIE SIE WEITERBRINGEN

» Wann habe ich schon einmal erfolgreich große Hindernisse überwunden?

» Wie kann ich meinen inneren Schweinehund überwinden, um am weitesten zu kommen?

» Mit welchem ersten Schritt kann ich anfangen?

GLÜCKSMOMENTE

» Eine neue Abkürzung auf dem Arbeitsweg gefunden zu haben.

» Nach anfänglicher Kritik von Kollegen für die neue Idee gelobt zu werden.

» Merken, wie eine neue Trainingsmethode wirkt und der Po knackiger wird.

Musik/Buch/DVD/Internet

Marco von Münchhausen: *So zähmen Sie Ihren inneren Schweinehund! Vom ärgsten Feind zum besten Freund*, Piper, ISBN: 3492239617.

WAS IHNEN HILFT

Machen Sie sich Ihre Ausreden bewusst. Aber gehen Sie freundlich mit ihnen um. Denn wenn Ihr Gehirn eine Ausrede parat hat, dann nur, um Sie zu schützen. Überreden Sie Ihr Gehirn jetzt neu, dass es besser ist, den »Schutzreflex« aufzugeben. Drei Schritte gegen Ihre Schutzbremsen:

»Das Dasein ist köstlich, man muss nur den Mut haben, sein eigenes Leben zu führen.«

Peter Rosegger

1. Machen Sie sich die negativsten Konsequenzen Ihres Handelns bewusst.
2. Unterbrechen Sie Ihr Muster: Sobald Sie sich wieder einmal dabei erwischen, wie Ihr Gehirn unterschwellig einen veralteten Glaubenssatz hervorkramt, stoppen Sie diesen Vorgang, indem Sie an etwas anderes, am besten etwas Lustiges denken.
3. Machen Sie keine Ausnahmen: Wenn Sie sich z. B. vorgenommen haben, jeden zweiten Abend zu laufen, so laufen Sie zur Not nur einmal um den Block. Aber laufen Sie.

WAS SIE UNTERSTÜTZT

Trainieren Sie Ihren »Muskulus sofortikus«, und lassen Sie ihn wachsen. Einfach, indem Sie alle, auch die nebensächlichsten, Dinge in Ihrem Alltag sofort erledigen. Mit jeder sofort erledigten Aufgabe wird der »Sofort-Muskel« stärker. Sie werden Spaß daran finden, und Sie werden plötzlich viel mehr schaffen.

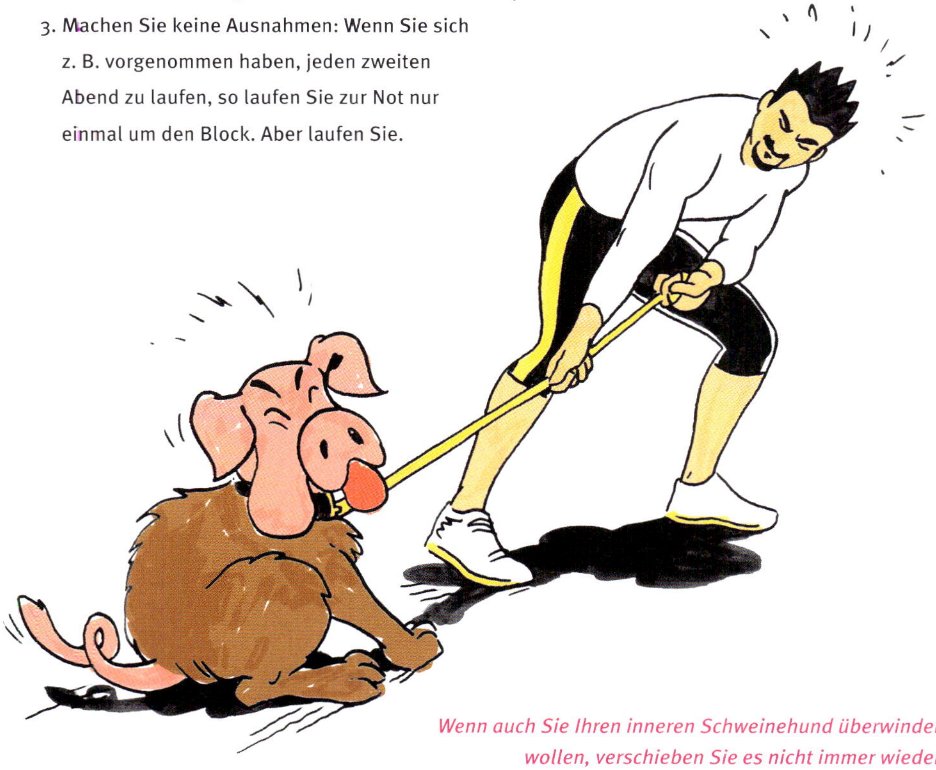

Wenn auch Sie Ihren inneren Schweinehund überwinden wollen, verschieben Sie es nicht immer wieder. Fangen Sie jetzt an – sofort!

ZUSAMMENFASSUNG FÜR EILIGE

Unser Gehirn versucht uns durch den »inneren Schweinehund« zu schützen. Wir müssen aber gar nicht unbedingt geschützt werden. Es gilt deshalb, die inneren Bremsen zu finden und neu zu justieren.

MEIN TIPP

Wenn ich einen Tag aussetze, verpasse ich doch nichts. Nein! Laufen Sie nicht in die Falle des »Morgen fange ich an«. Jeder Tag zählt, kein Tag kommt je wieder. Der Weg zu einem Leben mit mehr Lebenskraft kann nicht mit dem gepflastert werden, was Sie morgen hätten machen können und gestern ausfallen lassen haben. Sondern nur heute. Also jetzt!

Über einen pragmatischen Chef und die eigenen Stärken und Schwächen

Die Geschichte soll sich tatsächlich so zugetragen haben: Eines Tages machte ein Mitarbeiter einer weltweit tätigen und umsatzstarken Firma einen schweren Fehler, der das Unternehmen über eine Million Dollar kostete. Am nächsten Tag ging dieser Mitarbeiter demütig in der Erwartung zu seinem Chef, nun gekündigt zu werden. Als er jedoch seinen Chef fragte, ob er denn jetzt gekündigt werden würde, antwortete der: »Sind Sie verrückt? Ich habe gerade über eine Million Dollar in Ihre Ausbildung investiert. Wenn ich Ihnen kündige, macht der Nächste vielleicht wieder den gleichen Fehler. Das kostet mich dann noch einmal eine Million. Ich bin mir sicher, dass Sie diesen Fehler nicht noch einmal machen werden.«

STÄRKEMANAGEMENT – DEN ERFOLG ORGANISIEREN

Wir alle machen Fehler, und keiner von uns ist perfekt. Es stellt sich nur die Frage, wie wir das bewerten! Schon früh wird uns beigebracht, sich auf unsere und die Schwächen anderer zu konzentrieren. Wenn wir aber Erfolg haben wollen, müssen wir uns auf unsere Stärken besinnen.

Niemand kann alles gleich gut. Wer deshalb versucht, nur an den Punkten zu arbeiten, für die er nicht geschaffen zu sein scheint, wird niemals und in keiner Disziplin an die Spitze kommen, wird stets bestenfalls Mittelmaß bleiben. Wer aber seine Stärken erkennt und an ihnen arbeitet, kann ganz nach oben gelangen.

»Wenn man jemand etwas lehren will, lernt er es nie.«

George Bernard Shaw

Musik/Buch/DVD/Internet

James E. Loehr: *Die neue mentale Stärke,* blv-Buchverlag, ISBN: 383540024X; Coaching durch Alexander Christiani: *www.christiani-consulting.com.*

FRAGEN, DIE SIE WEITERBRINGEN

» Worin bestehen meine Stärken?

» Wer kann mich beim Ausbau meiner Stärken unterstützen?

» An wen kann ich delegieren, was ich weniger gut kann?

GLÜCKSMOMENTE

» Einem Menschen zuschauen, wenn er in seinem Element ist.

» Fühlen, wie eine Stärke noch stärker wird.

» Die in Eigenarbeit frisch renovierte Wohnung betreten.

» Auf dem Siegerpodest stehen.

WAS IHNEN HILFT

Finden Sie heraus, welcher Typ Sie sind. Bei der INSIGHTS-Methode® unterscheidet man acht Haupttypen:

1. Direktor: ergebnisorientiert und durchsetzungsfähig.
2. Motivator: fähig, andere zu begeistern, arbeitet am liebsten im Team.
3. Inspirator: sehr ideenreich, flexibel und eloquent im Umgang mit Menschen.
4. Berater: sucht immer nach dem Ausgleich aller Interessen und denkt an das Team und andere.
5. Unterstützer: braucht klare Anweisungen, dann leistet er hervorragende Arbeit.
6. Koordinator: erkennt blitzschnell komplexe Zusammenhänge, ist hilfsbereit und entgegenkommend.
7. Beobachter: Sachen sind ihm wichtiger als Menschen.
8. Reformer: Perfektionsdrang und Zielklarheit helfen ihm auf seinem Weg zu guten Leistungen.

WAS SIE UNTERSTÜTZT

Hüten Sie sich davor, jedem vermeintlichen Experten zu glauben. Stellen Sie sich vor: Psychologen haben mehr als 40.000 Artikel über Depressionen verfasst, doch nur 40 über das Glücklichsein. Ärzte studieren Erkrankungen und finden dabei ständig neue, um die Gesundheit zu erhalten, Ehetherapeuten studieren die Scheidungsgründe und wollen dabei etwas über die glückliche Ehe erfahren. Ist das nicht grotesk? Sollte man nicht lieber öfter dem gesunden Menschenverstand vertrauen?

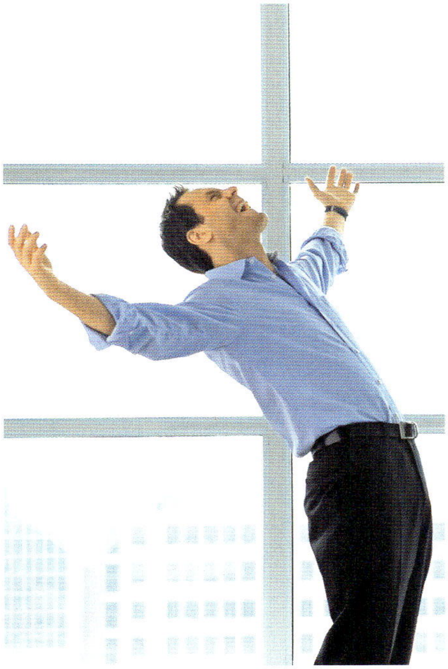

Geschafft!
Wer auf Dauer erfolgreich sein will, sollte sich auf seine Stärken besinnen und sie systematisch entwickeln.

ZUSAMMENFASSUNG FÜR EILIGE

Erfolg können wir nur dann haben, wenn wir unsere Stärken erkennen und diese gezielt fördern. Wer nur versucht, seine Schwächen auszubügeln, hat geringe Chancen, an die Spitze zu kommen.

MEIN TIPP

Unsere Selbsteinschätzung ist nicht immer ganz korrekt. Fragen Sie einmal Personen Ihres Vertrauens, welche Stärken sie an Ihnen schätzen.

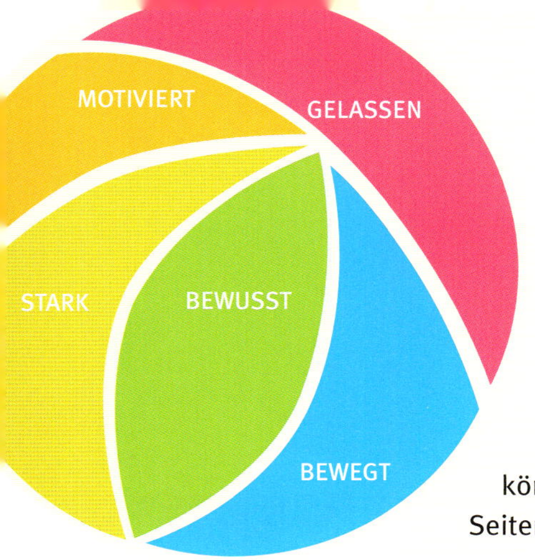

DIE OPTIMALE ZEIT ZUM SPORTTREIBEN

Die Zeit ist ideal für Sport, sowohl für Herz-Kreislauf-Training als auch Muskeltraining. Die Lungenfunktion läuft auf Hochtouren. Wenn Sie die Zeit haben, sollten Sie die Laufschuhe anziehen oder ins Studio gehen. Egal, ob Sie noch arbeiten müssen oder schon ins Fitnessstudio gehen können: Wenn Sie unter Nackenverspannungen leiden, finden Sie auf den Seiten 152/153 die passenden Rezepte.

Sie können den Flow bei jeder Tätigkeit erreichen, am einfachsten aber vielleicht beim Sport. Mehr über das gesunde und entspannende High auf den Seiten 154/155.

Viele Energie- und Verdauungsprobleme beim Sport entstehen durch die Einnahme der falschen Nahrungsmittel zum falschen Zeitpunkt. Auch Ihre Zielsetzung entscheidet darüber, was Sie wann essen sollten. Auf den Seiten 156/157 erhalten Sie Hilfe.

Ob wir glücklich im Einklang mit unserem Wertesystem leben oder nicht, hängt auch mit negativen Glaubenssätzen in Form von Ängsten zusammen. Über beides erfahren Sie mehr ab Seite 158.

»Die Zeit beugt sich nicht zu dir; du musst dich ihr beugen.«

Sprichwort aus Russland

6 7 8 9 10 11 12 13 14 15

Was Ihnen hilft:	Meine Stimmung & Energie
Bewegung Seite 153	Mein Nacken ist verspannt. Was kann ich dagegen tun?
Entspannung Seite 155	Ich habe noch nie bewusst den Flow beim Sport erlebt
Ernährung Seite 157	Ich habe beim Sport oft Seitenstiche oder Krämpfe
Motivation Seite 159	Ich sehe oft nicht den Sinn im Leben
Mentaltraining Seite 161	Ich habe Ängste, die mich manchmal geradezu lähmen

Was Sie unterstützt:	
Bewegung Seite 153	Ich brauche etwas für zwischendurch gegen meine Nackenverspannung
Entspannung Seite 155	Ich möchte beim Laufen mal den Flow erleben
Ernährung Seite 157	Was soll ich vor dem Sport essen?
Motivation Seite 159	Wie kann ich meine Werte im Alltag umsetzen?
Mentaltraining Seite 161	Ich kann meinen Ängsten nicht begegnen

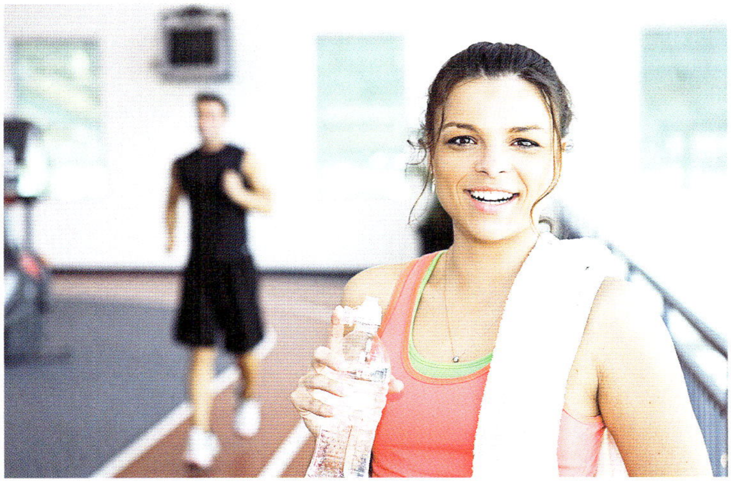

Mindestens zwei bis drei Abende in der Woche sollten Sie sportlich beginnen. Jetzt ist die beste Zeit, um Herz, Kreislauf und Muskeln optimal zu trainieren.

MEIN TIPP

Nehmen Sie sich fünf Minuten Zeit für eine Zwischenbilanz: Habe ich mich heute schon ausreichend bewegt? Wie habe ich mich ernährt? Habe ich genug getrunken? Stehen noch ungeklärte Probleme im Raum, die ich vor dem Feierabend mit Kollegen klären sollte? Worauf kann ich mich heute noch freuen?

IMMER LOCKER BLEIBEN, VOR ALLEM IM NACKEN

Nur wer den entspannten Gegenspieler anspannt, kann den verspannten Muskel spielend entspannen.

Fast jeder hat sie: Verspannungen im Nackenbereich. Manche bekommen davon sogar regelmäßig Kopfschmerzen. Was tun? Eine Kopfschmerztablette nehmen? Oft geht es viel einfacher. Eine Mutter von drei Kindern klagte seit zwei Jahren über Nackenverspannungen und Kopfschmerzen. Ich zeigte ihr folgende Übung, und nach drei Wochen waren ihre Nackenmuskeln butterweich und die Kopfschmerzen Schnee von gestern.

Meine Zauberübung gegen Nackenverspannungen wirkt durch die so genannte Antagonistenhemmung. Was heißt das? Wenn Sie Ihren Bizeps (Agonist) bei maximal gebeugtem Arm anspannen, muss der Trizeps (Antagonist) maximal entspannen. Genau dieses Prinzip können Sie nutzen, um Ihre Nackenverspannungen aufzulösen.

Alles, was Sie brauchen, ist ein Stuhl mit Armlehnen. Wie es geht zeigt die Abbildung auf der nächsten Seite.

Eine weitere gute Möglichkeit, gegen Nackenverspannungen vorzugehen, ist das »Rütteln« mit dem Flexibar. Als Leser dieses Buches können Sie dieses Gerät über www.flexi-bar.de und den Code 752826 besonders kostengünstig erhalten. Durch die schnellen Bewegungen werden die Muskeln in einen raschen Wechsel von An- und Entspannung gebracht. Danach entspannt der Muskel besser.

SIGNALE DES KÖRPERS

Ihre Konzentration lässt nach, und Sie fühlen sich steif im Halsbereich. Kopfschmerzen können auftreten.

Musik/Buch/DVD/Internet

Hier bekommen Sie Tipps rund um die chinesische Medizin und natürlich auch gegen Nackenverspannungen: *www.sinoswiss.ch*.

Beim Institut für Prävention und Nachsorge (IPN) können Sie messen lassen, ob Ihre Muskeln verspannt sind: *www.ipn-online.de*.

FRAGEN, DIE SIE WEITERBRINGEN

- » Wie oft leide ich unter Nackenverspannungen und Kopfschmerzen?
- » Nehme ich regelmäßig Schmerztabletten?
- » Was mache ich, damit es gar nicht erst zu Verspannungen kommt?

GLÜCKSMOMENTE

- » Eine Massage der Nackenmuskeln.
- » Wenn die Kopfschmerzen verschwunden sind.
- » Schmerzfreie und butterweiche Nackenmuskeln.

WAS IHNEN HILFT

Setzen Sie sich im Fitnessstudio an die Nackenzugmaschine, die Arme gestreckt. Lassen Sie Ihre Schulterblätter durch die Schwerkraft des Gewichtes entspannend nach oben ziehen. Aktivieren Sie nun die untere aufsteigende Nacken(Trapez-)muskulatur, indem Sie mit gestreckten Armen nur die Schulterblätter nach unten ziehen. 20 bis 30 Wiederholungen sind ideal. Bitten Sie einen Fitnesstrainer, er möge seine Hände unterhalb Ihrer Schulterblätter legen, damit Sie ein besseres Gefühl für die Bewegung bekommen. Ihre Aufgabe ist es dann, seine Hände nach unten wegzuschieben.

WAS SIE UNTERSTÜTZT

Eine zusätzliche Bewegungsübung, die sich – alle 60 Minuten angewandt – auch wunderbar zur Vorbeugung einsetzen lässt: Nehmen Sie in jede Hand ein leichtes Gewicht, zwei bis maximal fünf Kilogramm (eine Literflasche Wasser tut's im Notfall auch), lassen Sie die Arme neben dem Körper herunterhängen, und bewegen Sie die Schultern kreisend erst vorwärts, dann rückwärts, jeweils etwa 20-mal.

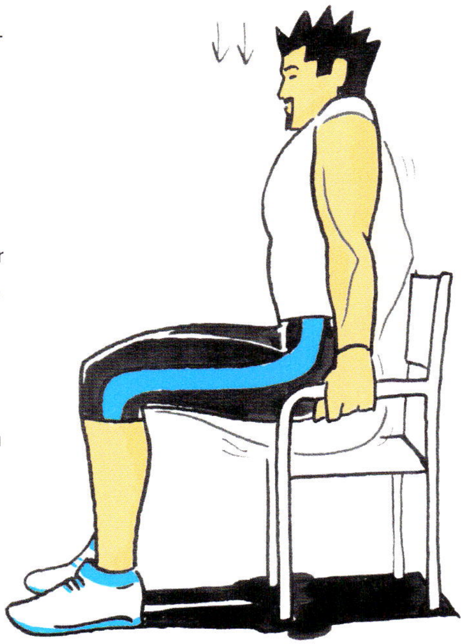

Stützen Sie sich mit gestreckten Armen auf den Armlehnen auf. Lassen Sie sich jetzt richtig durchhängen, wobei Ihr Körpergewicht die Schultern bis fast zu den Ohren nach oben zieht. Schieben Sie jetzt die Schultern wieder nach unten bzw. den Kopf nach oben, 20- bis 30-mal, je nach Kraft. Wichtig: Die Arme sind dabei immer komplett gestreckt, der Oberkörper aufrecht und im Lot.

ZUSAMMENFASSUNG FÜR EILIGE

Bewegung ist das beste Mittel gegen Verspannungen. Wenn Sie die drei auf dieser Doppelseite angesprochenen Möglichkeiten kombinieren, haben Sie die besten Heilungschancen.

MEIN TIPP

Achten Sie stets auf Ihre Haltung. Stellen Sie sich für eine Woche täglich fünf- bis siebenmal für eine Minute mit dem Rücken an eine Wand. Achten Sie darauf, dass Becken, Schultern und Hinterkopf die Wand berühren. Machen Sie sich dabei ganz groß.

ERLEBEN SIE DIE UNGLAUBLICHE LEICHTIGKEIT DES FLOW

Wenn Herausforderung und Qualifikation Hand in Hand gehen, können Sie erfolgreich handeln.

Alles läuft wie von selbst. Es fließt. Alles ist ganz leicht. Die Gedanken kommen zur Ruhe. Nur noch Konzentration auf das Hier und Jetzt. Die Zeit löst sich auf. Ein inneres Gefühl der Zufriedenheit und des Glücks durchströmt Ihren Körper. Der Glücksforscher Mihaly Csikszentmihalyi nennt diesen Zustand Flow.

Läufer reden vom »Runner's High«. Sollen sie es beschreiben, sagen sie etwas wie »nicht du läufst – nein, es läuft einfach«. Dieses Gefühl ist nicht nur durch Sport zu erreichen. Es handelt sich einfach um das völlige Aufgehen in einer Tätigkeit, wie beim Sänger im Kirchenchor, beim Schauspieler während der Drehaufnahmen, dem Computerspezialisten beim Programmieren.

Die Voraussetzung für diesen Zustand: Die Tätigkeit muss unser Wissen oder unser Tun in besonderer Weise herausfordern, an Grenzen führen. Dann reagiert der Körper mit der Produktion von Glückshormonen, Endorphinen. Was also normalerweise Drogen wie Morphium bewirken, können wir auch selbst verursachen.

Musik/Buch/DVD/Internet

Mihaly Csikszentmihalyi: *Flow: Das Geheimnis des Glücks*, Klett-Cotta, ISBN: 3608957839; John Douillard: *Body, Mind, and Sport: The Mind-Body Guide to Lifelong Fitness and Your Personal Best*, Random House USA, ISBN: 051788383X.

FRAGEN, DIE SIE WEITERBRINGEN

» In welchen Situationen hatte ich schon einmal dieses Hochgefühl?

» Wofür kann ich mich total begeistern?

» Bei welcher Arbeit oder welchem Hobby kommen meine Gedanken zur Ruhe?

» Gibt es etwas, wobei ich immer wieder die Zeit vergesse?

GLÜCKSMOMENTE

» Das Spielen eines Musikstückes ohne Fehler.

» Plötzlich nach langem Lauf am Ziel angekommen zu sein, ohne es zu bemerken.

» Die saubere Küche nach einem riesigen Abwasch.

» Eine gelungene Geschäftspräsentation.

» Die Schlussdrehung nach einem rasanten Tango.

»Ohne Begeisterung, welche die Seele mit einer gesunden Wärme erfüllt, wird nie etwas Großes zustande gebracht.«

Adolph Freiherr von Knigge

WAS IHNEN HILFT

Wichtig für den Flow ist die Aufmerksamkeit auf das Jetzt. Achten Sie auf folgende Punkte:

- Behalten Sie vor Beginn das Ziel vor Augen, damit Sie später den Weg bewusster gehen können.
- Erinnern Sie sich zuvor an vergangene Erfolge.
- Egal bei welcher Tätigkeit: Wärmen Sie sich vorher auf. Laufen Sie nicht gleich wie ein Verrückter los, fangen Sie nicht mit dem Musikstück an, das Sie fließend spielen möchten.
- Wechseln Sie zwischendurch Ihren »Aufmerksamkeitsanker«: Achten Sie mal auf Ihre Atmung, mal auf die Natur, mal auf Geräusche.

WAS SIE UNTERSTÜTZT

Um willentlich jederzeit schnell in den Flow-Zustand zu gelangen, empfiehlt John Douillard, beim Laufen oder Biken durch die Nase ein- und auszuatmen. Das zwingt zu einer verlängerten Atmung und einem moderaten Tempo. Zudem werden durch die Nasenatmung Nervengeflechte erregt, die uns entspannen. Als Zweites ist die Fokussierung eines Punktes oder beim Laufen bzw. Radfahren eines mitwandernden Punktes entscheidend. Wählen Sie einen Punkt ca. zehn Meter vor sich.

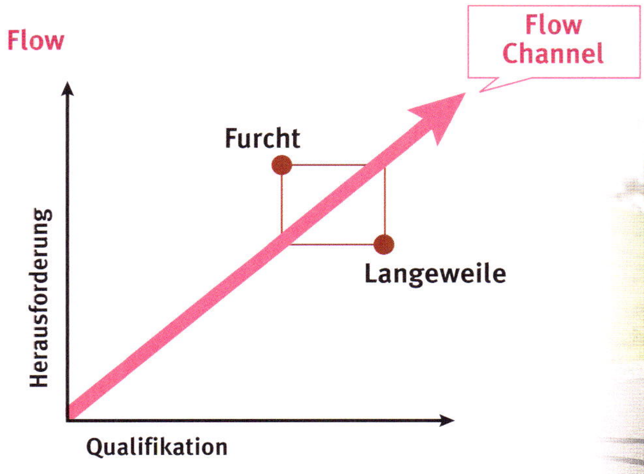

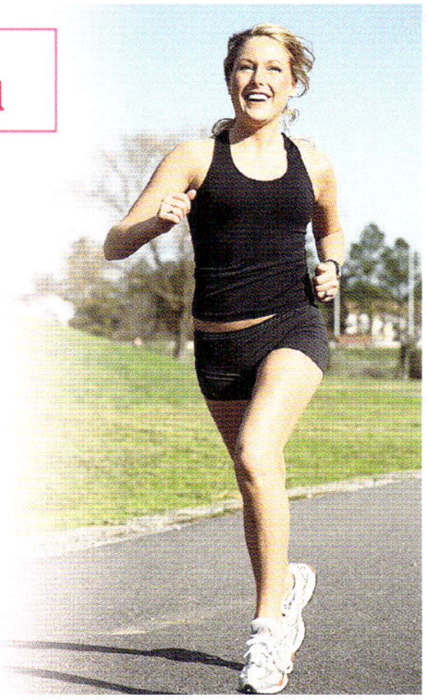

Mihaly Czikszentmihalyi definiert den Flow als einen Zustand, in dem sich Herausforderung und Qualifikation, also Können, die Waage halten. Ist die Herausforderung zu groß, reagieren wir mit Furcht und verkrampfen. Ist die Herausforderung zu gering, langweilen wir uns auf Dauer. In beiden Fällen wäre die Balance nicht gegeben.

ZUSAMMENFASSUNG FÜR EILIGE

Der Flow ist ein Zustand, in dem wir ganz im Hier und Jetzt leben und körpereigene Morphine ein »High« auslösen.

MEIN TIPP

Was immer Sie gerade tun: Konzentrieren Sie sich 100-prozentig darauf, und spüren Sie die Begeisterung, die aus dem völligen Aufgehen in der Tätigkeit resultiert.

Zuckerhaltige Snacks und Riegel schmecken fein, doch Obst und Nüsse zeigen Wirkung.

Minus 16 Grad. Schneebedeckte Wälder und Berge. Um 4 Uhr morgens klingelt Ihr Wecker. Ein Teller warmer Milchreis mit Banane und Honig.

DIE OPTIMALE ERNÄHRUNG FÜR DEN SPORT

Der Engadiner Skimarathon wartet auf Sie.

Plus 30 Grad. Palmen und Strand mit azurblauem Wasser. Morgens um 4 Uhr eine große Schale mit Obst und etwas Haferflocken. Dazu viel Wasser und zwei Espressos. Der Hawaii IRONMAN wartet auf Sie.

20 Grad. Viel Obst, ein großer Teller Müsli mit Joghurt und getrockneten Obststücken und Feigen. Danach noch ein Omelette. Von 9 bis 15 Uhr mit dem Rennrad auf Lanzarote bei Puls 115 bis 125 unterwegs. Nur Wasser, Eiweißtabletten und Nüsse. Ziel: Fettverbrennung.

Was soll ich vor dem Sport essen, was währenddessen, was danach? Fragen Sie zehn Ernährungsexperten, und Sie bekommen zehn unterschiedliche Antworten. Fragen Sie zehn Sportler, und Sie bekommen nochmals zehn andere. Am besten, Sie fragen sich selbst. Denn was Sie vor, während und nach dem Sport essen, hängt vor allem vom grundsätzlichen Trainingsplan sowie den aktuellen Zielen der Trainingseinheit ab. In der Tabelle im Anhang auf Seite 242/243 finden Sie zusammengefasst verschiedene Trainingsziele und die entsprechenden Nahrungsempfehlungen.

SIGNALE DES KÖRPERS

Ihr Körper besitzt eine eigene Intelligenz und sagt Ihnen, was Sie brauchen. So werden Sie nach intensivem Training Heißhunger auf Süßes und schnell verfügbare Kohlenhydrate haben. War Ihr Training jedoch wenig intensiv, sehnen Sie sich eher nach leichter Kost mit etwas Eiweiß. Haben Sie viel Wasser verloren, werden Sie Lust auf Melone haben. Hören Sie mehr auf Ihren Körper. Hören Sie auf Ihre somatische (körperliche) Intelligenz!

FRAGEN, DIE SIE WEITERBRINGEN

» Was ist mein Ziel mit der heutigen Trainingseinheit?

» Welchen Energiestoffwechsel (Fett oder Kohlenhydrate) möchte ich verbessern?

» Wie viel habe ich heute schon getrunken, damit ich beim Sport nicht durstig werde?

» Welches Getränk vertrage ich beim Sport am besten?

» Wo könnte ich bei längeren Trainingseinheiten ein kleines Flaschendepot unterbringen?

GLÜCKSMOMENTE

» Das Hochgefühl, nach einer langen Ausdauereinheit keinen Hunger zu verspüren.

» Ein Vanille-Eiweiß-Shake mit frischen Himbeeren vor dem Krafttraining.

» Das Gefühl von Leichtigkeit und Kraft nach einem leichten Snack und kurzem Krafttraining.

» Den Energieschub beim Wettkampf kurz nach einem Powerriegel spüren.

Musik/Buch/DVD/Internet

Michael Hamm: *Food Medizin*, Droemer Knaur, ISBN: 3426643138.

6 7 8 9 10 11 12 13 14 15

„Die Dosis macht das Gift."

Paracelsius

WAS IHNEN HILFT

Wenn Sie beim abendlichen Sport häufig Beschwerden haben, weil Sie noch etwas gegessen haben, stellen Sie einen Wecker (z. B. Ihr Handy) auf 15 Uhr. Dann wissen Sie, dass jetzt der letzte Zeitpunkt ist, noch einmal eine Kleinigkeit zu essen. Je leichter verdaulich, desto besser: Joghurt mit Obst, ein Eiweißshake, eine Gemüsesuppe, Mozzarella mit Tomaten oder warmes Gemüse.

WAS SIE UNTERSTÜTZT

Sollten Sie das Gefühl haben, Sie brauchen noch ein bisschen Energie vor dem Sport, ist eine Banane oder ein Energieriegel mit wenig Zucker hilfreich. Testen Sie aber, ob dieses Hungergefühl nicht eher ein Zeichen von Flüssigkeitsmangel ist. Kommt das Hungergefühl, kurz nachdem Sie einen halben Liter Wasser getrunken haben, wieder, sollten Sie Ihrem Körper Energie und Nährstoffe zuführen.

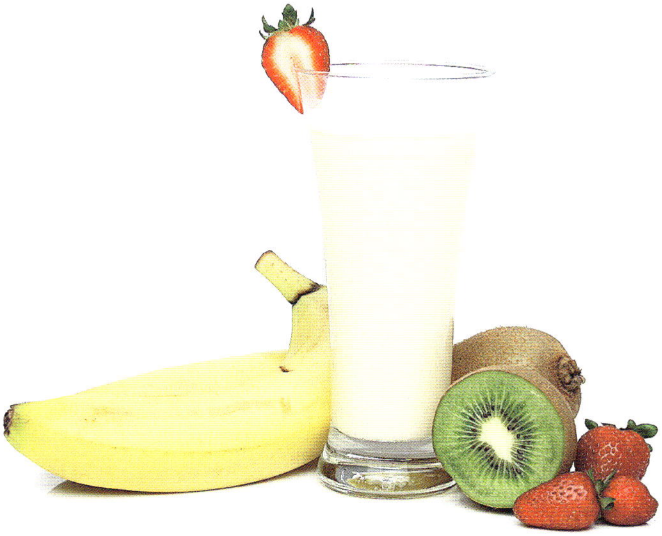

Nach einer intensiven Trainingseinheit helfen Obst- und Gemüsesäfte, aber auch Joghurt, Buttermilch oder Kefir bei einer schnellen Regeneration des Körpers.

ZUSAMMENFASSUNG FÜR EILIGE

Ob und was wir essen und trinken sollten, hängt von den Trainingszielen und anderen Faktoren ab (siehe Tabelle Seite 242/243). Salzen Sie Ihr »Sportwasser«, und nehmen Sie während der sportlichen Belastung maximal 60 Gramm Kohlenhydrate pro Stunde auf. Mehr kann der Magen nicht verarbeiten. Mögliche Folgen: Übelkeit, Magenkrämpfe.

MEIN TIPP

Führen Sie zusätzlich zu Ihrem Trainingsplan ein Essprotokoll. So können Sie später vergleichen, welches Essen Ihre Leistungsfähigkeit am besten unterstützt hat.

Warum unsere Wertevorstellungen so unterschiedlich sind und warum es sich lohnt, sie einmal zu sortieren

Wenn es uns gelingt, Leben und Ziele in Einklang mit unseren Werten zu bringen, können wir zufrieden und glücklich sein. Wenn wir unser Leben gegen unsere Werte gestalten, werden wir unzufrieden, unglücklich.

ANALYSIEREN SIE IHRE WERTEVORSTELLUNGEN

In über 1000 Seminartagen habe ich die Teilnehmer nach ihren wichtigsten Werten gefragt. Dort kamen zur Sprache: Liebe, Familie, Gesundheit, Weiterentwicklung, Karriere. Was mich dabei am meisten faszinierte, war die Feststellung, dass sowohl die genannten Werte als auch die Reihenfolge bei fast allen unterschiedlich ausfielen. Und selbst wenn die ersten vier Werte gleich waren, wurden sie mit unterschiedlichen Inhalten und Bewertungen belegt. Wenn also ein Mensch die Liebe als wichtigsten Wert in seinem Leben sieht, kann das Verschiedenes bedeuten: Familie, liebevollen Umgang mit allen Menschen, ständiges Verliebtsein, die Liebe zu Gott und vieles mehr.

Zufriedenheit ist nur dann möglich, wenn das Leben im Einklang mit diesen Werten gelebt wird. Gerade weil sie uns oft unbewusst sind, müssen wir uns bewusst mit ihnen beschäftigen und unseren Alltag nach ihnen ausrichten. Die schönsten Werte nützen nichts, wenn wir, wie Nächstenliebe an Weihnachten, vielleicht nur einen oder wenige Tage im Jahr nach ihnen leben.

Musik/Buch/DVD/Internet

Paulo Coelho: *Der Alchimist*, Diogenes Verlag, ISBN: 3257061269.

FRAGEN, DIE SIE WEITERBRINGEN

» Was war schon immer absolut wichtig in meinem Leben?

» Was ist mir im Umgang mit Menschen besonders wichtig?

» Welche Muster oder Aktivitäten wiederholen sich in meinem Leben?

» In welcher Umgebung bekomme ich Energie?

GLÜCKSMOMENTE

» Das Hobby nach langer Zeit zum Beruf gemacht zu haben und damit genügend Geld verdienen zu können.

» Genau in dem Land und in der Landschaft leben, wo man sich wohl fühlt.

» Genügend Zeit für die Dinge finden, die man liebt.

6 7 8 9 10 11 12 13 14 15

»Das Leben hat nur so viel Sinn, wie viel wir ihm selber geben.« Hermann Hesse

WAS IHNEN HILFT

Machen Sie den Wertecheck: Schreiben Sie ohne langes Nachdenken einfach zehn Werte

auf, die Ihnen wichtig sind.

Suchen Sie nun aus Ihren zehn Werten die vier wichtigsten heraus, ordnen Sie sie nach Wichtigkeit, und tragen Sie sie in Ihre ganz persönliche Werteliste ein, die Sie regelmäßig überprüfen und aktualisieren sollten.

WAS SIE UNTERSTÜTZT

Lernen Sie Ihre persönlichen Werte kennen, es ist wichtig, auch deren genauen Inhalte zu bestimmen. Welche Situationen, welches Umfeld, welche Aktivitäten verbinden Sie mit Ihren Werten? Unter welchen Bedingungen empfinden Sie Zufriedenheit und Glück bei diesen Werten? Wie lässt sich mehr davon in Ihren Alltag einbauen?

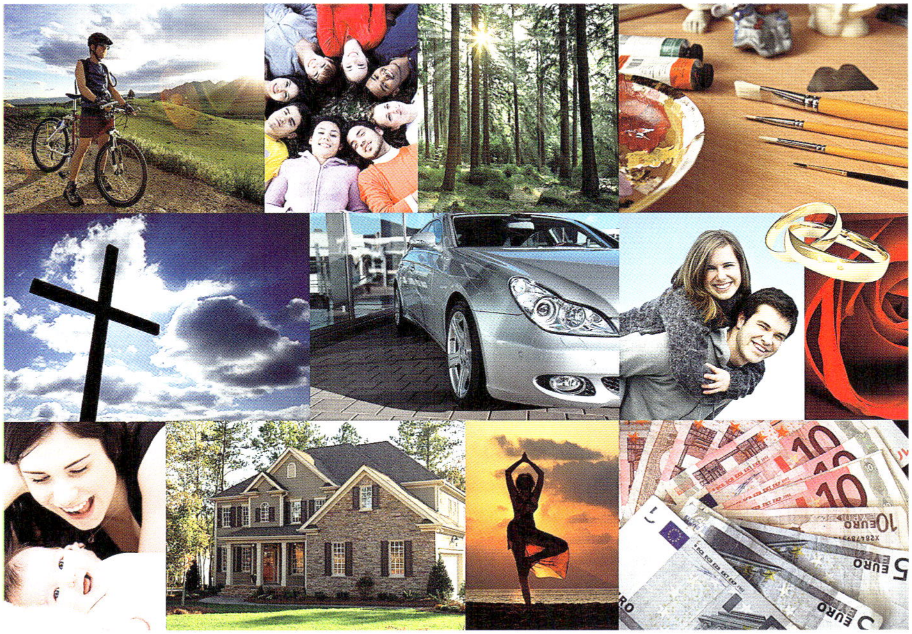

Jeder hat seine ganz eigenen Wertvorstellungen, die sein Leben und Streben maßgeblich bestimmen. Welches sind Ihre Werte? Kennen Sie sie wirklich? Leben Sie danach?

ZUSAMMENFASSUNG FÜR EILIGE

Ob wir gemäß unseren Wertevorstellungen leben, ist von entscheidender Bedeutung für unser Glück. Ziel ist es deshalb, unser Leben nach den Werten auszurichten, nicht umgekehrt.

MEIN TIPP

Achten Sie Ihre Werte. Nur wenn wir im Einklang mit unseren Werten leben, werden wir auf ein erfülltes und zufriedenes Leben zurückblicken können. Machen Sie einmal im Jahr die Probe aufs Exempel: Welche Werte habe ich? Habe ich sie gelebt oder vernachlässigt? Und überlegen Sie sich, wie es funktionieren könnte, wieder zu Ihrer ureigensten Wertebasis zurückzukehren.

Schauen Sie der Angst in die Augen, und Sie werden den Mut erblicken.

An sich ist Angst nichts Negatives. Angst warnt uns schneller als wir denken können vor Gefahren und ist damit ein wichtiger Schutzmechanismus. Doch immer mehr Menschen zeigen auch dann Angstreaktionen, wenn keine reale Gefahr besteht bzw. diese so gering ist, dass wir sie vernachlässigen können.

STELLEN SIE SICH IHREN ÄNGSTEN

Ängste sind nichts anderes als negative Glaubenssätze. Wie positive Glaubenssätze auch, beeinflussen sie unser Leben ganz unmittelbar, nur eben negativ. Wenn ein Kind immer wieder hört, es sei dumm und faul, wird es dies auch von sich selbst glauben und eine tief sitzende Angst entwickeln, seine Gedanken zu äußern. Ängste sind wie eine Fußkette mit einem schweren Gewicht beim Marathonlauf: Es ist schwierig, in Bewegung zu kommen und die Distanz zu schaffen. Das Verrückte daran ist, dass wir uns diese Fesseln selbst anlegen. Wenn man einmal eine Weile darüber nachdenkt, scheint unsere Welt nur aus Ängsten zu bestehen: der Angst zu versagen, etwas Falsches zu sagen, anzuecken, zu spät zu kommen, den Job zu verlieren, die Miete nicht zahlen zu können, seinen Partner zu verlieren, vor dem Altern, vor der Prüfung und so weiter, und so fort.

Mentaltraining kann uns helfen, unsere Ängste zu überwinden. Wir müssen sie uns zunächst bewusst machen. Manchmal reicht allein das schon, um sie zu überwinden. Einfach weil wir sehen, wie unsinnig die Angst ist. Andere Ängste können wir neutralisieren, indem wir ihnen positive Glaubenssätze entgegensetzen. Manchmal müssen wir uns den Ängsten ganz konkret aussetzen, und manchmal benötigen wir dafür auch die professionelle Unterstützung eines Psychologen.

SIGNALE DES KÖRPERS

In Angstsituationen verkrampfen wir. Die Herzfrequenz und der Blutdruck steigen. Es schlägt einem »das Herz bis zum Hals«. Angst blockiert unsere Kreativität und auch die ganz konkrete Handlungsfähigkeit.

FRAGEN, DIE SIE WEITERBRINGEN

- Wovor habe ich Angst?
- Welche Erfahrung habe ich gemacht, die meine Angst bestätigt?
- Was kann ich tun, damit ich dieser Angst auslösenden Situation gerüstet begegnen kann?

GLÜCKSMOMENTE

- Der freie Fall beim Fallschirmsprung.
- Sich vom Glaubenssatz »Geld verdirbt den Charakter« zu befreien und endlich das zu verdienen, was man wert ist.
- Mit 75 Jahren noch eine neue Sportart erlernen.
- Lange gepflegte negative Glaubenssätze selbst überwunden zu haben.

Musik/Buch/DVD/Internet

Unter *www.psychologe.de* bekommen Sie entweder per Mail Hilfestellung oder können sich direkt unter einer Servicenummer per Telefon beraten lassen.

WAS IHNEN HILFT

Setzen Sie sich Situationen außerhalb Ihrer Komfortzone aus. Je häufiger Sie die Erfahrung machen, dass es doch nicht so schlimm ist,

desto geringer wird Ihre Angst auch in anderen Bereichen sein. Das kann der Besuch eines Hochseilgartens sein oder auch ein Tandemfallschirmsprung, vielleicht auch eine Situation, die der angstbesetzten ähnlich ist. Bei diffusen Ängsten ist es zunächst immer sinnvoll, sich rational damit auseinanderzusetzen.

WAS SIE UNTERSTÜTZT

Bei starken Ängsten empfehle ich Ihnen einen Besuch bei einem Profi. Die meisten Ängste sind therapierbar. Psychologen können helfen, wenn es um die Reduktion von Ängsten geht.

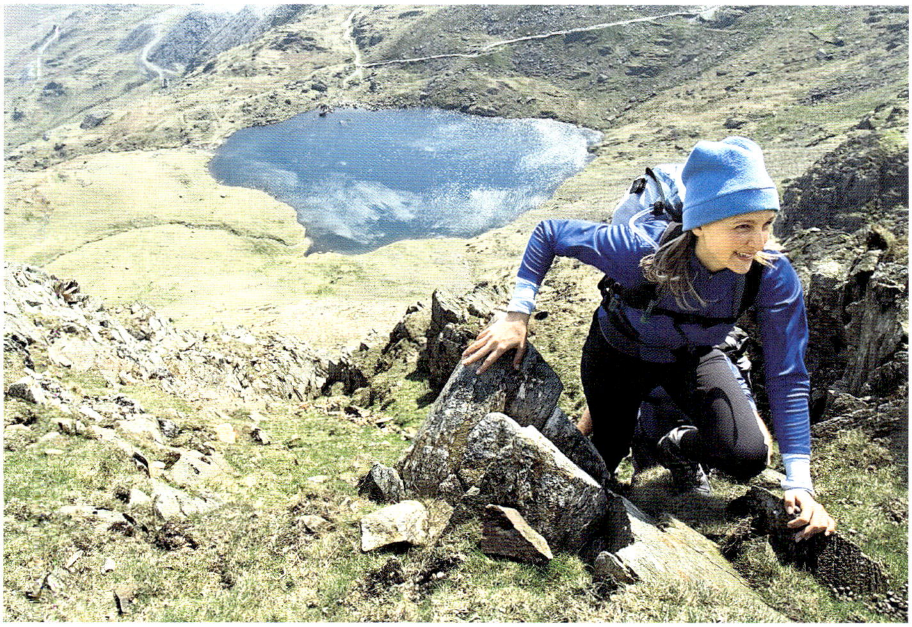

Klettern ist eine Sportart, die hervorragend geeignet ist, sich seinen Ängsten zu stellen und sie zu überwinden. Nur angstfrei können Sie Ihre Möglichkeiten voll entfalten!

ZUSAMMENFASSUNG FÜR EILIGE

Ängste sind negative Glaubenssätze, die unsere freie Entfaltung stark behindern können. Dagegen hilft: Bewusstmachen, positive Glaubenssätze, Konfrontation, Rat und Hilfe durch Psychologen.

MEIN TIPP

Machen Sie sich Ihre tiefsten Ängste bewusst, und fragen Sie sich, was dahinter steckt. Nur wenn Sie angstfrei sind, werden Sie Ihr Potenzial und Ihre Möglichkeiten 100-prozentig entfalten können.

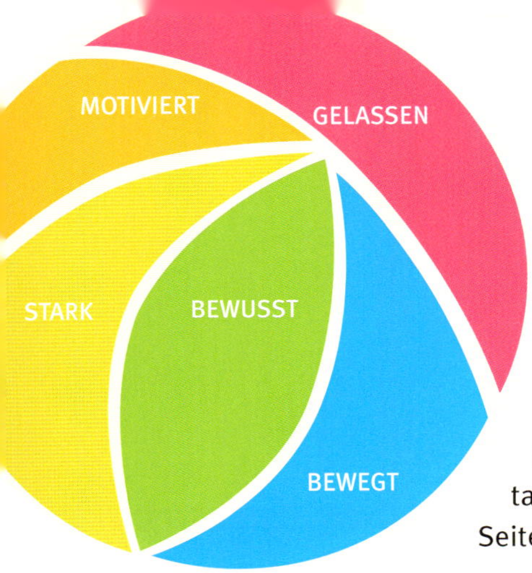

DER KREISLAUF SCHALTET JETZT AUF SPARFLAMME

Laut chinesischer Organuhr und den wissenschaftlichen Erkenntnissen der Chronobiologie schalten Blutdruck und Herzfrequenz jetzt um auf Sparflamme. Für uns bedeutet das in erster Linie, dass wir unseren Arbeitstag jetzt möglichst beenden sollten, einen Umstand, um den es auch auf den Seiten 166/167 geht.

Beim Sport neigen insbesondere Anfänger zur Übertreibung. Dabei sollte es sich herumgesprochen haben: In der Ruhe wird man gut. Warum das Wechselspiel zwischen Belastung und Ruhe so wichtig ist, lesen Sie auf den Seiten 164/165.

Ballaststoffe in Obst und Gemüse sowie der neue Trend aus den USA namens »Volumetrics« beschäftigen uns im Bereich Ernährung (Seiten 168/169).

Und wie Sie gegen die »Aufschieberitis« vorgehen und mit größeren Projekten umgehen werden, erfahren Sie auf den Seiten 170/171.

»Der Augenblick ist jenes Zweideutige, darin Zeit und Ewigkeit einander berühren.« *Søren Kierkegaard*

Was Ihnen hilft:	Meine Stimmung & Energie
Bewegung Seite 165	Ich sehe keine Fortschritte mehr beim Training
Entspannung Seite 167	Ich bleibe oft zu lange im Büro
Ernährung Seite 169	Ich habe Verstopfung
Motivation Seite 171	Ich schiebe immer alles vor mir her
Mentaltraining Seite 173	Ich traue mich oft nicht, neue und größere Projekte anzupacken

Was Sie unterstützt:	
Bewegung Seite 165	Ich habe das Gefühl, ich könnte effizienter trainieren
Entspannung Seite 167	Ich habe heute nichts geschafft
Ernährung Seite 169	Immer, wenn ich was Gesundes essen will, ist nichts da
Motivation Seite 171	Ich erledige schon vieles sofort
Mentaltraining Seite 173	Bei größeren Projekten bleibe ich immer wieder stecken

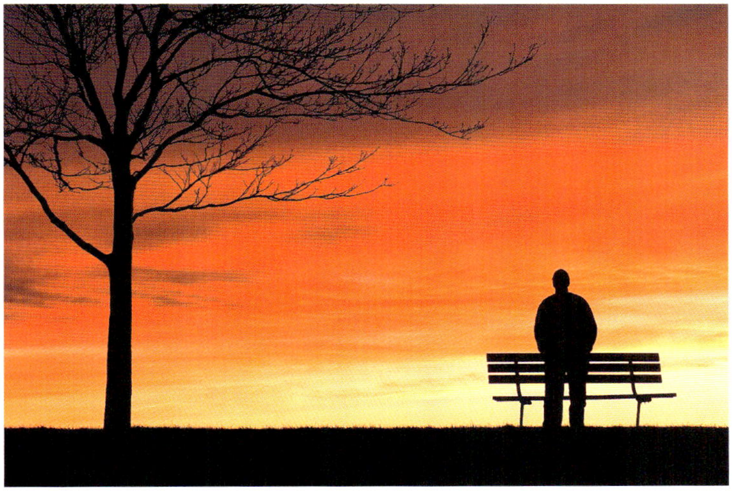

So wie der Tag kommt jetzt auch Ihr Organismus allmählich zur Ruhe. Wenn es geht, sollten Sie Ihre Arbeit jetzt beenden und ein wenig Entspannung suchen. Auch das richtige Maß an Muße ist eine Voraussetzung dafür, dass Sie körperlich und geistig leistungsfähig bleiben.

MEIN TIPP

Eine Bus- oder U-Bahn-Station früher auszusteigen wird Sie allein nicht schlank machen. Aber es kann Ihnen auf Ihrem Weg zu einem neuen Lebensgefühl helfen, Ihr Ziel zu erreichen. Vielleicht haben Sie ja schon den Hinweg zur Arbeit genutzt. Warum nicht auch den Rückweg?

TRAINING – NICHT ZU WENIG UND NICHT ZU VIEL!

Tanken Sie Kraft in der Ruhe, und Sie werden in dem Lärm der Zeit genügend Brennstoff haben.

Sechs Monate nach der Entbindung ihrer Tochter kam Silke P. zu mir und fragte mich, ob ich ihr ein paar Tipps zum Thema Training geben könne, da sie sich in der letzten Zeit ständig ausgepowert und müde fühle und auch gar keine Gewichtsreduktion spüre. Im ersten Gespräch stellte sich heraus, dass sie vor der Schwangerschaft regelmäßig zur Aquagymnastik gegangen war und nun aber zusätzlich mit dem Joggen und Krafttraining angefangen hatte – und das jeden Tag! Daraufhin sagte ich ihr, dass es zwar lobenswert sei, dass sie sich so viel Zeit für ihren Sport nehme, aber dass der Körper auch mal Ruhephasen braucht, um sich zu erholen. Gerade Anfänger und Wiedereinsteiger gönnen ihrem Körper zu kurze Regenerationsphasen – wenn überhaupt. Das wirkt sich schnell auf unsere Bänder und Muskeln aus, die zu schmerzen beginnen.

Wie lang die nötige Erholungszeit ist, hängt von vielen verschiedenen Faktoren ab, vor allem dem biologischen Alter (das durchaus nicht mit dem kalendarischen Alter deckungsgleich sein muss), dem Sportalter (wer schon länger trainiert, braucht weniger), natürlich Trainingsumfang und -intensität, Stressfaktoren (z. B. Arbeit, Schlafdauer), Ernährungs- und Trinkverhalten sowie Umweltbedingungen (z. B. Höhe über Meeresspiegel, Temperatur).

Natürlich, alle wollen den Trainingserfolg möglichst rasch. Doch der Körper lässt sich nicht hetzen. Besser langsame Erfolge als gar keine.

FRAGEN, DIE SIE WEITERBRINGEN

» Wie häufig habe ich Zeit für mein Training?

» Mache ich wirklich bei jedem Training noch Fortschritte?

» Gebe ich meinem Körper ausreichend Zeit für die Regeneration?

GLÜCKSMOMENTE

» Das Trainingsprotokoll vom letzten Jahr durchblättern und die Fortschritte sehen.

» Die Trainingsstrecke beim Joggen immer weiter ausdehnen und sich danach sogar noch besser fühlen als auf kürzeren Strecken.

» Trotz hohen beruflichen Stresses genügend Zeit für Sport gefunden und dadurch auch im Job bessere Ergebnisse erzielt zu haben.

Musik/Buch/DVD/Internet

Hier bekommen Sie die gängigsten Marken aller Trampolinfirmen. Ab 85 Euro geht es los: *www.springfun.de.*

WAS IHNEN HILFT

Es gibt einen einfachen Test, um die Regenerationszeit zu überprüfen: regelmäßige Ruhepulsmessungen am Morgen. Messen Sie siebenmal Ihren Ruhepuls jeden Morgen nach dem Aufwachen, aber vor dem Aufstehen, und notieren Sie ihn. Wichtig ist natürlich, dass Sie den Ruhepuls messen, wenn Sie definitiv erholt sind, d. h., Sie sollten sich gesund und fit fühlen. Der Mittelwert daraus ist dann Ihr Vergleichspuls.

Liegt Ihr Ruhepuls morgens deutlich über Ihrem Vergleichspuls, so sind Sie noch nicht ausreichend erholt und sollten lediglich eine Walkingeinheit bzw. ein regeneratives Ausdauertraining (es kann auch Radfahren oder Schwimmen sein) mit 50 – 65 % Ihrer maximalen Herzfrequenz durchführen. Liegt Ihr Ruhepuls morgens mehrmals über 100, so sollten Sie einen Internisten aufsuchen.

WAS SIE UNTERSTÜTZT

Die Basis für Trainingserfolg ist Ihr persönlicher Trainingsplan. Schreiben Sie alle Aspekte auf: Wie viele Sätze Krafttraining? Wie lang waren die Pausen? Welche Gewichte? In welcher Reihenfolge haben Sie die Übungen gemacht? Welche Bedingungen haben Sie beim Outdoorsport gehabt? War es windig? Wann haben Sie trainiert? Waren Sie vorher schon müde durch einen langen Arbeitstag? Diese Informationen werden Ihnen helfen, das Training bewusster zu gestalten.

Eine Vorlage für Ihren individuellen Trainingsplan können Sie bei www.lebenskraft.com downloaden.

ZUSAMMENFASSUNG FÜR EILIGE

Das A & O des Trainings ist die richtige Mischung von Training und Erholung. Zu wenig bringt nichts, zu viel blockiert die Entwicklung auch. Trainingsplan und Ruhepulsmessungen bringen Sie Ihrem Ziel näher.

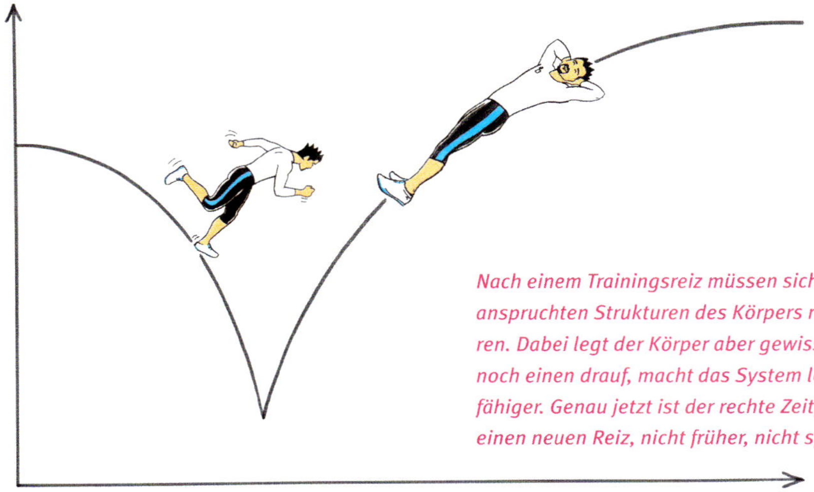

Nach einem Trainingsreiz müssen sich alle beanspruchten Strukturen des Körpers regenerieren. Dabei legt der Körper aber gewissermaßen noch einen drauf, macht das System leistungsfähiger. Genau jetzt ist der rechte Zeitpunkt für einen neuen Reiz, nicht früher, nicht später.

MEIN TIPP

Vor allem Anfänger können beim Trampolinspringen gute Erfolge verbuchen. Trampolinspringen ist gelenkschonend, fördert Koordination, Kraft und Ausdauer und kann überall durchgeführt werden. Man benötigt nur eine ausreichende Deckenhöhe – oder Sie haben einen Garten.

SLOW MOVING – DAS GEHEIMNIS DER PRODUKTIVITÄT

Leben Sie im harmonischen Wechsel zwischen An- und Entspannung, und das Chaos wird sterben.

Wussten Sie, dass der Löwe, als König der Tiere, 22 von 24 Stunden faul herumliegt und dass sogar die fleißigen Bienen nur 30 Prozent des Tages arbeiten?

Geht es Ihnen auch so? Sie arbeiten den gesamten Tag und kommen kaum dazu, mal die Beine hochzulegen. Am Ende des Tages blicken Sie auf Ihr Tageswerk und denken sich »na ja, das hätte auch mehr sein können«. Trotzdem fühlen Sie sich wie erschlagen und wissen nicht, wo Ihnen der Kopf steht, da noch mindestens zwei Stapel Bügelwäsche, Papierunterlagen oder Ähnliches vor Ihnen liegen. Haben Sie sich an so einem Tag Pausen gegönnt? Volle Power ist gar nicht das Geheimnis des Erfolges. Vielmehr ist es der harmonische Wechsel zwischen An- und Entspannung. Gönnen Sie sich pro Stunde Arbeitszeit eine kurze Pause, sei es, dass Sie sich an das geöffnete Fenster stellen und ganz bewusst tief ein- und ausatmen oder sich strecken und recken wie ein Katze. Langfristig gesehen werden Sie so gewinnen und mehr schaffen.

Jeder Leistungssportler weiß das: »In der Erholung wirst du gut, nicht während des Trainings.«

SIGNALE DES KÖRPERS

Als Slow-Mover haben Sie einen niedrigen Puls und Blutdruck. In Ihrem Blut sind niedrige Adrenalin- und Kortisolwerte nachweisbar.

FRAGEN, DIE SIE WEITERBRINGEN

» Wann hatte ich die besten Ideen, die mich nach vorn gebracht haben: bei der Arbeit oder in entspannten Situationen?

» Wie kann ich in weniger Arbeitszeit trotzdem das Gleiche oder sogar mehr leisten?

» Welche Entspannungsrituale kann ich in meinen Tagesablauf integrieren?

» Schaffe ich nach 18 Uhr wirklich noch etwas Produktives?

GLÜCKSMOMENTE

» Schon vor der geplanten Zeit mit einem wichtigen Projekt fertig sein.

» Während alle hektisch von einer Aktivität zur nächsten rennen, ohne etwas zu schaffen, ruhig und gelassen seine Arbeiten Stück für Stück bewältigen.

» Der leere Arbeitstisch bei Arbeitsende.

» Kein einziges Blatt mehr in der Blattablage »Zu erledigen«.

Musik/Buch/DVD/Internet

Peter F. Drucker: *Die Kunst des Managements*, Econ, ISBN: 3430122376.

6 7 8 9 10 11 12 13 14 15

»Das Leben stimmt nicht mit der Philosophie überein: Es gibt kein Glück ohne Müßiggang, und nur das Nutzlose bereitet Vergnügen.« A. Tschechow

WAS IHNEN HILFT

Wenn Sie zu den Menschen gehören, die häufig noch nach 18 Uhr im Büro sind, treffen Sie Verabredungen. Planen Sie Termine mit Freunden ein, damit Sie einen angenehmen Grund haben, aus dem Büro zu gehen. Delegieren Sie die Dinge, für die Sie kein Talent oder keine Lust haben. Das können andere oft besser und rascher erledigen. Konzentrieren Sie sich auf Ihre Kernkompetenzen.

WAS SIE UNTERSTÜTZT

Konzentrieren Sie sich während Ihrer Arbeit auf das Wesentliche. Die Schlüsselfragen, die Sie sich immer wieder stellen sollten, lauten: Bringt mich das einen entscheidenden Schritt nach vorn? Wie viel Zeit möchte ich mit dieser Tätigkeit verbringen?

Behalten Sie Ihre Prioritätenliste immer im Blickfeld, und gewöhnen Sie sich das »Sofort-Prinzip« an. So wird Ihr Schreibtisch schnell leer, und Sie können mit einem guten Gefühl den Arbeitsplatz pünktlich verlassen.

ZUSAMMENFASSUNG FÜR EILIGE

Es kann nicht nur Höhepunkte geben. Wir müssen lernen, auch die Ruhephasen zu lieben. Denn in den Ruhephasen werden wir besser. Werden Sie zum Slow-Mover. Slow-Mover sind achtsam, entspannt, aufmerksam und effektiv.

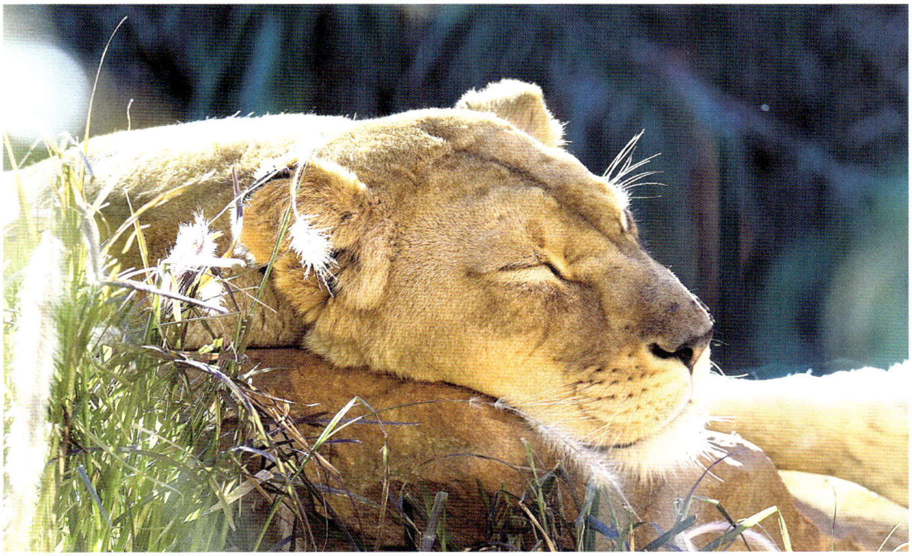

Ausruhen vor der nächtlichen Beutejagd. Der Löwe beherrscht das rechte Maß zwischen entspannter Ruhe und konzentrierter Aktivität. So sichert er seinen Erfolg.

MEIN TIPP

Frönen Sie dem Müßiggang. Das Lexikon beschreibt »Müßiggang« mit »tätiges Nichtstun«. In der Tat, Sie tun etwas. Aber es ist nicht sichtbar.

Die Innenwand des Darms mit dem Immunsystem ist die Außenwand im Kampf gegen Giftstoffe und allergene Substanzen.

VOLUMETRICS – ESSEN SIE SICH GESUND UND SCHLANK

In Deutschland stirbt jeder Zweite leider viel zu früh an den Folgen einer Herz-Kreislauf-Erkrankung. Ursachen dafür sind zu wenig Bewegung und zu hohe Blutfett- und Homocysteinwerte im Blut. Weil viele Menschen zu hohe Blutfettwerte haben, werden fleißig Cholesterinsenker verschrieben. Dabei können Ballaststoffe die gleiche Wirkung haben. Und das ganz ohne Nebenwirkungen. Die Empfehlung der Deutschen Gesellschaft für Ernährung (DGE) für den Verzehr von Ballaststoffen liegt bei 30 Gramm pro Tag. Im Durchschnitt liegt die Verzehrmenge aber gerade mal bei 12 Gramm täglich.

Wer viel Obst und Gemüse isst, nimmt viele Ballaststoffe, aber wenig Kalorien zu sich. Das ist das simple Prinzip eines neuen Trends aus Amerika mit dem schlagkräftigen Namen »Volumetrics«. Ein Lebensmittel ist umso besser zum Abnehmen geeignet, je weniger Kalorien es pro Gramm enthält. Denn was uns satt macht, ist das Volumen, nicht die Kalorien. Grüner Salat beispielsweise hat 0,1 kcal je Gramm, Kartoffelchips dagegen 5,4 kcal. Das bedeutet für uns, dass wir bei Obst und Gemüse kräftig zugreifen können. Der hohe Anteil an Ballaststoffen hat obendrein den Vorteil, dass er den Darm sauber hält und so Darmkrebs vorbeugt und dass eine ballaststoffreiche Ernährung zudem die Blutfettwerte senkt. Wenn's ums Abnehmen geht, sind laut Volumetrics auch Hähnchenbrust (1,0 kcal/g) und entrahmter Joghurt (0,4 kcal/g) empfehlenswert.

SIGNALE DES KÖRPERS

Wenn Sie zu wenig Ballaststoffe essen, macht sich dies meist kurzfristig an einer schlechten Darmpassage bemerkbar: Ihre Verdauung ist träge. Langfristig steigt das Risiko, an Darmkrebs zu erkranken, um ein Mehrfaches an.

FRAGEN, DIE SIE WEITERBRINGEN

» Habe ich einen reichen Vorrat an Obst und Gemüse?

» Wo ist das nächste Geschäft, wo ich Obst und Gemüse aus biologisch kontrolliertem Anbau kaufen kann?

» Komme ich denn auf 800 Gramm Obst und Gemüse an jedem Tag?

» Welche Gemüse würde ich gerne öfter essen?

GLÜCKSMOMENTE

» Durch Ballaststoffe endlich keine unangenehmen Verstopfungen mehr haben.

» Der Duft einer italienischen Minestrone.

» Sich nach dem Abendessen noch leicht und voller Energie fühlen.

» Angenehm und ohne Hungergefühl langfristig Fett verlieren.

» Frischen Fisch und frisches Gemüse genießen.

Musik/Buch/DVD/Internet

Jede Menge köstlicher Salatrezepte (und mehr) finden Sie unter *www.chefkoch.de* sowie *www.lust-auf-genuss.de.*

»Ballaststoffe sind der Besen für den Darm.« Unbekannter Autor

WAS IHNEN HILFT

Wenn Sie es nicht schaffen, ausreichend Ballaststoffe in Form von Obst und Gemüse zu essen, können Ballaststoffkonzentrate helfen. Es gibt viele gute Produkte in der Apotheke oder auch bei einigen Networkingfirmen. Produktbeispiele:

» Ballastra Ballaststoff Tabs, in der Apotheke erhältlich
» Novartis Resource Benefiber 250 g Pulver, in der Apotheke erhältlich
» Daily Plus der Firma Life plus

WAS SIE UNTERSTÜTZT

Sie können nur das essen, was zu Hause verfügbar ist. Sorgen Sie also für einen stets gut gefüllten Obstkorb und Gemüse im Kühlschrank für den kleinen Snack zwischendurch. Machen Sie es sich zur Gewohnheit, jeden Tag einen anderen Salat zu essen. Mal einen Karottensalat, mal einen Chicoréesalat mit Orangen und Keimlingen, mal einen Rucolasalat mit Tomaten und mal einen griechischen Bauernsalat mit Gurke, Tomaten und Schafskäse.

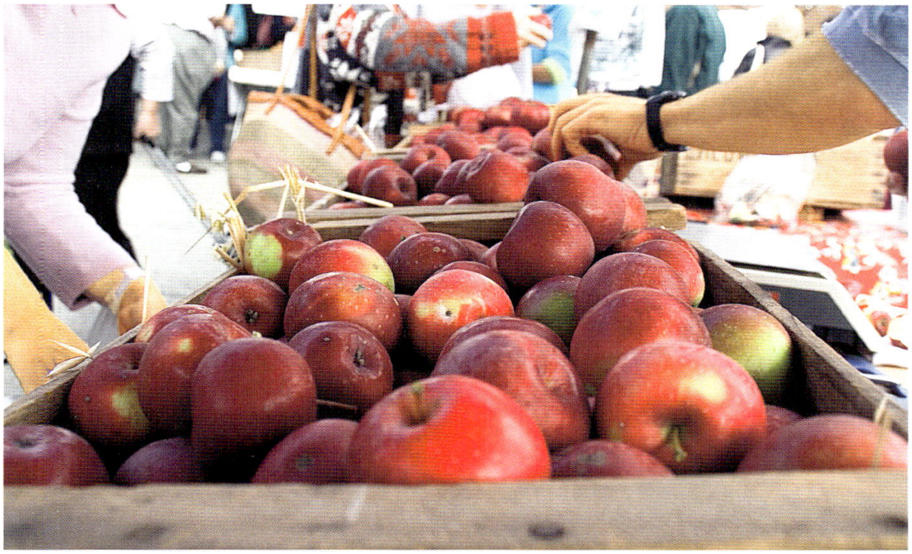

Frisches Obst hat nicht nur wenige Kalorien und viele Vitamine, es hält mit seinen Ballaststoffen auch den Darm sauber, stärkt dadurch das Immunsystem und hilft, die Blutfettwerte zu senken.

ZUSAMMENFASSUNG FÜR EILIGE

Obst und Gemüse enthalten wenig Kalorien je Gramm und sind deshalb gut zum Abnehmen geeignet. Zudem beugen sie durch ihren hohen Anteil an Ballaststoffen Darmkrebs vor und senken erhöhte Blutfettwerte.

MEIN TIPP

Achten Sie auf eine hohe Ballaststoffzufuhr. Neben Eiweißträgern sowie Fisch und Fleisch sind Pflanzen und Früchte für Ihre Gesundheit nicht nur wegen der Vitamine und sekundären Pflanzenstoffe ein Garant für die Gesundheit.

Achten Sie auf die Fallstricke der »Aufschieberitis« und Sie erleben den Morgen ohne zu stolpern.

Vieles im Leben braucht lange Zeit. Ein Spitzenfotograf, der wochenlang auf das richtige Licht an der richtigen Stelle wartet, ist deswegen noch lange kein Aufschieber. Jemand, der jahrelang den nächsten Karriere-

VORSICHT, AUFSCHIEBERITIS!

sprung vertagt, bis endlich die jüngste Tochter zur Schule geht, leidet nicht an »Aufschieberitis«. Und natürlich hat auch vieles eine höhere Priorität, als beispielsweise den Keller aufzuräumen. Und natürlich erledigen sich manche Dinge irgendwann von allein. Doch auch Sie werden vermutlich das eine oder andere finden, was Sie besser nicht aufgeschoben hätten. Achten Sie auf folgende Fallstricke:

- Fallstrick Priorität: Hohe Prioritäten für eilige, aber angenehme Aufgaben gaukeln Ihnen vor, ständig an den wichtigsten Aufgaben zu arbeiten und für bestimmte eilige, aber weniger angenehme Aufgaben einfach keine Zeit zu haben.
- Fallstrick Zeitpunkt: Sie kommen zu dem Schluss, dass morgen der beste Zeitpunkt wäre, die Aufgabe zu erledigen. Nur dass Sie morgen zu demselben Schluss kommen ...
- Fallstrick Überblick: Wir haben in unseren verschiedenen Rollen (Ehefrau, Mutter, Vater, Geschäftsmann, Freundin, Hobbygärtner) unterschiedliche Aufgaben. Was wir in der jeweiligen Rolle zu erledigen haben, fällt uns aber oft ein, wenn wir gerade eine andere Rolle ausfüllen. So bleibt vieles unerledigt, weil wir immer zum falschen Zeitpunkt daran denken. Abhilfe: To-do-Liste nach Rollen sortieren und stets Stift dabeihaben.

SIGNALE DES KÖRPERS

Chronische »Aufschieberitis« kann tatsächlich krank machen. Denn das Unterbewusstsein vergisst nicht. Es fordert ständig Energie für die vielen unerledigten Dinge.

FRAGEN, DIE SIE WEITERBRINGEN

» Was schiebe ich schon länger erfolgreich vor mir her?

» Was raubt mir Energie in meiner Wohnung, das ich ändern kann?

GLÜCKSMOMENTE

» Der Blick auf den leeren Schreibtisch nach einem langen Arbeitstag.

» Sämtliche unangenehmen Aufgaben erledigt zu haben.

» Die fertig eingeräumte Wohnung nach einem Umzug.

Musik/Buch/DVD/Internet

Marc Stollreiter: *Aufschieberitis dauerhaft kurieren. Wie Sie sich selbst führen und Zeit gewinnen*, Moderne Verlagsges. Mvg, ISBN: 3636071521.

»Ein edler Mensch schämt sich, wenn seine Worte ständig großartiger sind als seine Taten.« Konfuzius

WAS IHNEN HILFT

Halten Sie sich an die goldenen JETZT-Regeln:

» Wenn Sie ein Kleidungsstück ausziehen, hängen Sie es sofort auf, oder legen Sie es in die schmutzige Wäsche.

» Was Sie geöffnet haben, nach Gebrauch sofort schließen.

» Wenn Sie Ihre Post holen, schauen Sie diese sofort an, und werfen Sie alles weg, was Sie nicht dringlich brauchen.

» Wenn Sie etwas kaufen müssen, setzen Sie es sofort auf die Einkaufsliste.

» Reparaturen immer binnen sieben Tagen erledigen.

» Was heruntergefallen ist, sofort wieder aufheben.

» Wenn Ihnen einfällt, wen Sie noch anrufen müssen, nehmen Sie sofort den Hörer in die Hand, und tun Sie es.

WAS SIE UNTERSTÜTZT

Delegieren Sie alles, was ein anderer besser, billiger oder sogar ebenso gut erledigen kann. Haben Sie auch keinen Spaß am Bügeln? Bringen Sie z. B. Ihre Blusen und Hemden zur Reinigung. Zwar zahlen Sie für diesen Luxus, aber dafür können Sie in der Zeit andere Aufgaben erledigen oder durch eine nebenberufliche Tätigkeit, die Ihnen Spaß bereitet, mehr Geld verdienen. Außerdem haben Sie dann endlich Zeit und Gelegenheit, sich intensiv um die Dinge zu kümmern, die Sie aus Zeitmangel immer wieder in die Zukunft verschoben haben und die inzwischen zu einem ziemlichen Berg angewachsen sind.

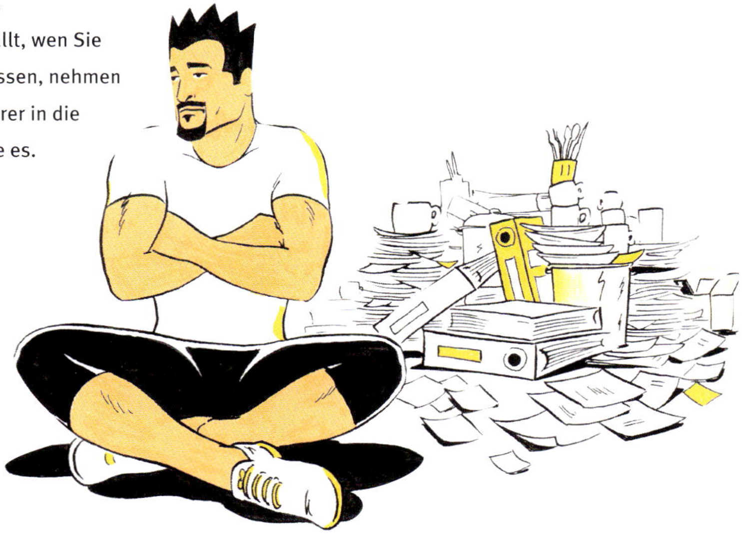

Auch ich war nicht immer ganz frei von der »Aufschieberitis«. Es gab Zeiten in meinem Leben, da habe ich Steuererklärungen und ähnliche lästige Arbeiten gern vor mir hergeschoben und habe lieber Sport getrieben.

ZUSAMMENFASSUNG FÜR EILIGE

Manche Dinge müssen aufgeschoben werden, viele aber sollten sofort erledigt werden. Da die »Aufschieberitis« krank machen kann: Werden Sie zum JETZT-Menschen!

MEIN TIPP

Nehmen Sie entweder Ihre To-do-Liste, oder schauen Sie sich in Ihrer Wohnung um, was Sie schon immer mal machen wollten, sei es, den chaotischen Keller aufzuräumen oder die nicht funktionierende Stereoanlage zur Reparatur zu bringen. Egal, Hauptsache, Sie fangen sofort an und bringen es zu Ende. Ein herrliches Gefühl? Dieses Gefühl können Sie häufiger haben. Gewöhnen Sie sich das »Ich schreibe es erst einmal auf« ab. Die Kraft der Tat liegt im JETZT.

Wer keinen Anfang macht, wird nie zum Ende kommen.

Als der 64-jährige Langstreckenläufer Soren nach seinem Zieleinlauf eines 100-Meilen-Rennens von einem Reporter gefragt wurde, wie er denn in seinem Alter noch 100 Meilen laufen könne, antwortete Soren: »Ich laufe nicht 100 Meilen, sondern eine Meile – hundertmal.«

Schon immer stand für sie eines fest: Sie wollte Schriftstellerin werden. Sie lebte mit ihrer Tochter allein und musste von der Sozialhilfe leben.

WER ERFOLG WILL, BENÖTIGT AUSDAUER

Wenn ihre Tochter eingeschlafen war, nutzte sie die ruhige Zeit, um zu schreiben. Das Ergebnis dieses langen Weges: die Geschichten von Harry Potter. Der Name der Schriftstellerin: Joanne Kathleen Rowling.

Alles beginnt mit dem ersten Schritt, und Erfolg ist fast immer das Ergebnis von Ausdauer und Hartnäckigkeit. Die meisten Menschen sind nur nicht bereit, diesen langen und harten Weg zu gehen, sondern schielen nur nach der sonnigen Seite von Erfolgreichen, die diesen Weg schon hinter sich haben. Dass auch die Erfolgreichen schwierige Zeiten und Krisen hinter sich bringen mussten, sehen sie nicht.

Es dauerte vier Jahre, bis ich mich an den IRONMAN wagte. Der Beginn waren Kurztriathlons mit den Distanzen 1,5 Kilometer Schwimmen, 40 Kilometer Radfahren und 10 Kilometer Laufen. Nach zwei Jahren war die erste Mitteldistanz auf meinem Trainingsplan, und weitere zwei Jahre später reiste ich nach Hawaii.

Machen Sie also einfach den ersten kleinen Schritt, egal, welchen großen Berg Sie besteigen wollen.

ZUSAMMENFASSUNG FÜR EILIGE

Erfolg kommt nicht von heute auf morgen, sondern erfordert Hartnäckigkeit und Ausdauer. Dennoch ist es wichtig, größere Projekte in kleinere Einheiten zu zerlegen, sie nach und nach abzuarbeiten und auch bei Rückschlägen am Ball zu bleiben.

FRAGEN, DIE SIE WEITERBRINGEN

» Wann habe ich bereits Hartnäckigkeit und Ausdauer bewiesen?

» Welcher erste Schritt fällt mir schwer, und wer könnte mich dabei unterstützen?

» Welche großen Projekte habe ich durch Ausdauer erfolgreich beenden können?

» In welchen Momenten vergesse ich die Zeit?

» Was könnte ich erreichen, wenn ich kontinuierlich an einer Sache „dran“ bleibe?

GLÜCKSMOMENTE

» Die ersten 20 Liegestütze.

» Das Diplomzeugnis/den Meisterbrief in den Händen halten.

» Endlich die Bergspitze erreicht zu haben.

» Spüren, wie die Missverständnisse in der Beziehung immer weniger werden.

» Der erste Volks- oder Marathonlauf, bei dem ich durchgehalten habe.

Musik/Buch/DVD/Internet

Marco Caimi: *The Art of Movement. Erfolg durch LebensPower*, A & O, ISBN: 3905327740.

WAS IHNEN HILFT

Machen Sie sich bewusst, was für ein Gefühl es ist, Ihr Ziel erreicht zu haben! Was können Sie sehen? Wie sieht es aus? Was können Sie hören? Wie würden andere über Sie reden? Schreiben Sie sich alle Einzelheiten auf.

Haben Sie ein Ziel gefunden, für das es sich lohnt, symbolisch 1000 Schritte zu gehen, setzen Sie sich Etappenziele. Sie werden Ihnen helfen, immer wieder kontrollieren zu können, ob Sie auf dem richtigen Weg sind und ob Ihre zeitliche Einschätzung realistisch war.

WAS SIE UNTERSTÜTZT

Zerlegen Sie Ihr großes Projekt in Einzelprojekte und Unterpunkte. Geeignet für eine solche Planung sind Mindmaps (S. 54). Überlegen Sie sich die Unterpunkte, und erstellen Sie einen Terminplan, der nach Prioritäten geordnet ist. Was müssen Sie selbst erledigen, was können Sie delegieren?

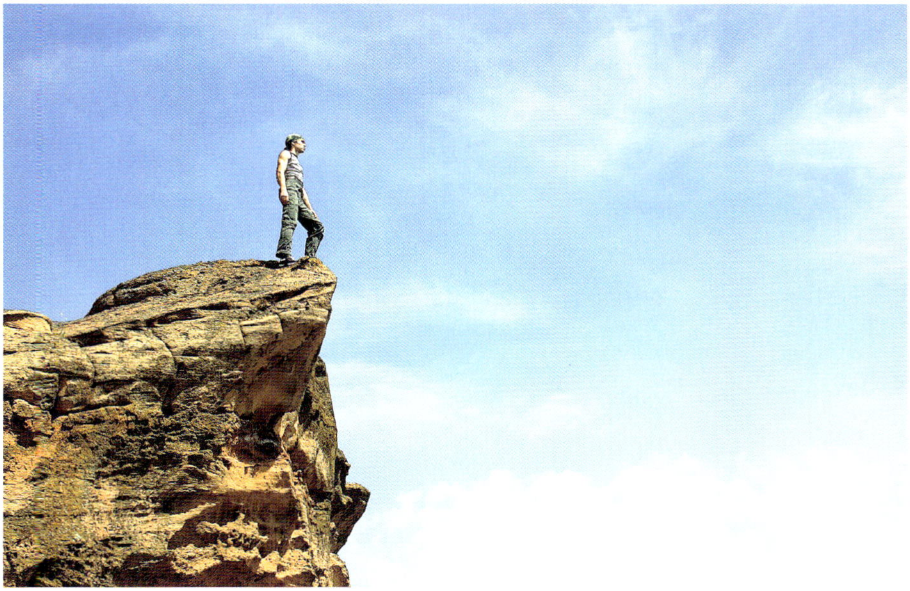

Der Weg zum Gipfel mag noch so schwierig und langwierig gewesen sein – der Erfolg rechtfertigt alle Anstrengungen und belohnt jegliche Ausdauer.

MEIN TIPP

So werden Sie hartnäckig und ausdauernd:

- Suchen Sie sich eine Tätigkeit, für die Sie sich begeistern können.
- Konzentrieren Sie sich dabei auf Ihre beste Fertigkeit oder Fähigkeit.
- Suchen Sie sich Vorbilder, die dort schon sind, wo Sie hin möchten.
- Steigern Sie langsam die Herausforderungen.
- Machen Sie sich bewusst, welche Zwischenetappen Sie bis zu Ihrem Ziel brauchen.
- Visualisieren Sie diesen Weg schon im Vorfeld.
- Konzentrieren Sie sich immer auf das JETZT mit einem Blinzeln in die Zukunft. Beides zusammen, das JETZT und die Perspektive, helfen Ihnen, erfolgreich zu sein.

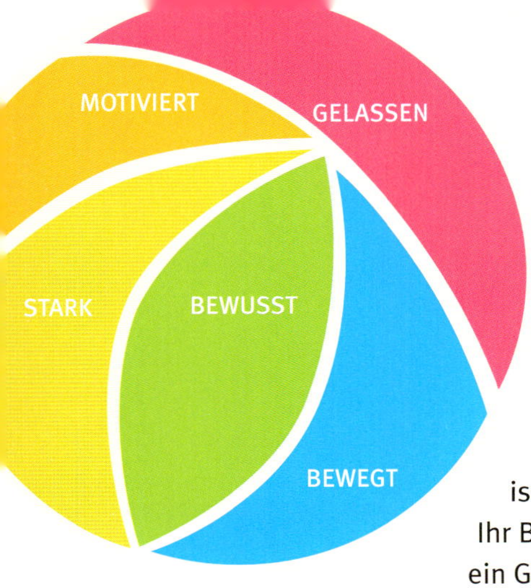

NUTZEN SIE DEN AUSKLINGENDEN TAG MEHRFACH

Zeit der Belohnung. In der Traditionellen Chinesischen Medizin ist dies die Hoch-Zeit des Herzbeutels. Deswegen erfahren Sie in diesem Kapitel, warum auch ein intensives Ausdauertraining für Ihre Gesundheit wichtig ist. Sie werden unterschiedliche Methoden kennen lernen, um Ihr Herz und Ihr Blutkreislaufsystem zu kräftigen (Seite 176/177), und Tipps bekommen, wie ein Geschäftsessen nicht zur Kalorienfalle wird (Seite 180/181).

Eine Sportart, die immer mehr Anhänger hier in Deutschland findet, ist Yoga. Für den Anfänger ist es aber meist schwierig, die passende Yogaform auszuwählen. In diesem Kapitel können Sie erfahren, welcher Yogastil zu Ihnen passt (Seite 178/179)

Nutzen Sie diese Tageszeit, auch wenn es nur fünf oder zehn Minuten sind, um sich bewusst zu machen, welches Ihre Wünsche sind und was Sie bereit sind, für ihre Erfüllung zu tun. Alles hat seinen Preis. Sie müssen sich nur darüber bewusst sein, wie viel Sie bereit sind zu zahlen (Seite 182/183).

Warum es sinnvoll ist, den nächsten Tag im Voraus zu planen erfahren Sie auf den Seiten 184/185.

»Wer alles gleich erledigt, hat mehr freie Zeit.«

Sprichwort aus Finnland

Was Ihnen hilft:	**Meine Stimmung & Energie**
Bewegung Seite 177	Ich langweile mich beim Ausdauertraining
Entspannung Seite 179	Ich würde gern mal Yoga ausprobieren, weiß aber nicht, welche Form
Ernährung Seite 181	Ich habe wieder ein Geschäftsessen. Wo soll ich mit den Kunden hingehen?
Motivation Seite 183	Ich sehe überall die negative Seite
Mentaltraining Seite 185	Ich weiß gar nicht, was ich morgen alles erledigen muss

Was Sie unterstützt:	
Bewegung Seite 177	Ich hätte gern mehr Feedback über mein Training
Entspannung Seite 179	Ich mache Yoga, habe aber noch nie den Flow dabei erlebt
Ernährung Seite 181	Wie erkenne ich, welches Restaurantessen gut für mich ist?
Motivation Seite 183	Ich bin mir oft unsicher, welches Verhalten das bessere wäre
Mentaltraining Seite 185	Ich habe Angst, dass mir der Tag morgen wie Wasser zerrinnt

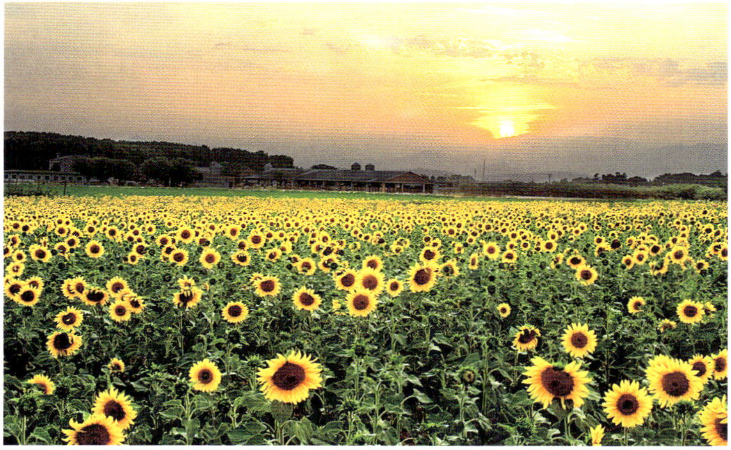

Wenn es Abend wird, kommt die Zeit, in der man sich für den anstrengenden Tag selbst belohnen möchte. Vielleicht probieren Sie es mit einem entspannenden Yoga-Training, oder verwirklichen Sie sich einen lange gehegten Wunsch.

MEIN TIPP

Jetzt wirken Antihistaminika gegen Allergien am besten. Kortikoide (also z. B. Kortison) sollten jedoch nicht abends eingenommen werden, da die Nebenwirkungen über Nacht am stärksten sind.

POWERTRAINING STÄRKT KÖRPER UND GEIST

Nur wer methodisch variabel trainiert, wird eine konstante Verbesserung der Leistungsfähigkeit erleben.

Ausdauertraining in verschiedenen Intensitätsbereichen fordert nicht nur Körper und Geist, sondern stärkt die Willenskraft und formt den Charakter.

Wenn Sie beim Spinning oder Laufen Ihre Grundlagenausdauer systematisch ausgebaut haben und beispielsweise eine Stunde locker laufen können, so ist es an der Zeit, die Grenzen ein wenig zu verschieben. Sie wissen, dass Sie bei gemächlichem Tempo in einem Bereich trainieren, der überwiegend auf Fettverbrennung basiert. Um aber nach und nach mehr Leistung in diesem Bereich erbringen zu können, braucht Ihr Körper einen neuen Reiz: Laufen Sie für kurze Zeit schneller, und stoßen Sie somit in den Bereich der primären Glukoseverbrennung vor. Sie sollten sich ab und zu bis an Ihre Grenzen herantasten. Achten Sie aber darauf, diese nicht zu überschreiten, sonst wären Sie im »roten Bereich«, in dem selbst Profis nur selten trainieren.

Wenn ein Anfänger gleich mit einem intensiven Training beginnt, wird sein Körper nie erfahren, wie Fette sinnvoll zu nutzen sind.

ZUSAMMENFASSUNG FÜR EILIGE

Sie dürfen gern ab und zu beim Training mal »Gas geben«, wenn Sie seit einigen Wochen regelmäßig dabei sind. Sie bringen so Ihren Körper in die Gewinnzone, in der er für künftige Herausforderungen Reserven aufbaut.

FRAGEN, DIE SIE WEITERBRINGEN

- » Habe ich mindestens drei Monate vor allem im Bereich Fettstoffwechsel trainiert?
- » Tut mir ein intensives Training am Abend wirklich gut?
- » Kann ich nach abendlichem Training besser oder schlechter schlafen?

GLÜCKSMOMENTE

- » Das erste Mal den Sportpartner abgehängt haben.
- » Das Gefühl, wie alles wie von selbst läuft.
- » Den Berg in neuer Bestzeit mit dem Rennrad hochgefahren sein.

Musik/Buch/DVD/Internet

Peter G. J. M. Janssen: *Ausdauertraining*, Spitta, ISBN: 3934211437.

6 7 8 9 10 11 12 13 14 15

WAS IHNEN HILFT

Machen Sie sich bewusst, welche Auswirkungen ein gut dosiertes und abwechslungsreiches Ausdauertraining für Ihre Lebensqualität haben kann:

- Sie bekommen einen schlankeren, attraktiveren Körper.
- Ihre Blutfettwerte werden optimiert.
- Die Libido steigt.
- Ihre Leistungsfähigkeit wird um ein Vielfaches gesteigert.
- Sie haben eine energievollere Ausstrahlung.
- Ihre beruflichen Chancen steigen.
- Das Risiko, dass Sie an Herz-Kreislauf-Erkrankungen sterben, sinkt rapide.

WAS SIE UNTERSTÜTZT

Wenn Sie schon mit einem Herzfrequenzmesser arbeiten, sind Zusatzinformationen wie Wattleistung beim Radfahren oder aktuelle Geschwindigkeit beim Laufen sinnvoll. Sammeln Sie so viele Infos, wie Sie können. So können Sie Ihr Training besser steuern und Über- wie Untertraining vermeiden. Zudem: Positive Rückmeldungen spornen an.

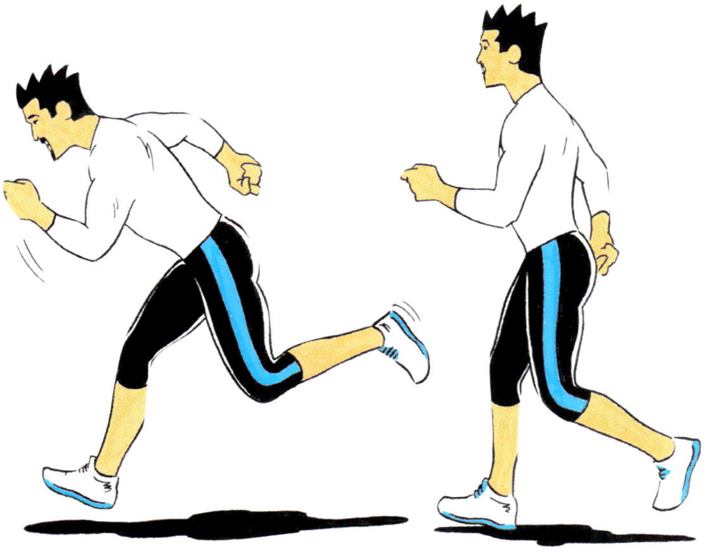

Die Wechselmethode, beispielsweise abwechselnd Laufen und Walken, hilft Ihnen, die Leistung kontinuierlich zu steigern.

MEIN TIPP

Wenn Sie genügend im Grundlagenausdauerbereich 1 (Fettstoffwechsel) trainiert haben, sollten Sie Ihr Training mit intensiveren Einheiten beleben. Steigern Sie die Zeitintervalle um nicht mehr als 10 % von einer zur nächsten Einheit. Lassen Sie dem Körper Zeit, sich an die stärkeren Belastungen zu gewöhnen. Achten Sie auf ein gutes Warm-up. Nach dem Training schnell abtrocknen, ausreichend trinken und für eine schnelle Regeneration ausnahmsweise ein paar schnelle Kohlenhydrate in Form einer Banane oder Trockenobst essen.

WELCHER YOGASTIL PASST ZU IHNEN?

Wer beim Yoga sein Bewusstsein in die Ferne bringt, ist seinem Bewusstsein sehr nahe.

Winter 2005, Zürich. Freunde nehmen mich mit zu einer Bikram-Yoga-Session: Ein Raum mit 38 Grad, langes Halten in den Asanas (Endpositionen). Nach 75 Minuten ist die 1,5-Liter-Wasserflasche leer. Ich bin fix und fertig und völlig durchgeschwitzt. Dagegen war der Hawaii IRONMAN fast ein Spaziergang. Doch danach ein herrliches Reinigungsgefühl. Ein intensives und befreiendes Training.

Sommer 2006, München. Ich bin in einem Yoga-Zentrum. Ein wunderschöner Raum. Im Hintergrund ruhige Musik. Sehr gezielte Übungen. Ich spüre Muskeln, die ich noch nie gespürt habe. In den Stunden wird meist ein bestimmtes Thema behandelt. Heute ist die Schulter dran. Ich denke: »Na, Klasse, da habe ich doch immer Schwierigkeiten vom vielen Schwimmen.« Nach der Stunde aber ein angenehmes befreites Gefühl in der Schulter, und mein Geist ist ruhig.

Laut Brockhaus ist Yoga ein »sehr altes Meditationssystem des Hinduismus und Buddhismus mit dem Ziel, die Psyche in einen Zustand der Bewusstseinsferne zu führen«. Dabei bedient sich der Yogi verschiedener Techniken, z. B. einer bestimmten Körperhaltung, der Beherrschung des Atmungsvorgangs, der geistigen Konzentration, der Versenkung des Ichs oder der Enthaltsamkeit (Fasten, Keuschheit). Im Westen wird Yoga aber vor allem als Entspannungsmethode und Gymnastik wahrgenommen und praktiziert«.

SIGNALE DES KÖRPERS

Nach einer Yogaeinheit fühlen sich viele wie gereinigt. Die Gedanken sind in Ruhe, und der Körper ist von Verspannungen befreit. Die Kombination von Kraft und Beweglichkeit wird Sie Muskeln spüren lassen, die Sie vorher noch nie gespürt haben. Sie werden Ihren Körper viel bewusster wahrnehmen.

Musik/Buch/DVD/Internet

Anna Elisabeth Röcker: *Yoga. Der Weg zu innerer Harmonie und Gesundheit*, Südwest Verlag, ISBN: 3517075078.
Sonja Söder: *WOYO – Workout Yoga. Das moderne Yoga-Training*, Copress, ISBN: 3767908956.
Websites: *www.woyo.de, www.kundalini-yoga.de, www.jivamukti-muenchen.de, www.yogainfo.at.*

FRAGEN, DIE SIE WEITERBRINGEN

» Was steht für mich an Inhalten im Vordergrund: Möchte ich lieber ein »Workout« oder lieber eine Entspannung und Meditation?

» Fühle ich mich bei meinem Yogalehrer gut aufgehoben?

» Wie habe ich mich nach der Yogaeinheit gefühlt?

GLÜCKSMOMENTE

» Der erste Kopfstand.

» Mit dem Kopf bei gestreckten Beinen die Knie berühren können.

» Das Verschwinden von chronischen Rückenschmerzen.

»Die Menschen brauchen eine geistige Revolution, um auch in Zukunft die Welt genießen zu können.« Dalai Lama

WAS IHNEN HILFT

Gehen Sie den Fragebogen auf Seite 236-239 durch. Er wird Ihnen helfen, eine Orientierung bezüglich der Yogaausrichtung zu bekommen (Bikram-Yoga, Jivamukti-Yoga, Workout-Yoga, Ashtanga-Yoga). Und wenn es dann losgeht und Sie einen Kurs besuchen: Nehmen Sie sich etwas zu trinken, angenehme dehnbare enge Kleidung und ein großes Handtuch mit.

WAS SIE UNTERSTÜTZT

Wenn Sie sich für eine Yogaart entschieden haben, trainieren Sie regelmäßig, damit Sie gerade am Anfang schnelle Fortschritte machen. Zwei Einheiten pro Woche sind Minimum. Ansonsten wäre es so, als würden Sie immer wieder von vorne beginnen. Eine eigene Yogamatte ist sinnvoll, denn Sie werden stark schwitzen.

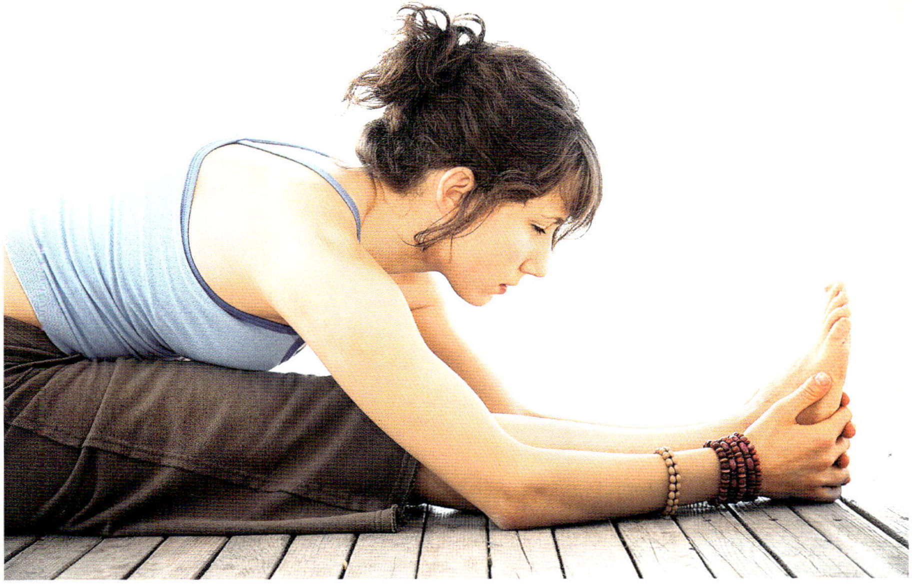

Yoga lässt Sie die Harmonie mit Ihrer Umgebung spüren. Sie können es an jedem Ort durchführen und benötigen nur ein paar Minuten, um wieder in Balance zu kommen.

ZUSAMMENFASSUNG FÜR EILIGE

Yoga ist ein umfassendes Meditationssystem aus Indien. Im Westen gibt es heute sehr verschiedene Yogastile mit spezifischen Ansprüchen und Wirkungen.

MEIN TIPP

Probieren Sie bei Interesse ruhig alle Yogastile aus. Nur so können Sie sicher sein, wirklich »Ihr« Yoga gefunden zu haben. Achten Sie auf einen guten Trainer. Er wird Sie korrigieren und ermutigen, eine Pause zu machen, wenn Ihnen etwas noch unangenehm ist. Nicht überfordern, denn sonst schaden Sie sich mehr, als Sie sich helfen. Yoga wurde in Indien entwickelt, um die Selbstheilungskräfte zu stärken, nicht um sich selbst zu überfordern.

Sind Sie Herr der Ringe oder Herr der Dinge?

Da sitzt er wieder, wie fast jeden Abend. Er trägt Anzug und Krawatte und speist meist allein, oft aber auch mit anderen Schlipsträgern. Nicht selten bestellt er mehrere Gänge, dazu ausreichend Wein.

VORSICHT BEIM ESSEN IM RESTAURANT!

Er trägt eher eine größere Kleidergröße. Ich nenne ihn scherzhaft für mich »Herr der Ringe«. Denn er hat ganz sicher mehrere Ringe um die Hüften, dieser Herr.

Glauben Sie bloß nicht, dass es Ihren beruflichen Erfolg schmälert, wenn Sie plötzlich bei einem Geschäftsessen anders bestellen als sonst. Im Gegenteil, Sie werden Bewunderung ernten. Philip A., 38 Jahre, setzte meine Tipps konsequent um. Er verordnete sich sogar für acht Wochen absolutes Alkoholverbot. Und nicht eines seiner Geschäftsessen verlief deshalb in irgendeiner Weise negativ. Ganz im Gegenteil, er konnte besser verhandeln – nüchtern ist man nun einmal klarer im Kopf. Er nahm in acht Wochen vier Kilogramm ab.

Das Kuriose an Restaurantbesuchen ist, dass sie oft in »Fressgelage« ausarten. Vorspeisen, Hauptgang, Nachspeise und natürlich Alkohol. Manchmal haben wir keine Wahl und sitzen in einem dieser Küchenorte, wo viel zu fett gekocht wird. Klar, denn Fett ist der beste Geschmacksträger. Auch Zucker wird in vielen Speisen verwendet, um den Geschmack zu verstärken, etwa beim Balsamicodressing oder bei gebratenen Karotten. Vor allem aber Saucen sind geheime Fett- und Zuckerwaffen – die »tödliche« Kombination. Schmeckt lecker, aber Sie haben überhaupt keinen Überblick, wie viele Kalorien Sie damit gerade zu sich nehmen. Deshalb: Saucen weglassen. Und fragen Sie den Kellner, wie gekocht und gebraten wird. Die 12 Gebote werden Ihnen helfen, den Überblick über Ihre Kalorienaufnahme zu behalten und nicht ungewollt zu viele Fettpölsterchen zu sammeln.

SIGNALE DES KÖRPERS

Üppiges Essen am Abend lässt Sie schlechter schlafen. Die Darmtätigkeit, die normalerweise auch ruht, bleibt noch aktiv. Sie werden sich am nächsten Morgen deutlich energieärmer fühlen als nach einem Dinner Cancelling.

Musik/Buch/DVD/Internet

Ursula Summ: *Das große Buch der Trennkost. Gesund und schlank durch die richtige Ernährung*, Bassermann, ISBN: 3809413968.

FRAGEN, DIE SIE WEITERBRINGEN

- Was kann ich noch zu Hause an Ballaststoffreichem essen, damit ich nicht mit so einem großen Hungergefühl ins Restaurant gehe?
- Wo gibt es bei mir in der Nähe ein gutes Restaurant mit gesunder Küche?

GLÜCKSMOMENTE

- Sich nach einem Abendessen im Restaurant ohne schlechtes Gewissen noch einen Nachtisch teilen.
- Die neidischen Blicke der beleibten »Mitesser« auf Ihre schlanke Taille.
- Der Besuch im Lieblingsrestaurant.

6 7 8 9 10 11 12 13 14 15

WAS IHNEN HILFT

Allein die Auswahl des Restaurants kann über Erfolg oder Niederlage im Umgang mit abendlichen Kalorien entscheiden. Meine Favoriten: Japaner und Mongolen. Die japanische Küche ist sehr gesund und schmackhaft. Ich ziehe Sashimi Sushi vor, da der Reis im Sushi die Insulinpumpe am Abend zu sehr anregt. Das Essen der Mongolen wird traditionell auf einem heißen Stein blitzschnell gegart. Das Essen ist frisch, fettarm und durch die schonende Zubereitungsform reich an Vitaminen.

WAS SIE UNTERSTÜTZT

Lassen Sie sich vom Kellner beraten. Fragen Sie nach eiweißreicher und ballaststoffreicher Kost. Welche Speisen würde er empfehlen? Je freier Sie die Zutaten wählen können, desto besser. Verzichten Sie auf Kartoffeln oder Nudelportion, und wählen Sie stattdessen lieber Gemüse.

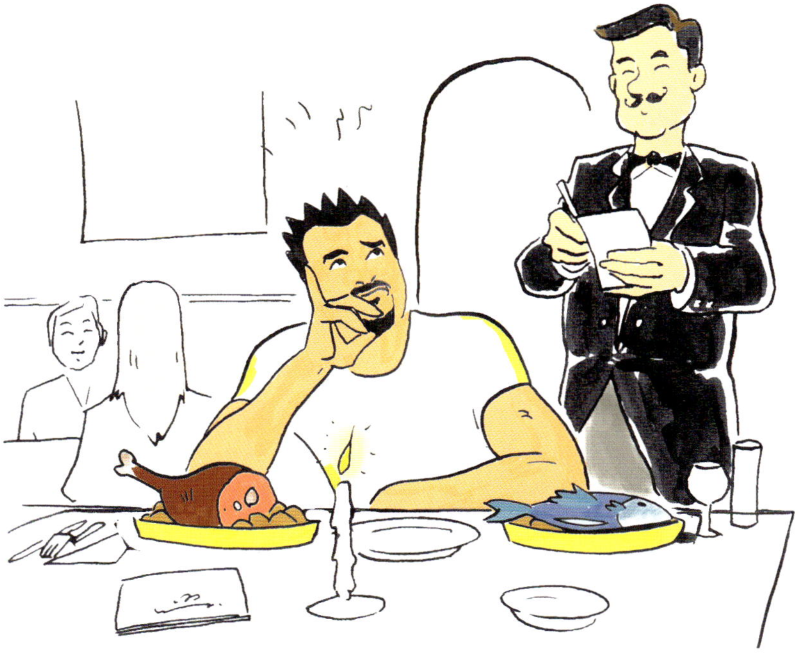

Fisch oder Fleisch? Das ist hier die Frage.

MEIN TIPP

Die 12 Gebote des Restaurantessens:

1. Kein Weißbrot essen.
2. Vor dem Essen viel (Wasser) trinken.
3. Wenig Alkohol trinken.
4. Keine Saucen nehmen.
5. Nur frische Lebensmittel essen.
6. Besser Wild statt »Stallfleisch« essen.
7. 40-mal kauen.
8. Große Portionen mit wenig Kalorien essen (siehe Seite 162).
9. Die Vorspeise weglassen und die Nachspeise teilen.
10. Die versteckten Kalorien beachten.
11. Gedämpftes und Gekochtes wählen, nichts Frittiertes.
12. Den »Homerun« nicht vergessen und zu Fuß nach Hause gehen.

Der Schmerz von heute ist die Freude von morgen.

Es ist wie mit dem Schwimmen durch einen Fluss: Sie können das andere Ufer nicht erreichen, ohne dabei nass zu werden. Jeder neue Weg ist mit Widerständen belegt. Auf der Autobahn fahren kann jeder. Aber es ist langweilig.

JEDER WUNSCH HAT SEINEN PREIS

Interessant wird es, wenn Sie einen Geländewagen nehmen und neue Wege erforschen. Sie werden Einblicke in die Natur bekommen, die Sie auf der Autobahn der Masse nie finden werden.

Viele Menschen auf der Autobahn führen ein Leben in stiller Verzweiflung. Sie werden von einer übermächtigen Last aus Sorge, Furcht, Angst und Schuldgefühlen niedergedrückt. »Was könnte passieren, wenn ich den gewohnten und bequemen Weg verlasse?« Ich verspreche Ihnen, es wird etwas passieren, und sicherlich wird nicht alles angenehm sein. Eine Lösung für dieses Energie raubende Hin-und-her werden Sie nämlich nur finden, wenn Sie Ihre Werte eindeutig definieren. Erst, wenn Sie sich wirklich darüber im Klaren sind, was Sie erreichen, haben oder erleben wollen, werden Sie sich darüber Gedanken machen können, welchen Preis zu bezahlen Sie bereit sind.

Meist folgt nach kurzfristigen Schmerzen eine längere Freude. Das erste Mal Joggen tut weh, aber nach ein paar Wochen in einem gesunden und schlanken Körper zu wohnen ist pure Freude jeden Tag. Mehr zu arbeiten tut erst einmal weh, aber an den dadurch finanzierten Urlaub werden Sie sich noch lange erinnern.

FRAGEN, DIE SIE WEITERBRINGEN

- » Welche neue Gewohnheit wird mein Leben positiv verändern?
- » In welchen Situationen habe ich durch neue Gewohnheiten Schönes erfahren?
- » Was bin ich bereit, für mein größtes persönliches Ziel zu geben?
- » Wo bremse ich mich, weil ich mich vor der Kehrseite der Medaille fürchte?

GLÜCKSMOMENTE

- » Der Zieleinlauf nach einem harten Wettkampf.
- » Die Belohnung all der Mühen in der letzten Zeit.
- » Das neue Körpergefühl.
- » Ein Karrieresprung nach einer arbeitsintensiven Zeit.

Musik/Buch/DVD/Internet

Jens Uwe Martens/Julius Kuhl: *Die Kunst der Selbstmotivierung. Neue Erkenntnisse der Motivationsforschung praktisch nutzen*, Kohlhammer, ISBN: 3170189263.

»Ach, die Gewohnheit ist ein lästiges Ding, selbst an Verhasstes fesselt sie.« Franz Grillparzer

WAS IHNEN HILFT

Streichen Sie die Redewendung »Ja, aber ...« aus Ihrem Wortschatz. Dieser Satzanfang hemmt

WAS SIE UNTERSTÜTZT

Um eine neue Gewohnheit in Ihr Leben zu integrieren, erstellen Sie sich eine sachliche

und relativiert alles vorher Gesagte und baut eine innere geistige Sperre auf. Wie häufig hören wir diesen Satzanfang?

»Ist das nicht ein herrlicher Sonnenaufgang?«
– »Ja, aber heute Nachmittag soll es regnen, habe ich gehört.«
»Das ist doch eine tolle Geschäftsidee.«
– »Ja, aber gerade in der heute so schwierigen wirtschaftlichen Lage sollte man nicht zu viel Risiko eingehen.«
»Ich werde mit dem Laufen anfangen.«
– »Ja, aber das ist nicht gut für die Gelenke.«

Die Variationen sind beliebig. Und sie sind ständig gegenwärtig. Werden Sie zum »Ja, aber«-Verweigerer. Hören Sie zu, und benutzen Sie lieber die Redewendung »Das ist aber interessant« oder »Da ist was dran«.

So bleiben Sie offen für Neues und können erst einmal über das Gehörte nachdenken.

Trauen Sie sich, einmal andere Wege zu gehen oder sich gar einen neuen Weg zu bahnen. Versuchen Sie, manche Ihrer alten Gewohnheiten zu überwinden und die Wünsche zu realisieren, die Ihnen wirklich am Herzen liegen.

und eine emotionale Liste mit Punkten, die dafür oder dagegen sprechen. Fragen Sie sich jeweils, welchen sachlichen und welchen emotionalen Nutzen Ihr bisheriges Verhalten einbrachte und welchen sachlichen und emotionalen Nutzen Sie durch die neue Gewohnheit gewinnen können.

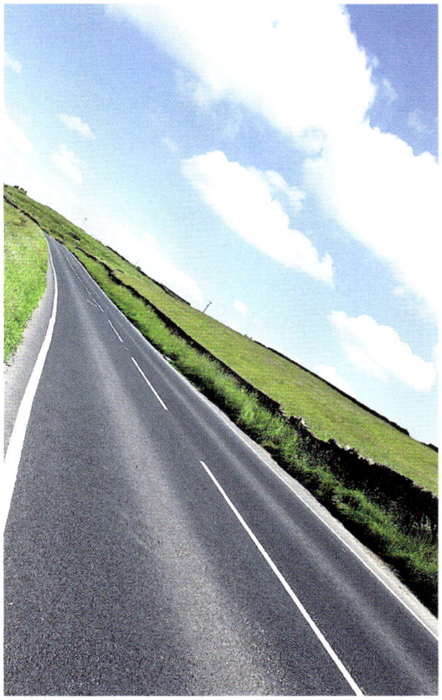

ZUSAMMENFASSUNG FÜR EILIGE

Die meisten Menschen scheuen Veränderungen, auch wenn sie von anderen ständig Veränderungen erwarten. Ohne Veränderungen aber stagnieren wir, jeder Tag besteht aus dem Wandel. Prüfen Sie, wo Sie selbst etwas ändern können und sollten und welchen Preis Sie dafür zu zahlen bereit sind.

MEIN TIPP

Nur wenn Sie sich Ihres Ziels absolut sicher sind, werden Sie auch bereit sein, einen angemessenen Preis dafür zu zahlen. Nehmen Sie sich als Grundsatz Ihr neues Lebensmotto »Ich bleibe so, wie ich bin – und ändere mich doch täglich.«

Der Plan des einen ist die Spontaneität des anderen, oder: Wer seinen Tagesplan im Griff hat, kann auch mal loslassen.

PLANEN SIE IHREN NÄCHSTEN TAG

Da möchten Sie sich nun endlich mal etwas Zeit für sich nehmen und zum Sport gehen oder mal abschalten – siehe da, das Telefon klingelt, und ehe Sie sich versehen, sind Sie in ein Gespräch verwickelt. Oder aber Ihre Kinder kommen von der Schule mit brandheißen Neuigkeiten heimgestürmt und brauchen Ihre Aufmerksamkeit.

Kommt Ihnen das auch bekannt vor? Natürlich wird es immer wieder vorkommen, dass unvorhersehbare Dinge von außen auf Sie einstürmen. Doch durch wenige planerische Maßnahmen können Sie Ihren Tag mit Sicherheit effizienter gestalten.

Studien zeigen, dass Menschen, die ihren Tag am Vortag durchplanen, wesentlich stressresistenter sind und eine deutlich geringere Adrenalinausschüttung haben. Selbst wenn der Tag relativ chaotisch verläuft, haben vorausplanende Menschen das Gefühl, ihre Arbeitszeit selbstbestimmt zu gestalten. Sie nehmen sich ausreichend Zeit für wichtige Erledigungen und ihr Burnoutrisiko ist geringer als bei denen, die den nächsten Tag nicht zuvor strukturieren.

SIGNALE DES KÖRPERS

Wer sich auf den nächsten Tag schon gedanklich einstellt, die Dinge durchspielt, die zu erledigen sind, ist im Schlaf und auch am Tag darauf entspannter. Unbekanntes erzeugt Unruhe und Angst. Doch was am nächsten Tag geschehen wird, ist ja nicht mehr unbekannt, wenn es bereits gedanklich durchgespielt wurde. Spürbar wird das auch an einem guten Übergang zwischen Wach- und Schlafphase.

Musik/Buch/DVD/Internet

Regina Umland: *Den Schreibtisch im Griff. Checklisten von Ablage bis Zeitplanung*, Bertelsmann, ISBN: 3763933212.

FRAGEN, DIE SIE WEITERBRINGEN

- Wie kann ich den morgigen Tag am besten einteilen?
- Was ist dringlich und was ist wichtig?
- Wann erledige ich die Standardaufgaben?

GLÜCKSMOMENTE

- Am Ende des Tages mehr geschafft zu haben, als man sich vorgenommen hatte.
- Von den Kollegen bewundert zu werden, weil man schnell auf den Punkt kommt.
- Zu merken, dass es keiner krummnimmt, wenn man keine Zeit hat und einen Alternativtermin vorschlägt.
- Zeit für Sport und Entspannung zu haben.

WAS IHNEN HILFT

Verplanen Sie nie mehr als ein Drittel des Tages, sonst geraten Sie in Stress, da immer etwas unverhofft dazwischenkommt. Wenn Sie dann doch mehr Zeit haben, haben Sie ein gutes Gefühl, weil Sie mehr geschafft haben, als Sie sich vorgenommen hatten. Und denken Sie daran, immer auch Entspannungsphasen mit einzuplanen.

WAS SIE UNTERSTÜTZT

Bündeln Sie Ihre Aktivitäten. Checken Sie einmal morgens und einmal am frühen Nachmittag Ihre Mails. Wenn Sie den Account ständig offen haben, werden Sie immer wieder abgelenkt. Sammeln Sie alle abzuschickenden Faxe, und nehmen Sie sich einen begrenzten Zeitraum für diese Arbeit. Geben Sie immer gleich am Anfang der Meetings oder Gespräche vor, wie viel Zeit Ihnen zur Verfügung steht. Das diszipliniert auch die anderen, schneller auf den Punkt zu kommen.

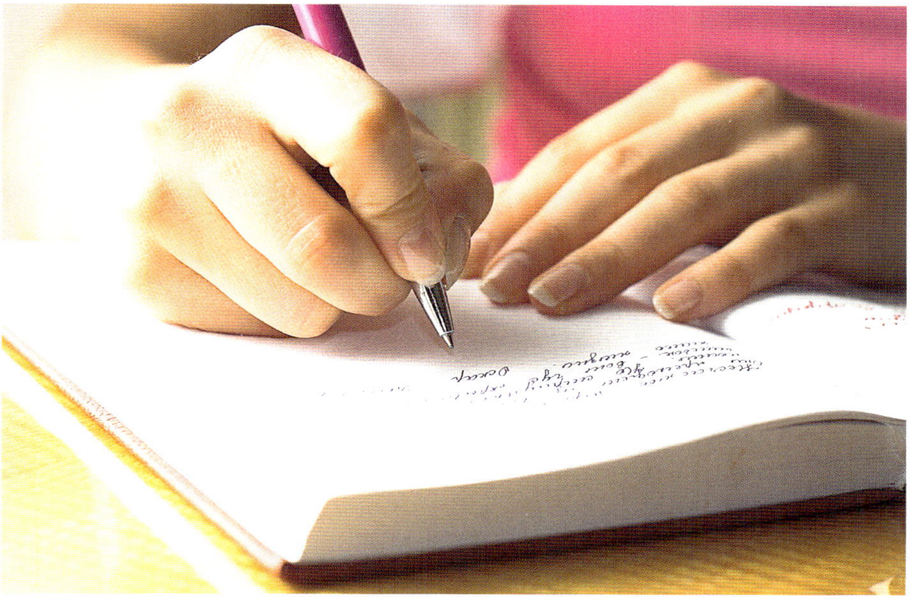

Die Erarbeitung eines Tagesplans hilft Ihnen, sich auf das Kommende einzustellen, und Sie gehen entspannter und konzentrierter an die Arbeit. Unvorhergesehenes wird Sie jetzt nicht mehr so schnell aus der Bahn werfen.

ZUSAMMENFASSUNG FÜR EILIGE

Je besser Sie Ihren nächsten Tag vorausplanen, desto selbstbestimmter werden Sie ihn erleben und desto effektiver werden Sie ihn nutzen können – selbst dann, wenn Unvorhergesehenes geschieht.

MEIN TIPP

Planen Sie schon heute Abend Ihren nächsten Tag. Nehmen Sie sich Ihre To-do-Liste vor, und setzen Sie Prioritäten. Was möchten Sie unbedingt morgen erledigt haben? Gehen Sie diszipliniert bei Meetings oder Telefonaten vor. Vieles lässt sich in wenigen Sekunden oder Minuten erörtern.

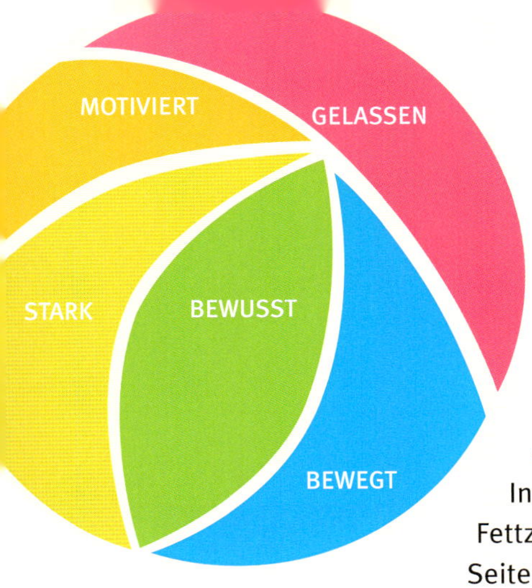

EIN ANGENEHMER AUSKLANG EINES LANGEN TAGES

Jede einzelne Zelle unseres Körpers ist rund um die Uhr aktiv. Ein ständiges Auf und Ab von Verbrauchen und Speichern von Energie. Das entscheidende Hormon für die Energiespeicherung ist das Insulin. Je mehr Insulin Sie im Blutkreislauf haben, desto mehr speichern die vielen kleinen Fettzellen. Warum Sie dies gerade jetzt beachten sollten, erfahren Sie auf den Seiten 192/193.

Sie kennen den Spruch »Nach dem Essen sollst du ruhn oder tausend Schritte tun«? Ein abendlicher Spaziergang ist in vielerlei Hinsicht überaus wertvoll. Mehr dazu auf den Seiten 188/189.

Warum Massagen nicht nur gesund sind, sondern auch emotional verbinden (Seite 190/191), warum Fehler nichts Negatives sind (Seite 194/195) und weshalb es wichtig ist, verstärkt auf positive Erlebnisse zu achten (Seite 196/197) erfahren Sie ebenfalls in diesem Kapitel.

»Die Zeit heilt alle Wunden.« *Voltaire*

6 7 8 9 10 11 12 13 14 15

20 bis 21 Uhr abends

Was Ihnen hilft:	Meine Stimmung & Energie
Bewegung Seite 189	Abends noch rauszugehen fällt mir schwer
Entspannung Seite 191	Eine Massage wäre jetzt gut
Ernährung Seite 193	Beim Fernsehen muss ich immer was knabbern
Motivation Seite 195	Mir ist heute schon wieder was schiefgelaufen
Mentaltraining Seite 197	Ich sehe immer nur das Negative

Was Sie unterstützt:	
Bewegung Seite 189	Allein spazieren zu gehen ist mir zu langweilig
Entspannung Seite 191	Massieren macht Spaß – würde ich gern öfter tun
Ernährung Seite 193	Ganz auf Knabbern kann ich abends nicht verzichten
Motivation Seite 195	Mir fehlt einfach oft die Zeit, um über alles nachzudenken
Mentaltraining Seite 197	Vieles klappt schon ganz gut

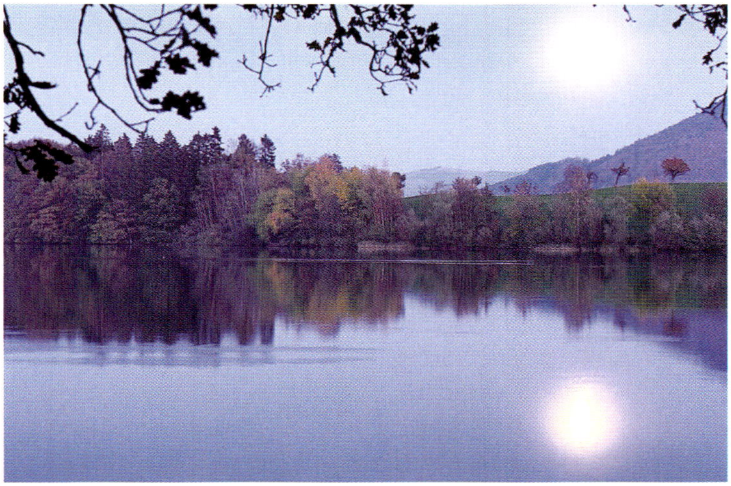

Ein Spaziergang am Abend in angenehmer Umgebung wirkt entspannend und fördert den Stressabbau. Ein entspannender Tagesausklang bereitet Sie so auf einen erholsamen Schlaf vor, bei dem Ihre Energiereserven wieder aufgeladen werden.

MEIN TIPP

Trinken Sie immer zwei Gläser Wasser pro Glas Wein. So löschen Sie nicht mit dem Wein den Durst, sondern mit dem, was Ihr Körper auch wirklich benötigt, nämlich Wasser!

GEHEN SIE ÖFTER MAL EINFACH SPAZIEREN

Lassen Sie den Stress zu Hause, und gehen Sie mit Entspannung raus an die frische Luft.

Ein mir bekanntes Pärchen ist seit über 20 Jahren glücklich miteinander verheiratet. Als ich nach dem Geheimnis ihres langen Glücks fragte, antworteten sie mir: »Wir gehen fast jeden Abend miteinander spazieren. Das ist unsere Zeit, wir reden über alles, was wir im Verlauf des Tages erlebt haben. Hier entdecken wir uns immer wieder neu, und das gegenseitige Verständnis wächst und wächst.«

Doch Regenerationstraining wie Spazierengehen oder lockeres Joggen hat noch viele weitere positive Wirkungen:

» Sie aktivieren Ihren Parasympathikus, den »Entspannungsnerv«.
» Sie werden kreativer, da vermehrt das Kreativitätshormon ACTH produziert wird.
» Sie bauen Ihre Stresshormone ab.
» Sie vermehren Ihre Enzyme für den Fettabbau.
» Sie harmonisieren Ihren Blutzuckerspiegel und reduzieren Ihr Diabetesrisiko.
» Die Hautdurchblutung wird verbessert, die Haut wird straffer und sieht vitaler aus.
» Sie fördern zusammen mit einer guten Flüssigkeitszufuhr den Abtransport von Gift- und Schlackstoffen. Die Immunglobuline nehmen zu. Das Risiko, an Allergien zu erkranken, sinkt.
» Sie verbessern die Sauerstoffversorgung Ihres Gehirns und werden somit kreativer.
» Bei Männern steigt der Testosteronspiegel wieder von ganz alleine.
» Sie bekämpfen freie Radikale im Körper. Ihre Zellen werden schneller wieder neu aufgebaut bzw. repariert.

FRAGEN, DIE SIE WEITERBRINGEN

» Wie häufig war ich diese Woche schon länger als 30 Minuten am Stück draußen?
» Wann nehme ich mir Zeit zur »Entschleunigung«?
» Welches Thema möchte ich für mich oder mit meinem Partner heute beim Spazierengehen klären?

GLÜCKSMOMENTE

» Die frische Abendluft im Herbst.
» Das Knirschen der Schuhe im Neuschnee.
» Sich nach einem guten Gespräch seinem Partner noch näher fühlen.
» Beim Spaziergang auf neue Ideen für einen besseren folgenden Tag kommen.

Musik/Buch/DVD/Internet

Elmar Dalesi/Rolf Kersten: *Zen im Gehen*, Benziger, ISBN: 3545201252.

WAS IHNEN HILFT

Planen Sie den Spaziergang wie jeden anderen wichtigen Termin. So wie Sie gewiss Ihren Arzttermin einhalten, so ist auch dieser Termin überaus wichtig für Ihre Gesundheit. Nur mit dem Unterschied: Sie brauchen keine Praxisgebühr zu zahlen und können sich selbst heilen. Sie warten nicht, bis Sie krank sind, sondern agieren proaktiv. Sie fördern Ihre Autonomie und Gesundheit selbst.

WAS SIE UNTERSTÜTZT

Wenn Sie zurzeit keinen Partner haben oder nach neuen Anregungen suchen, kombinieren Sie Ihren Spaziergang doch mit einem Hörspiel oder einer Seminar-CD. Nehmen Sie dann aber unbedingt Ihr kleines Notizbuch mit, in dem Sie Ihre Ideen aufschreiben. Sie können auch Ihr Erfolgstagebuch nutzen. Dazu erfahren Sie gleich mehr auf Seite 197.

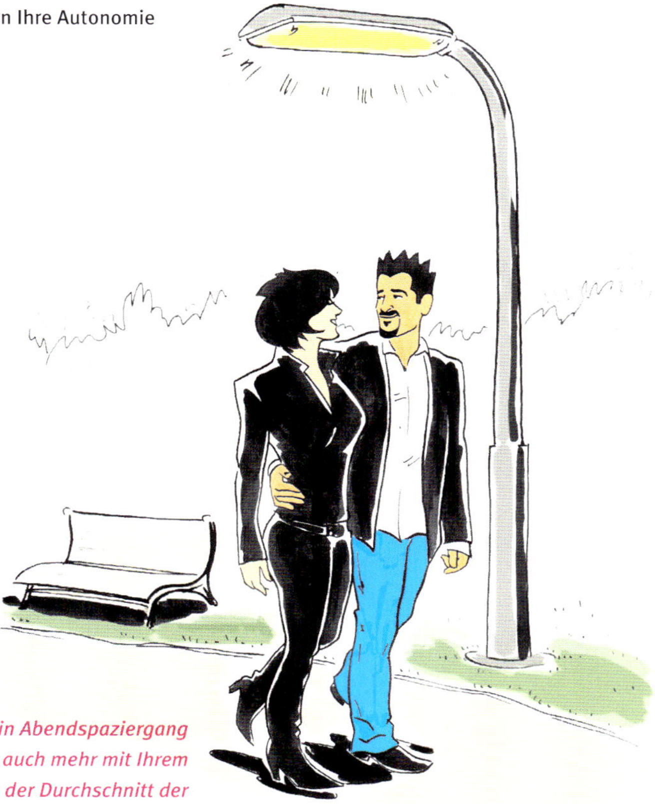

Besonders erholsam ist ein Abendspaziergang zu zweit. So können Sie auch mehr mit Ihrem Partner kommunizieren als der Durchschnitt der deutschen Pärchen. Der liegt gerade mal bei fünf Minuten pro Tag!

ZUSAMMENFASSUNG FÜR EILIGE

Untersuchungen zeigen, dass der deutsche Stadtmensch im Schnitt zwischen 800 und maximal 1500 Meter am Tag zu Fuß geht. Die Folge sind die wohlbekannten Zivilisationskrankheiten. Also geben Sie Ihrem Körper eine Chance: zusätzlich zum Sport noch ein Abendspaziergang.

MEIN TIPP

Machen Sie den abendlichen Spaziergang zur Routine (oder zu einer anderen Tageszeit). Sie erleben dabei auch die Jahreszeiten intensiver. Sie entspannen und haben Zeit, den Tag Revue passieren zu lassen. Sie können reden oder mit Ihrer Familie telefonieren.

MASSAGE: ENTSPANNUNG UND NOCH VIEL MEHR

Wer sich gegenseitig Gutes tut, kann miteinander auch schlechte Zeiten durchstehen.

Sie sind abends angespannt? Nicht so gut drauf? Vielleicht liegt es ja an einem Mangel an Endorphinen! Neben Sex und Sport ist das gegenseitige Verwöhnen durch Streicheln oder Massagen für die höchsten Ausschüttungen an Glückshormonen (Endorphinen) verantwortlich. Denn gegenseitige Massagen und Streicheleinheiten verbinden nicht nur die Körper, sondern auch die Seelen. So entsteht wie bei einem guten Gespräch Nähe. Wir alle sehen ab und zu Paare, die sich im Restaurant gegenübersitzen, aneinander vorbeischauen und keine Zärtlichkeiten mehr austauschen. Wollen Sie das? Wenn nicht: Regelmäßige Partnermassagen können ein Mittel sein, dies zu verhindern.

Es gibt mittlerweile viele gute Studien zur Wirkung von Massagen. Dass Massagen verhärtete Sportlermuskeln lockern und die Regeneration fördern (und so auch Muskelkater vorbeugen), dürfte bekannt sein. Weniger bekannt ist vielleicht die Tatsache, dass Massagen nachgewiesenermaßen Frühgeborenen helfen, an Gewicht zuzulegen, und beispielsweise gegen Depressionen, Stress, Schmerzen und Immunschwächen wirken. Über das Verwöhnen und die entspannenden Effekte hinaus ist das Massieren also auch ein Medikament – ohne Nebenwirkungen allerdings, wenn man von der erotisierenden Wirkung der Partnermassage absieht. Und natürlich kurbelt eine Massage die Durchblutung an, fördert die Fettverbrennung und strafft das Gewebe.

SIGNALE DES KÖRPERS

Nach einer guten Massage sind Sie durchblutet, wunderbar entspannt und doch mit allen Sinnen wach.

FRAGEN, DIE SIE WEITERBRINGEN

- Wann habe ich das letzte Mal meinen Partner/meine Partnerin massiert?
- Wann haben wir uns das letzte Mal Zeit genommen, uns gegenseitig zu verwöhnen?
- Wie fühle ich mich nach einer Massage?

GLÜCKSMOMENTE

- Mit der Liebsten/dem Liebsten mit einem Glas Rotwein zusammen am Kamin sitzen.
- Eine kleine überraschende Massage durch den Partner.
- Die Nackenmassage nach einer langen Arbeitszeit am Schreibtisch.
- Der Übergang von einer Massage zu einem sinnlichen Liebesspiel.

Musik/Buch/DVD/Internet

Bernd Neumann: *Fit for Fun. Massage*, Südwest Verlag, ISBN: 3517068462.

WAS IHNEN HILFT

Wenn Sie noch nie eine Massage gemacht haben, ist es normal, dass Sie sich etwas unsicher fühlen. Helfen kann hier ein gutes Buch oder ein Massagekurs. Hier erfahren Sie viel über sich selbst und lernen Möglichkeiten, den Partner zu verwöhnen. Gibt es Schöneres, als wenn sich der eigene Partner unter Ihren Händen entspannt?

WAS SIE UNTERSTÜTZT

Schaffen Sie sich eine kleine Auswahl an ätherischen Ölen an. Fragen Sie nach, was Ihr Partner als angenehm empfindet. Auch eine Abbildung der Fußreflexzonen kann Ihnen helfen.

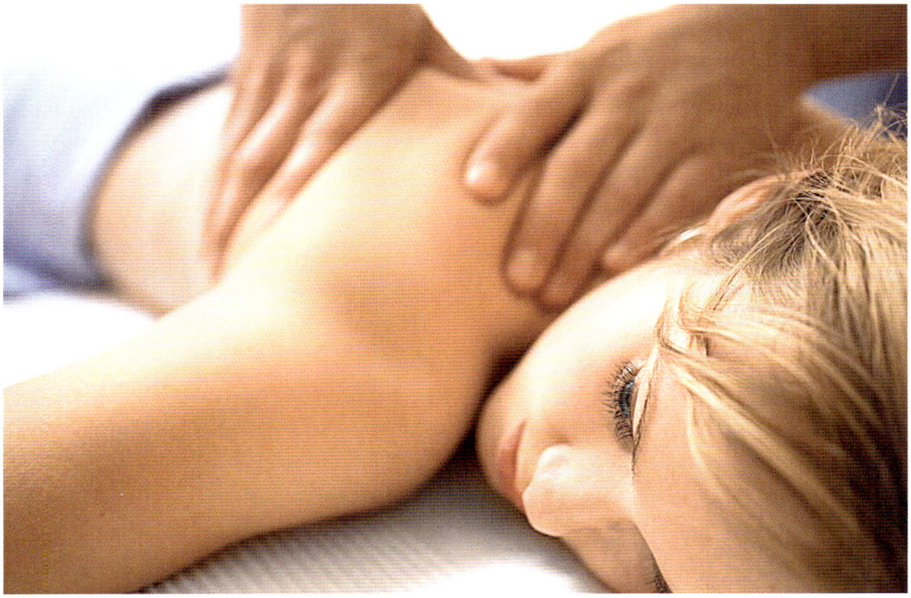

Eine Massage, empfehlenswert auch in Kombination mit ätherischen Ölen, regt die Ausschüttung von Endorphinen an und entspannt Körper und Geist. Zahlreiche Inspirationen dafür finden Sie in speziellen Massage-Ratgebern (s. links unten).

ZUSAMMENFASSUNG FÜR EILIGE

Anstatt sich passiv vom Fernseher berieseln zu lassen, werden Sie besser mit angenehmen Ausstreichungen, Massagen und Berührungen aktiv.

MEIN TIPP

Wenn Sie in einer Partnerbeziehung leben, ist es ideal, wenn Sie beide einen Massagekurs mitmachen oder sich gemeinsam in ein Buch zum Thema vertiefen. Alles Weitere ergibt sich dann von ganz allein ... Sind Sie hingegen partnerlos, so sollten Sie sich den Luxus einer Massage dennoch nicht vorenthalten. Es gibt in allen Städten Masseure und Masseurinnen, die Ihnen zu wunderbarer Entspannung verhelfen werden.

Wer durch die Kombination Süßes & Stress das Hormonpaar Insulin & Adrenalin produziert, sollte es durch Bewegung und Entspannung wieder abbauen.

FERNSEHZEIT IST (GEFÄHRLICHE) KNABBERZEIT

Es ist fatal, abends Kohlenhydrate zu essen, denn diese provozieren eine Insulinproduktion in der Bauchspeicheldrüse. Das Insulin aber bewirkt, dass die Fettzellen wachsen. Und es bedarf nicht einmal einer großen Mahlzeit, um das Insulin zu locken: Eine kleine Nascherei am Abend reicht aus. Also wenn schon naschen, dann lieber kontrolliert mit gutem Gewissen vor einem guten Training. Vor dem Fernsehgerät jedenfalls führt Naschen fast unausweichlich zu Übergewicht, Diabetes, Herzinfarkt oder Schlaganfall – wie zahlreiche Studien belegen.

Fett wird in den Fettzellen gespeichert. Diese dicken Fettmoleküle kommen aber nicht so einfach wieder aus der Zelle heraus – sie müssen vorher zerstückelt werden durch ein Enzym namens Lipase. Es hat aber einen Gegenspieler, der es hemmen kann: Insulin. Das heißt, wenn vermehrt Insulin im Umlauf ist – z. B. nach dem abendlichen Naschen –, kann kein Fett gespalten und aus der Zelle geschleust werden. Das geschieht erst, wenn die beiden so genannten Stresshormone Adrenalin und Noradrenalin ausgeschüttet werden, nämlich dann, wenn wir Sport treiben, einen spannenden Film im Fernsehen sehen oder Ärger mit dem Chef haben. Also ist es doch gut, wenn wir beim Naschen einen spannenden Film sehen, werden Sie jetzt vielleicht denken. Falsch, denn es gibt einen gewaltigen Unterschied: Wenn wir Sport treiben, wird das Fett nicht nur aus den Zellen in die Blutbahn befördert, sondern auch verbrannt.

FRAGEN, DIE SIE WEITERBRINGEN

- » Wie oft im Monat knabbere oder knuspere ich vor dem Fernseher?
- » Was könnte ich stattdessen tun, wenn ich vor dem Fernseher sitze?

GLÜCKSMOMENTE

- » Beim Joggen ins Wohnzimmerfenster der Nachbarn schauen, sie faul auf dem Sofa sitzen sehen und sich herrlich fühlen, weil man noch aktiv ist.
- » Wieder in die Lieblingshose hineinpassen.
- » Mit gutem Gewissen vor dem Fernseher zu Möhren und Paprika greifen.
- » Fernsehen, während man auf dem Fahrradergometer strampelt.

Musik/Buch/DVD/Internet

Ulrich Klever: *Klevers Kompass Kalorien und Fette 2007/2008. Dickmachern auf der Spur*, Gräfe & Unzer, ISBN: 3833802111.

»Abwechslung ist von allem das Süßeste.« Aristoteles

WAS IHNEN HILFT

Der beste Trick ist, erst gar nichts Verführerisches im Haus zu haben. Haben Sie Pralinen, Chips & Co. zu Hause, dann werden Sie diese auch essen. Wenn Sie unbedingt etwas zum Knabbern brauchen, besorgen Sie sich z. B. Salzstangen oder Reiswaffeln. Die haben nicht so viele Kalorien und enthalten keinen Zucker. Auch Nüsse sind erlaubt. Aber auch Kürbiskerne, Trockenobst oder frisches Obst kann sich nach einer Umgewöhnungszeit zum Naschwerk verwandeln.

WAS SIE UNTERSTÜTZT

Probieren Sie einen Sesamriegel. Er ist süß, man hat etwas zum Knabbern, und der Honig hat einen nicht so hohen glykämischen Index. Natürlich macht auch hier die Dosis das Gift. Lecker sind auch Obstriegel. Achten Sie bei der Packungsbeilage auf den Zuckergehalt. Der sollte so gering wie möglich sein.

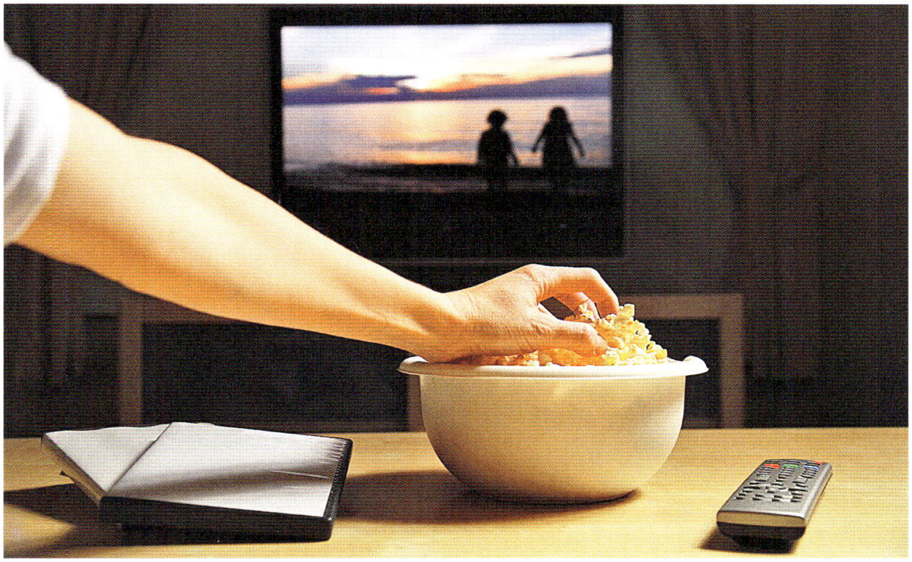

Abends vor dem Fernseher ist die denkbar schlechteste Zeit, um Süßes zu naschen. Viel besser wäre es, sich danach sportlich zu betätigen, oder sie steigen auf leichtere Knabbersachen wie Salzstangen oder Reiswaffeln um.

ZUSAMMENFASSUNG FÜR EILIGE

Naschen ist immer dann gefährlich, wenn wir uns danach nicht mehr viel bewegen, wie etwa vor dem Fernsehgerät. Denn dann macht Naschen nicht nur dick, sondern führt im Endeffekt auch zu Diabetes, Herzinfarkt und Schlaganfall.

MEIN TIPP

Lösen Sie einen Marshmallow in Ihrer Tasse heiße Schokolade auf, oder verdrücken Sie einen ganzen Topf mit 500 Milliliter Eis. Genießen Sie jede einzelne Kalorie. Hin und wieder muss man einfach gefährlich leben. Übertreiben Sie es ruhig einmal. Dann haben Sie für viele Tage keine Lust mehr auf Süßes.

Wer sich immer Sorgen macht, muss auch meist mit den erwarteten Konsequenzen leben.

Sicher kennen Sie die Geschichte aus dem Alten Testament, in der David gegen den großen Goliath kämpft. Wahrscheinlich ist der kleine David einer der ersten in der Geschichte verzeichneten Anhänger des

REAGIEREN SIE NOCH, ODER AGIEREN SIE SCHON?

positiven Denkens. Während alle sich vor Goliath duckten, der wegen seiner Größe unbesiegbar schien, sagte der Schäferjunge David: »Nein, Goliath ist nicht zu groß, um ihn zu besiegen. Er ist zu groß, um ihn zu verfehlen.« Wie wir alle wissen, besiegte David den Riesen Goliath. Was lehrt uns diese alte Geschichte? Dass manche Probleme, aus einer anderen Sichtweise betrachtet, durchaus Chancen bieten.

Folgende Zahlen machen Ihnen vielleicht deutlich, warum wir uns nicht zu viele Sorgen machen sollten:

40 %	sind Dinge, die nie geschehen
30 %	sind in der Vergangenheit geschehen und können nicht mehr geändert werden
12 %	sind unnötige Sorgen über die Gesundheit
10 %	sind nebensächliche Sorgen über unwichtige Angelegenheiten
= 92 %	
4 %	sind Dinge, die ich nicht ändern kann
4 %	sind Dinge, die ich beeinflussen kann

Also konzentrieren Sie sich auf jene 4 %, die Sie beeinflussen können, und vergessen Sie alle anderen Sorgen!

FRAGEN, DIE SIE WEITERBRINGEN

» Was ist mir in den letzten zwölf Monaten gut gelungen?

» Auf welche Weise steckt in meinem gegenwärtig erlebten Mangel eine Stärke?

» Worüber habe ich mir in letzter Zeit unnötig Sorgen gemacht?

» Worin wäre ich Meister, wenn ich einen neuen Beruf ergreifen könnte?

GLÜCKSMOMENTE

» Feststellen, dass eine große Sorge völlig unnötig war.

» Den ersten Schritt in einer verfahrenen Beziehung gemacht haben.

Musik/Buch/DVD/Internet

Kurt Tepperwein: *Krise als Chance. Wie man Krisen löst und zukünftig vermeidet*, Moderne Verlagsges. Mvg, ISBN: 3636070991.

»Das Problem kennen ist wichtiger, als die Lösung zu finden, denn die genaue Darstellung des Problems führt automatisch zur richtigen Lösung.« Albert Einstein

WAS IHNEN HILFT

Fehlversuche sind der einzige Weg, sich zu verbessern, denn nur durch Fehler lernen wir. Lassen Sie sich nicht von den ersten kleinen Herausforderungen aus dem Gleichgewicht bringen. Stehen Sie wieder auf, und machen Sie auf andere Weise weiter. Fehler machen Sinn, allerdings nicht, wenn es immer wieder die gleichen sind.

WAS SIE UNTERSTÜTZT

Stellen Sie den Fernseher eine Woche in den Keller, und nutzen Sie die so frei werdende Zeit für sich. Ich habe gar keinen mehr. Ich schaue nur noch ausgewählte Filme im Kino oder auf DVD. Ganz ehrlich, wie oft läuft der Fernseher bei Ihnen im Hintergrund? Aus welchem Grund? Damit Sie sich unterhalten oder nicht einsam fühlen? Damit Sie abschalten können? Beantworten Sie sich diese Fragen, und denken Sie an mich beim nächsten Mal, wenn Sie die Glotze einschalten wollen.

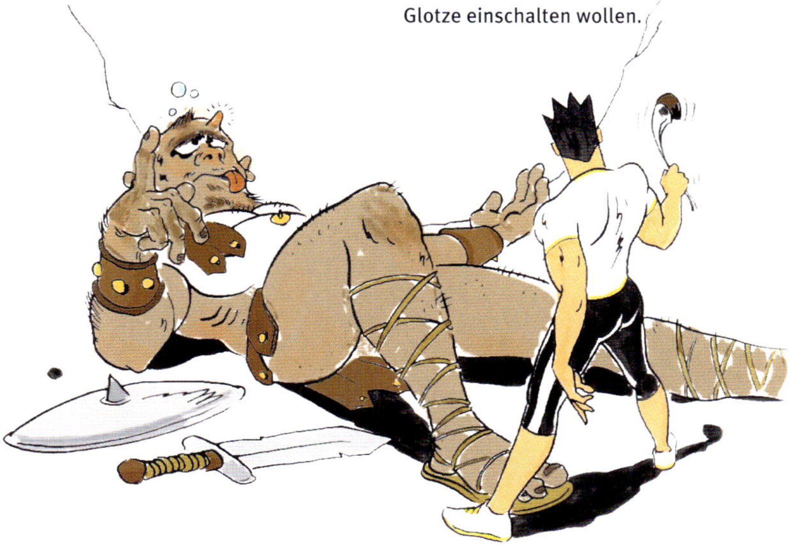

Wie schon die Geschichte von David gegen Goliath zeigt, beeinflusst unser Denken maßgeblich unser Handeln. Mit einer positiven Einstellung können auch Sie etwas für unmöglich Gehaltenes erreichen.

ZUSAMMENFASSUNG FÜR EILIGE

Die meisten Sorgen sind unnötig. Wir sollten uns auf die wenigen konzentrieren, an denen wir etwas ändern können. Wer handelt, macht Fehler. Das ist jedoch besser, als nur zu reagieren, da wir aus Fehlern lernen können.

MEIN TIPP

Verinnerlichen Sie folgende 3 Punkte:

1. Schauen Sie vorwärts, denn Vergangenes können Sie nicht ändern (vergangenheitsorientiert).
2. Schauen Sie in die Zukunft, wie es bei einem positiven Verlauf sein könnte (zukunftsorientiert).
3. Anstatt sich auf das Problem zu konzentrieren, fokussieren Sie sich auf mögliche Lösungen (lösungsorientiert).

**Wer die Tiefen in Kauf nimmt,
bekommt die Höhen geschenkt.**

Wenn es um eine energievolle Lebensführung geht, kehre ich immer wieder zum Thema Aufmerksamkeit zurück. Der aufmerksame Umgang mit sich selbst ist für mich die Basis für ein energievolles Leben voller Lebensfreude, Lebenskraft und Lebensqualität. Nur wer sich immer wieder aufmerksam beobachtet und reflektiert, gibt sich selbst die Chance, etwas

RICHTEN SIE IHREN BLICK AUF DAS POSITIVE

zu verändern und mit seinen Ressourcen behutsam umzugehen. Ein für mich bedeutsames Werkzeug dafür ist das Erfolgstagebuch. Ich habe schon immer Tagebuch geschrieben, aber ein Erfolgstagebuch bringt eine Systematik in meine Reflektionsphasen.

In einer Studie wurden die negativen und positiven Aspekte ermittelt, die wir jeden Tag erleben. Dabei kam ein überraschendes Ergebnis heraus: 79 % der Dinge, die wir tagtäglich erleben, wurden von den Testpersonen als positiv eingeschätzt und nur 21 % als negativ. Worauf legen Sie Ihren Fokus?

Nehmen wir an, Sie würden in einem schönen Hotel übernachten. Das Abendessen ist hervorragend. Das Zimmer hat einen schönen Ausblick. Der Service ist sehr zuvorkommend und freundlich. Das Frühstück liefert ein reichhaltiges und vielseitiges Buffet. Aber der Kaffee in diesem Hotel schmeckt Ihnen nicht. Was meinen Sie, womit Sie sich am meisten auseinandersetzen würden? Bestimmt mit dem Kaffee. Denn das andere erwarten Sie ja und nehmen es als selbstverständlich hin.

Werden Sie zu einem »79er«. Richten Sie Ihren Fokus auf die positiven Dinge des Lebens.

Musik/Buch/DVD/Internet

Stephen C. Lundin/Harry Paul/John Christensen: *Fish! Ein ungewöhnliches Motivationsbuch*, Goldmann, ISBN: 3442163757.

FRAGEN, DIE SIE WEITERBRINGEN

- Was war heute ein »Diamant«, also eine wertvolle Situation?
- Was habe ich heute Neues gelernt?
- Was kann ich in Zukunft besser machen?

GLÜCKSMOMENTE

- Beim Blättern des Erfolgstagebuches registrieren, wie es ständig vorangeht.
- Sich einen lang ersehnten materiellen Wunsch erfüllt haben.
- Einen Parkplatz direkt vor dem Büro gefunden haben.
- Fünf »Diamanten« am Tag finden.
- Sich an den kleinen Dingen erfreuen können.

»Wer wahren Wert nicht kennt, nimmt das Wichtige für unwichtig und das Unwichtige für wichtig.« Lü Bu We

WAS IHNEN HILFT

Nutzen Sie das Erfolgstagebuch (Vorlage auf Seite 246) konsequent die nächsten 14 Tage.

WAS SIE UNTERSTÜTZT

Wenn Sie schon ein »79er« sind, können Sie Ihre Performance noch verbessern.

Power of Thinking: 20 bis 21 Uhr

Ohne Ausnahme. Sie werden eventuell am Anfang noch Schwierigkeiten haben, positive Dinge zu finden. Das ist normal. Auch diese Fähigkeit, positiv zu selektieren, muss wie ein Muskel beim Joggen trainiert werden. Am Anfang fällt uns das Joggen schwer, es wird jedoch nach einer Weile immer leichter. So werden Sie sich auch mit dem Bewusstwerden Ihrer Erfolge immer leichter tun.

Nutzen Sie das KAIZEN-Prinzip der Japaner. KAIZEN bedeutet so viel wie eine ständige Verbesserung des Gegenwärtigen. Oder anders gesagt: »Popen« Sie sich hoch. »Popen« kommt von »Permanenter Optimierungsprozess«. Überlegen Sie in Ihren Reflektionsphasen, was Sie noch besser machen könnten. Ihre Kollegen, Mitarbeiter, Freunde usw. werden den Unterschied schon nach kurzer Zeit spüren.

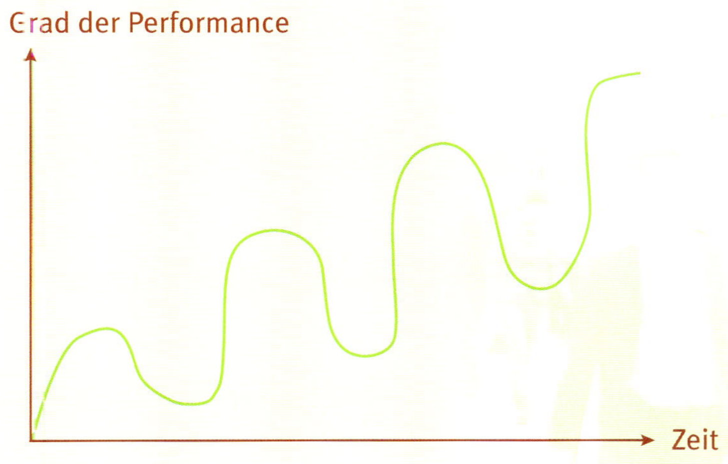

Die Entwicklung zum Optimum ist ein ständiges Auf und Ab, beinhaltet auch Phasen, in denen die Entwicklung stagniert oder sogar rückläufig ist. Wie sich an dieser Darstellung aus dem KAIZEN gut nachvollziehen lässt, führt die Tendenz aber nach oben. Die Dokumentation dessen, was Sie erlebt haben, hilft Ihnen dabei, schneller und bewusster an Ihr Ziel zu kommen.

ZUSAMMENFASSUNG FÜR EILIGE

Die meisten unserer Erlebnisse sind positiv, die wenigsten negativ. Doch die negativen Dinge bewerten wir meist stärker. Ändern Sie dies und achten Sie mehr auf das Positive!

MEIN TIPP

Nutzen Sie die Seite 246 als Vorlage, und kopieren Sie sich das Erfolgstagebuch. Seien Sie die nächsten 14 Tage diszipliniert. Sie werden das veränderte Bewusstsein genießen.

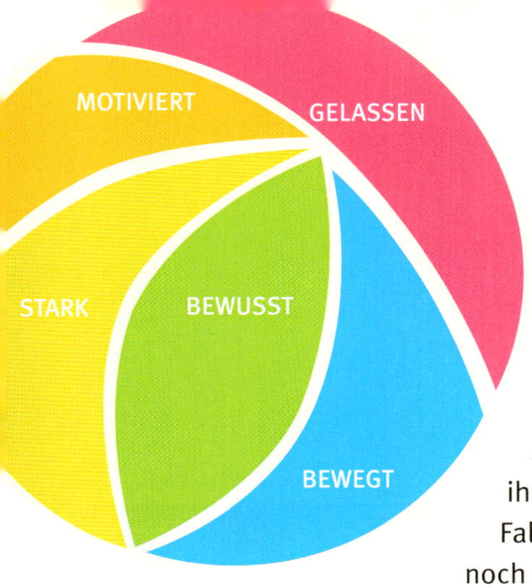

MANCHE SCHLAFEN SCHON, ANDERE SIND NOCH HELLWACH

Die Zirbeldrüse beginnt nun, vermehrt das »Schlafhormon« Melatonin auszuschütten. Wissen Sie, warum um diese Uhrzeit die meisten Menschen in die Klinikambulanz kommen? Die Schmerzempfindlichkeit hat jetzt ihren Höhepunkt erreicht.

Falls es so sein sollte, dass Sie um diese Zeit noch etwas vorhaben, vielleicht noch arbeiten oder ausgehen, schieben Sie doch ein kurzes Krafttraining ein (Seite 200/201).

Aber vielleicht lassen Sie den Tag auch ruhig ausklingen: Dann freuen Sie sich auf die Seiten 202/203, auf denen Sie erfahren, wie Sie optimal zur Ruhe kommen können.

Sie haben noch Hunger? Okay, dann lesen Sie bitte die Seiten 204/205, und schauen Sie, ob sich noch was machen lässt.

Wie bitte, Sie sitzen immer noch vor dem Fernseher? Lassen Sie uns doch mal darüber reden (Seite 206/207) – nur Sie und ich.

Und falls es tatsächlich so sein sollte, dass ich Ihnen noch nicht genug darüber erzählt habe, wie Sie Ihre Ziele tatsächlich erreichen: Lesen Sie doch bitte die Seiten 208 und 209.

»Denen, die der Ruhe pflegen, kommen manche ungelegen.«

Wilhelm Busch

Was Ihnen hilft:	**Meine Stimmung & Energie**
Bewegung Seite 201	Ich bin schon ganz schön müde
Entspannung Seite 203	Ich komme gar nicht zu mir
Ernährung Seite 205	Meine Laune ist nicht allzu prächtig
Motivation Seite 207	Ich will nicht auf das Fernsehen verzichten
Mentaltraining Seite 209	Ich brauche Unterstützung, weil ich mich immer verzettele

Was Sie unterstützt:	
Bewegung Seite 201	Ich muss noch arbeiten, was tun?
Entspannung Seite 203	Für Kunst habe ich nicht viel übrig, aber ist Kochen nicht auch Kunst?
Ernährung Seite 205	Ich mag weder Fisch noch Frischkäse
Motivation Seite 207	Ich lese gern, aber es dauert so lange, und ich kann mir vieles nicht merken
Mentaltraining Seite 209	Ich will mir etwas vornehmen, und dann soll es auch klappen

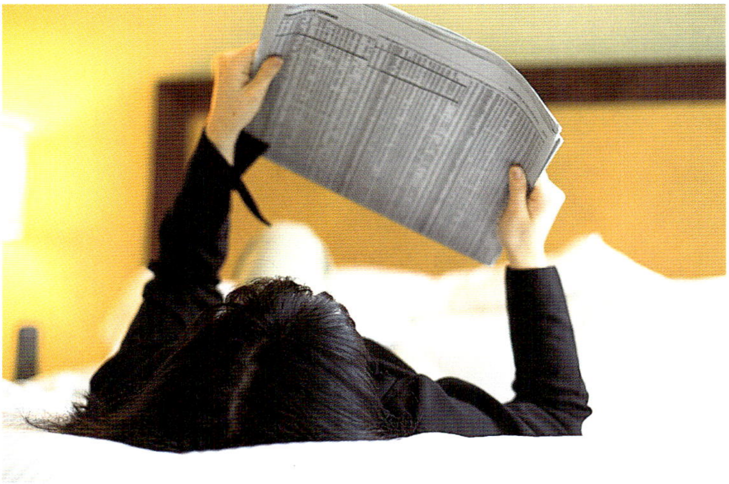

Wenn Sie nicht gleich einschlafen können, sollten Sie noch eine Weile lesen oder leise Musik hören – das entspannt und hilft Ihnen, sanft in Morpheus Arme zu sinken.

MEIN TIPP

Im Grunde hängt jetzt alles davon ab, ob Sie eine »Lerche«, ein »Normalo« oder eine »Eule« sind. Prüfen Sie an mehreren Abenden zu dieser Zeit, wie Sie ticken. Das geht aber nur unabhängig von TV und anderen Ablenkungen. Am besten ohne elektrisches Licht. Sie lesen noch – klar – und sind dann müde? Oder hellwach? Testen Sie das aus.

SO BRINGEN SIE SICH NOCH EINMAL AUF TOUREN

SIGNALE DES KÖRPERS

Bei den meisten Menschen steigt jetzt die Produktion des »Schlafhormons« Melatonin an, sie werden langsam müder. Wer jetzt noch arbeiten will oder muss, braucht Unterstützung.

Wie Sie sich mit wenig Zeitaufwand noch einmal in Schwung bringen können und warum das manchmal nötig ist

Sie können Ihren Testosteronspiegel (zuständig für Muskelaufbau und Libido) in nur zehn Minuten effektiv anheben: Durch Kraftübungen mit einem hohen koordinativen Anteil. Das fordert noch einmal Ihr Gehirn und lässt alle Muskeln spielen.

Sie haben ja bereits die fünf LEBENSKRAFT-Übungen mit dem Theraband kennen gelernt, die Sie in Ihrem Büro oder an Ihrem Arbeitsplatz um 14 Uhr machen können. Weiterhin habe ich Ihnen ein Kurzkraftprogramm um 11 Uhr vorgeschlagen, um gegen Nackenverspannungen und Rückenschmerzen wirksam vorzugehen. Jetzt geht es um ein kurzes Kraftprogramm für Menschen, die primär nachts arbeiten müssen oder wollen und zu dieser Zeit auch am kreativsten sind.

Als ich lange am Schreibtisch saß, um dieses Buch zu schreiben, und merkte, dass meine Kreativität abnahm, machte ich genau diese Übungen. Ich bin davon überzeugt, dass dieser Wechsel zwischen geistiger Arbeit und dem Krafttraining mit koordinativem Aspekt ein Teil dieses Erfolges ausmacht. Sonst hätte ich dieses Buch bestimmt nicht in vier Monaten neben meiner Coachingarbeit und den vielen Seminaren schreiben können.

Musik/Buch/DVD/Internet

Vladimir M. Zatsiorsky: *Krafttraining. Praxis und Wissenschaft*, Meyer & Meyer Sport, ISBN: 3891243332.

FRAGEN, DIE SIE WEITERBRINGEN

» Brauche ich diesen Energieschub so spät abends jetzt wirklich noch?

» Welche Lebensqualität könnte ich durch mehr Kraft und Koordination gewinnen?

» Habe ich mir auch genügend Erholungsphasen gegönnt?

GLÜCKSMOMENTE

» Nachts noch hoch konzentriert und kreativ sein, wenn es erforderlich ist.

» Das Gefühl der durchbluteten Muskeln nach einem Satz Liegestütze und Kniebeugen.

» Im Winter warme Hände durch eine bessere Durchblutung.

» Ein gutes Gefühl beim Blick in den Spiegel.

»Der beste Beweis einer physischen Kraft ist der Hang nach hohen kühnen Idealen.« Gilbert Keith Chesterton

WAS IHNEN HILFT

Den Aerostep für ein Training der koordinativen Komponente bei Ihrem Krafttraining habe ich Ihnen bereits vorgestellt (S. 56). Wenn Sie viel für Technik übrig haben – und obendrein ein gut gefülltes Portemonnaie –, könnten auch eine Vibrationsplattform (ab ca. 3000 Euro) und ein Muskelstimulationsgerät (ab etwa 200 Euro) etwas für Sie sein.

WAS SIE UNTERSTÜTZT

Falls Sie noch eine zusätzliche Motivation benötigen, sich für eine notwendige Nachtarbeit fit zu machen, hier noch ein paar Fakten: Studien haben gezeigt, dass sich mit kurzem Krafttraining um diese Zeit die normalerweise sinkende Stoffwechselrate und damit der 24-Stunden-Kalorienverbrauch deutlich anheben lässt. Zudem, auch das belegen Studien, ist Krafttraining um diese Zeit weit effektiver als vormittags.

1.

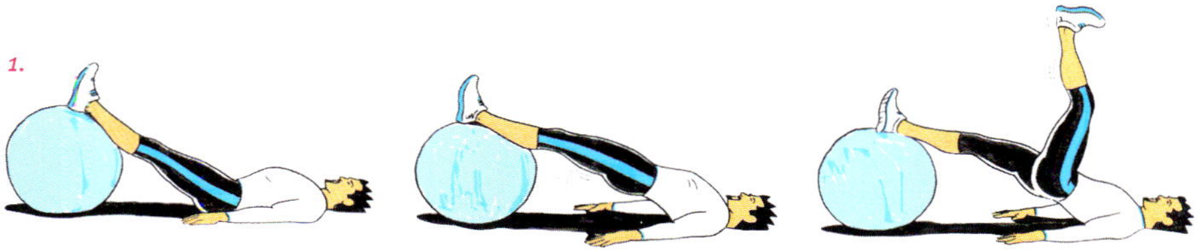

2.

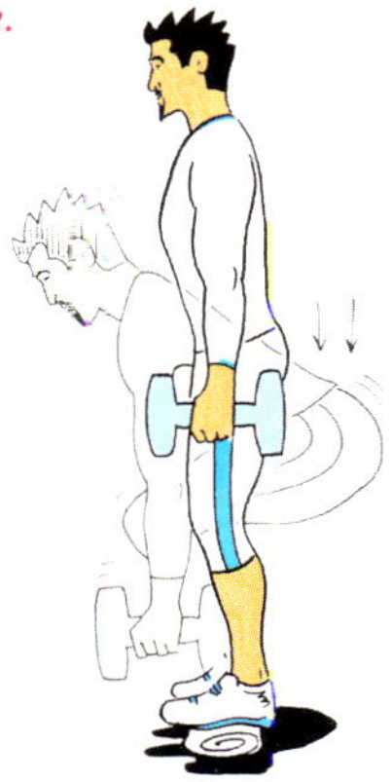

3.

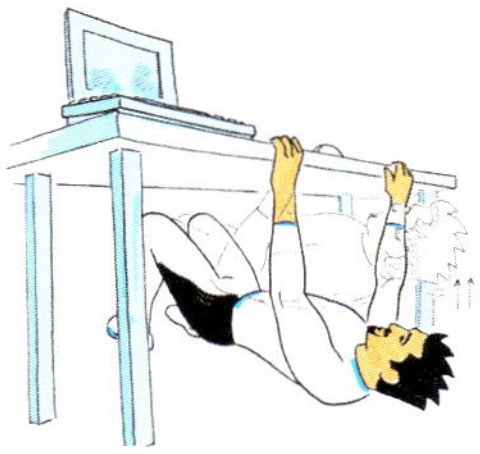

4.

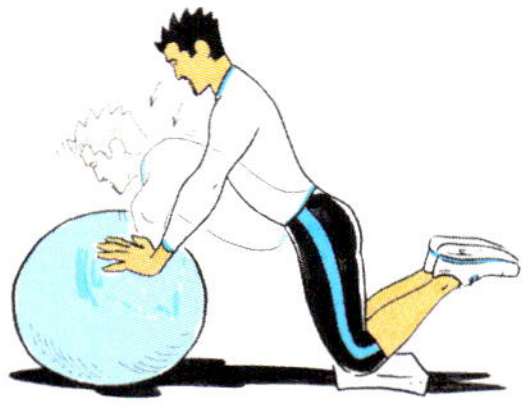

5.

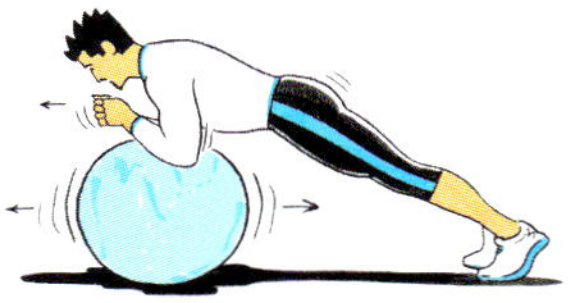

1. Beckenheben mit den Füßen auf dem Pezziball. 2. Kniebeugen auf einem zusammengerollten Handtuch oder einem Aerostep. 3. Klimmzüge an der Tischkante. 4. Liegestütz auf dem Pezziball. 5. Hoover auf dem Pezziball.

ZUSAMMENFASSUNG FÜR EILIGE

Wer noch spät arbeiten muss, kann sich mit dem 10-Minuten-Kurzprogramm noch einmal fit machen. Achtung: Nicht zu oft, sonst kommt die Erholung zu kurz.

MEIN TIPP

Wenn Sie sich zu so später Zeit noch motivieren wollen, sollten Sie einen guten Grund haben. Übrigens kann dieses Training auch Ihre Chancen bei einem Flirt steigern: Krafttraining lässt Sie anders stehen, Sie gehen aufrechter, wirken selbstbewusster. Das verfehlt seine Wirkung nicht beim anderen Geschlecht. Seien Sie aber auf der Hut. Ein ständiges Hochpushen kann nicht funktionieren. Wenn Sie immer wieder müde werden, will Ihr Körper Erholung. Ansonsten geht das Powern auf Kosten Ihrer Ressourcen.

MIT KUNST KÖRPER UND GEIST ZUR RUHE BRINGEN

Wer sich abends der Kunst widmet, wird tags darauf besonders kreativ sein.

Es gibt nichts Besseres, als den Abend mit Kunst zu beenden. Sei es ein klassisches Konzert, ein schönes Buch oder auch eigenes Musizieren. Planen Sie die Umgestaltung Ihrer Wohnungseinrichtung. Nutzen Sie diese Zeit, um sich zu besinnen und Körper und Geist auf eine erholsame Nacht vorzubereiten. Ab 22 Uhr regeneriert der Körper bereits physisch. Nehmen Sie sich nach Möglichkeit die Zeit, diese Regeneration mit einer entspannenden Tätigkeit zu unterstützen. Sie können sich aber auch mit Freunden treffen. Auch das kann bei anregenden Gesprächen sehr entspannend sein. Und natürlich lädt diese Zeit auch zur Liebe ein. Sie kennen das herrliche Gefühl, nach einem leidenschaftlichen Liebesspiel erschöpft und gelöst in den Armen des Liebenden einzuschlafen.

Meine Partnerin und ich nehmen uns zu dieser Zeit häufig unser Beziehungstagebuch vor, um die gemeinsame Zeit zu reflektieren. Wir besprechen die Ereignisse und Gefühle des Tages und machen uns bewusst, wie dankbar wir für diese Beziehung und das Leben sind, das wir führen.

FRAGEN, DIE SIE WEITERBRINGEN

» Was möchte ich gern an meiner Wohnung ändern?

» Wann habe ich meine Lieblingsmusik zuletzt gehört?

» Welche Bilder mag ich am liebsten?

GLÜCKSMOMENTE

» Im Lieblingssessel Mozart hören.

» Einen Kunstband mit den schönsten Bildern Ihrer Lieblingsepoche durchblättern.

» Ein warmes Bad gemeinsam mit dem Partner nehmen.

» Die schönsten Augenblicke des Tages noch einmal Revue passieren lassen.

Musik/Buch/DVD/Internet

Dietrich Schwanitz: *Musik. Alles, was man hören muss. 10 CDs (Audio)*, Eichborn, ISBN: 3821854324.

6 7 8 9 10 11 12 13 14 15

»Das Leben ahmt die Kunst weit mehr nach als die Kunst das Leben.«

Oscar Wilde

WAS IHNEN HILFT

Wenn Sie sich von Kunst weniger inspiriert fühlen und Sie selbst kein Instrument spielen, können Sie auch auf andere Art kreativ tätig werden: Küren Sie jeden Abend einen Menschen in Ihrem Leben zu Ihrem Meister. Welche Menschen haben Ihnen auf Ihrem Weg zur Seite gestanden und Sie unterstützt? Vielleicht nutzen Sie diese entspannte Zeit des Tages, um einen Dankesbrief zu schreiben? Oder Sie teilen Menschen, mit denen Sie länger keinen Kontakt hatten, in einem Brief einfach mit, was Sie gerade so machen und wie es Ihnen geht? Vielleicht wollen Sie ja auch einmal versuchen, eine Kurzgeschichte oder gar einen Roman zu schreiben?

WAS SIE UNTERSTÜTZT

Wenn Sie zu den Menschen gehören, die gern kochen und schon das Essen für den nächsten Tag am Vortag vorbereiten, nutzen Sie diese Zeit, um neue Gerichte auszuprobieren und in Rezeptbüchern herumzustöbern.

Aber auch die Auseinandersetzung mit den eigenen vier Wänden kann sehr inspirierend sein. Besorgen Sie sich schöne Wohnmagazine als Anregung. Überlegen Sie sich, was Ihnen an Ihrer Wohnung noch nicht gefällt. Wo könnte z. B. das Licht besser sein?

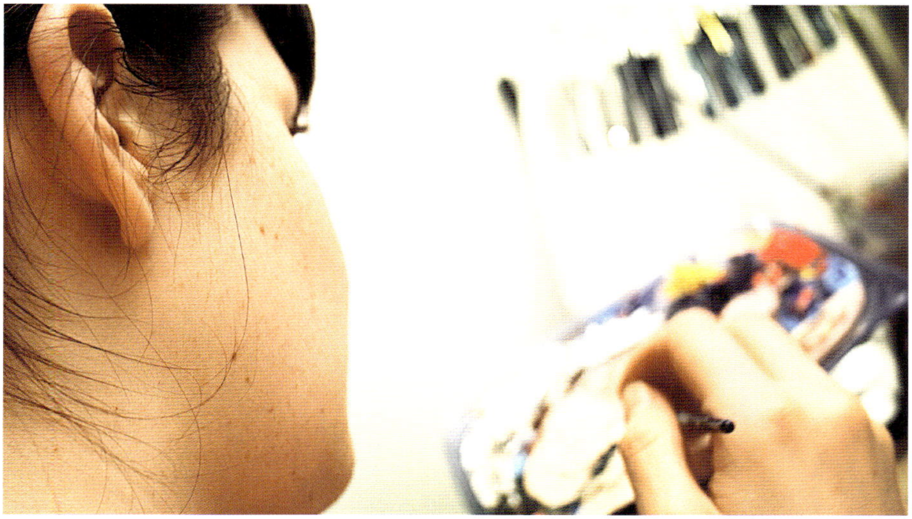

Egal ob Sie malen, schreiben, musizieren oder einfach nur nachdenken – sie werden danach auf jeden Fall besser einschlafen, als wenn Sie stundenlang auf den TV-Schirm starren.

ZUSAMMENFASSUNG FÜR EILIGE

Der Körper beginnt jetzt mit der Regeneration. Zur Unterstützung dieses Vorgangs sollten Sie jetzt etwas tun, das Sie entspannt.

MEIN TIPP

Nutzen Sie diese Zeit für Kunst. Hören Sie Ihre Lieblingsmusik (es sei denn, es handelt sich um Hard Rock, das würde Sie nicht entspannen), lesen Sie Ihr Lieblingsbuch, spielen Sie ein Musikinstrument. Malen Sie, oder widmen Sie sich anderen künstlerischen Tätigkeiten. Lernen Sie eine asiatische Kampfkunst oder Tai Chi. Auch die Auseinandersetzung mit einem anderen Glauben kann Sie inspirieren. Möglichkeiten gibt es viele.

Wenn der kleine Hunger kommt, geht meist der Verstand.

NUR EIN KLEINES NACHTMAHL, BITTE!

Wenn Ihr Körper jetzt nach Speisen verlangt, haben Sie am Tag wohl zu wenig gegessen. Dann sollten Sie sich noch eine Kleinigkeit gönnen, allerdings keine ungesunden Fette und keine Kohlenhydrate, sondern (fast) reines Eiweiß.

Sie werden den Unterschied merken: Essen Sie abends um diese Zeit einmal eine große Portion Nudeln oder eine Pizza. Und dann essen Sie zur gleichen Zeit an einem anderen Abend ein leckeres Thunfischsteak. Sie werden sich nach der Extraportion Fischeiweiß deutlich leichter und energiegeladener fühlen. Ihr Gehirn kann besser das nächtliche »Großreinemachen« durchführen und wichtige Erlebnisse abspeichern. Zudem werden Sie ganz einfach ruhiger schlafen als nach einem spätabendlichen Kohlenhydratmahl.

Aminosäuren – die kleinsten Bausteine der Eiweiße – sind die Basis unseres Körpers. Um sie zu verwerten, benötigt der Körper fast doppelt so viel Energie wie für die Aufspaltung von Fettsäuren oder Glukose. Der Vorteil bei Fisch: ein hoher Anteil an Omega-3-Fettsäuren. Diese gesunden Fette putzen unsere Blutgefäße sauber und senken damit das Risiko für Herzinfarkt, Demenz und Schlaganfall. Optimale Omega-3-Lieferanten sind Seefische wie Makrele, Lachs, Hering und Thunfisch.

Musik/Buch/DVD/Internet

Benita Cantieni/Jürgen Spona: *Well-Aging. Dreifach Power mit Aminosäuren, Bewegung, Ernährung*, Econ, ISBN: 343011618X.

FRAGEN, DIE SIE WEITERBRINGEN

- Habe ich wirklich Hunger, oder ist es nicht doch bloß Appetit?
- Ist mein Kühlschrank ausreichend mit Eiweißspendern ausgestattet?
- In welcher Mischung schmecken mir Eiweißshakes am besten?

GLÜCKSMOMENTE

- Sehen, wie ein Bekannter nach einem Pastaessen in sich zusammensackt, und sich selbst nach einem Happen Fisch sagenhaft stark fühlen.
- Sich auf das warme Bett im frisch gelüfteten Schlafzimmer freuen.
- Einen Blick des/der Liebsten auffangen, der sehr vielversprechend ist.

»Der Körper ist der Übersetzer der Seele ins Sichtbare.«

Christian Morgenstern

WAS IHNEN HILFT

Wenn Sie nicht gern Shakes oder Nahrungsergänzungsmittel zu sich nehmen, können Sie am Abend gerne noch einen Fisch essen. Gerade in der Winterzeit, wenn Sie eventuell mal nicht so gut drauf sind, wird Sie Fisch wieder munter machen. Denn Fisch enthält viel wertvolle DHA (Docohexaensäure), die wichtig für unser Gehirn ist. Kinder brauchen diese Omega-3-Fettsäure für den Gehirnaufbau und wir Erwachsene für die Bildung des »Glückshormons« Serotonin. Zu einem Stück Lachs passt hervorragend Spinat. Der Vorteil von Spinat liegt in seinem hohen Anteil an der essenziellen Aminosäure Methionin. Die nämlich benötigt der Körper für die Produktion des »Schlafhormons« Melatonin.

Fast alles, was Sie jetzt noch essen, belastet Ihren Verdauungsapparat, der nun eine Ruhepause einlegt. Ist der Hunger aber doch sehr groß, hilft ein leicht verdaulicher Eiweißshake oder ein wenig Fisch.

WAS SIE UNTERSTÜTZT

Wenn Sie Muskeln aufbauen wollen: direkt nach dem Training die BCAAs (die Aminosäuren Leucin, Isoleucin, Valin) mit ein wenig Apfelsaft einnehmen. Das gaukelt dem Körper vor, es wären viele Muskelfasern kaputt gegangen, so dass er vermehrt Wachstumshormone produziert. Auch L-Carnitin ist jetzt sinnvoll. L-Carnitin nämlich schleust freie Fettsäuren in die Kraftwerke (Mitochondrien) der Muskelzellen und hilft dem Immunsystem bei längeren Ausdauerbelastungen. Nur die Einnahme von L-Carnitin ohne Training bringt allerdings gar nichts. Übrigens: L-Carnitin ist gerade für Vegetarier wichtig, da es vorwiegend in Fleisch vorkommt.

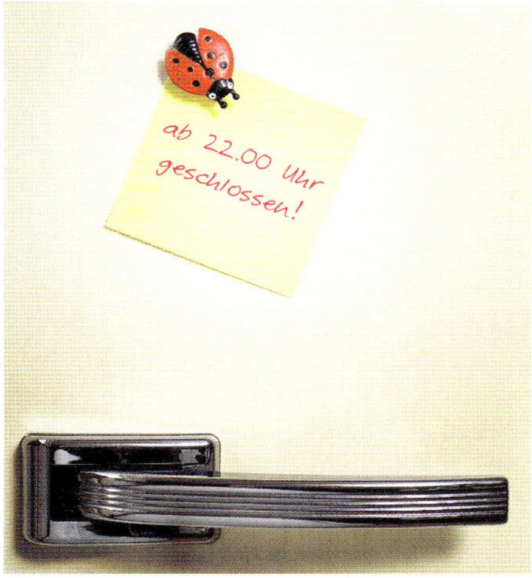

ZUSAMMENFASSUNG FÜR EILIGE

Wenn Sie jetzt noch etwas essen müssen, dann sollte es sehr eiweißreich sein. Am besten Fisch oder ein Eiweißshake.

MEIN TIPP

Wenn Sie jetzt noch etwas essen müssen, sollte es sich um Eiweiß handeln, am besten als Shake. Das ist leicht verdaulich und wird schnell ins Blut aufgenommen. Ein Eiweißshake enthält keine versteckten Kalorien, ebenso wenig Purine, so dass auch der Harnsäurespiegel konstant bleibt. Wenn Sie keinen Shake mögen, kann es stattdessen auch ein Hüttenkäse sein.

Nur wer täglich Fachwissen liest und hört, kann später auch als Experte mitreden.

Wenn Sie ein selbstverantwortliches Leben führen wollen, gehört eine selbst organisierte ständige Fortbildung dazu. Nur wenn Sie sich immer

FORTBILDUNG STATT BERIESELUNG

weiter fortbilden, werden Sie auf diesem Markt in der Zukunft noch Chancen haben. Leben Sie das L3-Prinzip: lebens-langes Lernen!

Ich habe keinen Fernseher mehr, und es ist herrlich. Stellen Sie sich vor, Sie würden ab heute jeden Tag nur 15 Minuten Ihrer wertvollen Zeit dafür nutzen, sich fortzubilden. Dann könnten Sie am Ende des Monats zwei Fachbücher oder mehrere Fachmagazine gelesen haben. Dabei sollte es sich um Literatur handeln, die Sie brennend interessiert und auch für Ihren Job wichtig ist. Ich hoffe, dass Sie einen Job haben, der Sie begeistert. Wenn nicht, sollten Sie diese 15 Minuten nutzen, um über Alternativen nachzudenken.

Kommen wir noch einmal zurück zu den zwei Fachbüchern in einem Monat. Sie könnten im Verlaufe eines Jahres 24 Fachbücher lesen. Und wenn Sie diese »15-Minuten-Angewohnheit« die nächsten fünf Jahre beibehalten, dann werden Sie auf diesem Gebiet zu einem führenden Experten. Sie gehören dann zu den Menschen, die gebraucht werden, weil Sie sich wie kein anderer bzw. nur wenige andere auskennen.

Jetzt wissen Sie, was 15 Minuten TV-Konsum von 15 Minuten Fortbildung unterscheidet: Sie werden in eine andere Zukunft starten.

Musik/Buch/DVD/Internet

Tony Buzan: *Speedreading. Schneller lesen – mehr verstehen – besser behalten*, Moderne Verlagsges. Mvg, ISBN: 3636062425; Zusammenfassungen von Neuerscheinungen und Sachbüchern – ein kostenpflichtiger Internetdienst, der sich aber für Menschen mit wenig Zeit lohnt: *www.getabstract.com, www.management.isi-check.de.*

FRAGEN, DIE SIE WEITERBRINGEN

» Benutze ich das Fernsehen überwiegend als Unterhaltungsmedium oder für meine Bildung?

» Wie viel Zeit für meine Weiterbildung kann ich gewinnen, wenn ich das Fernsehgerät abschaffe?

GLÜCKSMOMENTE

» Die letzte Seite eines Fachbuches lesen.

» Neu erlerntes Wissen am nächsten Tag gleich anwenden können.

» Sich als Einziger in der Firma mit einem Thema auskennen.

» Aufgrund von Speedreading mitbekommen haben, worum es geht und was die wesentlichen Kernaussagen eines Buches sind.

WAS IHNEN HILFT

Wenn Sie noch zu den TV-Junkies gehören, dann können Ihnen folgende Tipps helfen:

» Schalten Sie den Fernseher nur ein, wenn Sie vorher eine Sendung gezielt ausgesucht und mit der Familie vereinbart haben, ihn danach sofort wieder auszuschalten.

» Wenn Sie merken, dass Sie eine schlechte Sendung fesselt, gehen Sie kurz aus dem Zimmer, und machen Sie etwas anderes. Dort besinnen wir uns meist. So können Sie zurückkommen und sofort den Fernseher ausschalten.

» Wenn die Nachrichten für Sie oft die »Einstiegsdroge« sind, hören Sie Nachrichten im Radio, oder lesen Sie sie im Internet.

WAS SIE UNTERSTÜTZT

Wichtige Techniken für Vielleser sind das Speedreading und das Photoreading. Beim Speedreading lernen Sie, Schlüsselwörter herauszulesen und den Text zu überfliegen. Photoreading dagegen ist umstritten. Stark visuell orientierte Menschen können mit Ihrem fotografischen Gedächtnis ein Buch innerhalb von wenigen Minuten durchlesen. Sinnvoll kann es auch sein, eine kurze Zusammenfassung des Gelesenen zu verfassen: Was waren die wesentlichen Aussagen dieses Buches?

»Lesen ist für den Geist das, was Gymnastik für den Körper ist.« Joseph Addison

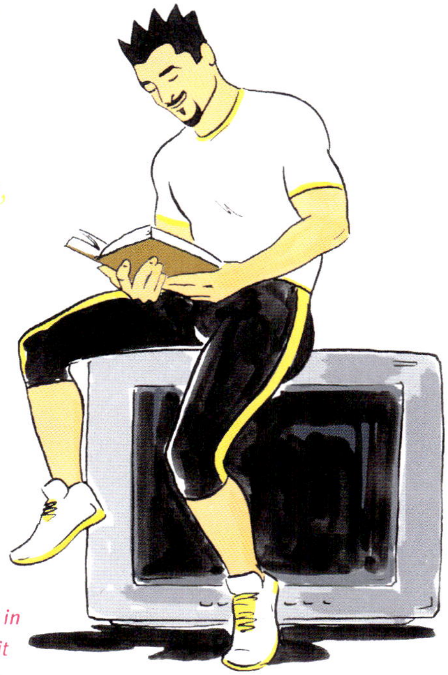

Gönnen Sie sich ein paar fernsehfreie Abende in der Woche, und nutzen Sie die gewonnene Zeit für Ihre berufliche oder private Weiterbildung. Sie werden sehen, dass Sie kaum etwas versäumen, aber sehr viel gewinnen!

ZUSAMMENFASSUNG FÜR EILIGE

Fortbildung statt Fernsehen, lautet die Devise. Verbessern Sie Ihre Lesetechnik, und werden Sie zu einem Archivar, der alles wiederfindet, was er gelesen hat.

MEIN TIPP

Schneiden Sie aus Zeitschriften die Artikel heraus, die Sie interessieren oder in denen Fakten aufgeführt sind, die zu Ihrem Thema passen. Sammeln Sie diese Artikel nach Themen sortiert in einem Hefter oder eingescannt und mit Schlagwörtern versehen in Ihrem Computer. Versehen Sie Ihre Bücher mit kleinen bunten Zetteln, die aus dem Buch herausragen. Und auf diese Fläche schreiben Sie ein Stichwort, damit Sie es schneller wiederfinden können, wenn Sie es mal benötigen.

Nur wer den Weg zum Erfolg sehen kann, wird ihn auch finden und gehen können.

Die Gesetzmäßigkeiten im Sport bilden oft die perfekte Metapher für Gesetzmäßigkeiten im Leben allgemein. Das Ziel des Leistungssportlers ist der Sieg – nicht mehr, aber auch nicht weniger. Und der Sportler von heute weiß, dass es mit bloßem Körpertraining nicht getan ist. Kein Spitzensportler verzichtet auf erfolgsorientiertes Mentaltraining.

DIE FORMEL: WAS ERFOLG WIRKLICH AUSMACHT

Ich lernte das erst in meinem 24. Lebensjahr. Als ich 21 war, machte ich mich auf die Suche nach dem Geheimnis des Erfolgs. Ich hatte damals das Ziel, auch beim IRONMAN auf Hawaii zu starten. Ich hatte also eine Vision, ein Bild, eine Vorstellung. Der erste Erfolgsfaktor. Aber ich wusste schon, dass es bis dort ein langer Weg sein würde. Also steckte ich mir Zwischenziele. Mit 21 machte ich den ersten Kurztriathlon. Mit 22 nahm ich an mehreren Kurztriathlons und einer Mitteldistanz teil. Mit 23 nahm ich das erste Mal beim IRONMAN in Roth teil. Mit 24 klappte dann endlich die Qualifikation. Der zweite Faktor für Erfolg ist meiner Erfahrung nach das Setzen von konkreten Zielen. Ohne diese »Fixsterne unserer Motivation« verlieren wir schnell die Orientierung und den Sinn unseres Tuns. Ich benötigte vier Jahre bis zur Erfüllung meines Traums, meiner Vision. Das ist der dritte Faktor des Erfolgs: Es gibt keinen schnellen Erfolg, auch wenn Ihnen die Medien dies gerne immer wieder verkaufen. Vision, Ziele und Zeit allein werden Sie aber noch lange nicht erfolgreich machen, auch wenn es viele gibt, die das für ausreichend halten. Doch was ich Ihnen sagen kann: Vor dem Preis kommt der Schweiß. Sie müssen Energie investieren. In welcher Form auch immer. Ohne Energie bleibt ein System des Glaubens nur eine leere Seifenblase, die irgendwann zerplatzt.

Musik/Buch/DVD/Internet

Joseph Murphy: *Die Macht Ihres Unterbewusstseins. Affirmationen für Glück und Erfolg*, Ariston, ISBN: 3720526194.

FRAGEN, DIE SIE WEITERBRINGEN

» Habe ich eine Vision, fokussiere ich meine Energie, und handle ich entsprechend?

» Welche Widerstände von außen gibt es, die es mir schwer machen?

GLÜCKSMOMENTE

» Die Zielliste überprüfen und feststellen, dass man vieles davon erreicht hat.

» Sich entspannt auf dem Sofa strecken, den Tag Revue passieren lassen und sich auf das Morgen freuen.

6 7 8 9 10 11 12 13 14 15

»Erfolg hat nur der, der etwas tut, während er auf den Erfolg wartet.« Thomas Alva Edison

WAS IHNEN HILFT

Die neun goldenen Regeln der Zielformulierung:

1. Formulieren Sie Ihre Ziele positiv.

2. Suchen Sie Ziele, die Sie motivieren und herausfordern – und zwar alle sechs Monate neu.
3. Verbinden Sie Ihre Ziele mit einem emotionalen Aspekt (z. B. Beinstreckertraining = mehr Spaß beim Skifahren).
4. Formulieren Sie Ihre Ziele konkret und in der Gegenwart (z. B. »Ich jogge dreimal in der Woche 45 Minuten«).
5. Vermeiden Sie bei der Zielformulierung folgende »Weichmacher«: eigentlich, würde, könnte, sollte, man, mal …
6. Schreiben Sie sich einen Zeitplan für Ihre Ziele auf.
7. Ihre Ziele müssen im Einklang mit den Werten stehen, sonst brauchen Sie sich über mangelnde Motivation nicht zu wundern.
8. Sprechen Sie Ihre Ziele mit Ihrem Partner ab – Ihre Ziele sollten einander ergänzen.
9. Visualisieren Sie die Ziele so oft wie möglich.

Wie war Ihr Tag heute, was wollen Sie morgen erreichen? Es ist gut, vor dem Zubettgehen noch einmal zu bilanzieren und die Ziele für den nächsten Tag zu visualisieren.

WAS SIE UNTERSTÜTZT

Widmen Sie sich vor allem der 9. Regel der Zielformulierungen, der Visualisierung. Sie ist die wichtigste Regel, mit der Sie Körper und Geist auf den Erfolg einschwören. Erinnern Sie sich, was ich Ihnen schon erzählt habe: Gedanken, Bilder, Vorstellungen haben das Bestreben, Realität zu werden. Und je mehr Sie sich auf die positive Kraft Ihrer Bilder verlassen, desto sicherer kommt der Erfolg.

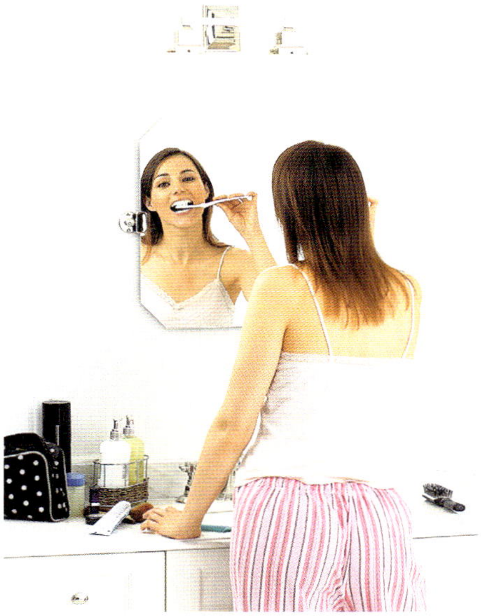

ZUSAMMENFASSUNG FÜR EILIGE

Erfolg ist machbar. Der Anfang ist die Vision. Planung ist wesentlich, konkrete Ziele mit Zwischenzielen, Zeitpläne und – ganz wichtig – dass Sie sich am Ziel sehen können, die Visualisierung.

MEIN TIPP

Achten Sie bei Ihrer Zielplanung auf die Ganzheitlichkeit, und setzen Sie sich kurzfristige, mittelfristige und langfristige Ziele. Wichtig ist es, Ihre Ziele mit Ihrer unmittelbaren Umgebung abzusprechen. Planen Sie realistisch, und planen Sie stets ausreichende Pufferzeiten ein.

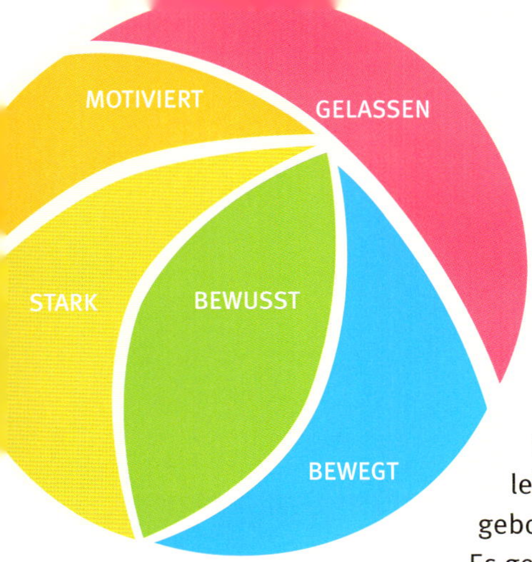

SCHLAF HEISST NOCH LANGE NICHT INAKTIVITÄT

Wir sind im Tageslauf da angekommen, wo der Organismus alle Systeme herunterregelt. Abgesehen von Beschaulichem und Romantischem sollte jetzt eigentlich nichts mehr passieren. Dass die Realität leider oft anders aussieht, hat die Natur nicht vorgesehen, und was für geborene oder erzwungene Nachteulen wichtig ist, habe ich bereits erwähnt. Es geht jetzt um die Vorbereitungen zum Einschlafen, das Schlafen selbst und ein wenig schon ums Aufwachen.

Kein Mensch sagt, dass wir uns nachts nicht bewegen sollen. Doch es sollte nicht zu viel sein. Warum, erfahren Sie auf den Seiten 212/213.

Es gibt viele Menschen, die prima schlafen könnten, wenn sie sich selbst nur ließen. Was es damit auf sich hat: Seite 214/215.

Sie denken jetzt gewiss nicht an Essen und Trinken. Und doch gibt es gute Gründe, gerade jetzt daran zu denken. Seite 216/217.

Warum ein Schlafzimmer nicht wie eine Rumpelkammer aussehen sollte, und wie Sie von den Nachtstunden profitieren, erfahren Sie ab Seite 218.

»Einszweidrei, im Sauseschritt läuft die Zeit, wir laufen mit.« *Wilhelm Busch*

Was Ihnen hilft:	**Meine Stimmung & Energie**
Bewegung Seite 213	Schon wenn ich nachts aufwache, fühle ich mich wie gerädert
Entspannung Seite 215	Ich habe schon alles Mögliche probiert: Ich kann nicht einschlafen
Ernährung Seite 217	Ich möchte mein Gedächtnis verbessern
Motivation Seite 219	Ich habe zu wenig Platz und arbeite im Schlafzimmer
Mentaltraining Seite 221	Wenn mein Wecker klingelt, geht alles schief

Was Sie unterstützt:	
Bewegung Seite 213	Ich bin verunsichert: Ist Elektrosmog gefährlich?
Entspannung Seite 215	Aber ich brauche doch acht Stunden Schlaf, oder?
Ernährung Seite 217	Morgens werde ich wieder nicht wach!
Motivation Seite 219	Schlafzimmer? Zu kalt, zu trist ...
Mentaltraining Seite 221	Träume sind spannend – ich kann mich nur nicht dran erinnern

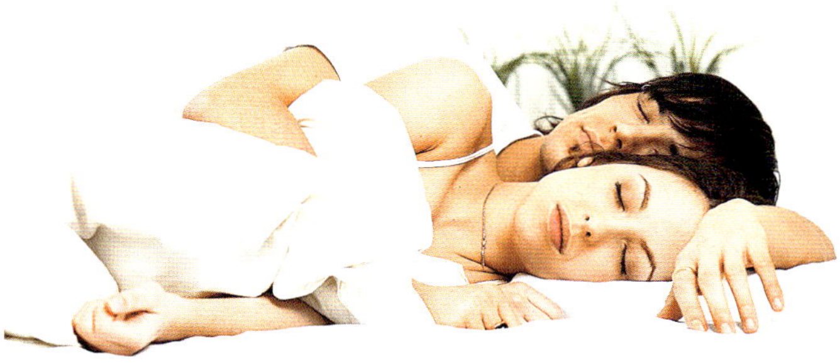

Der Schlaf ist die wichtigste Erholungsphase für Körper und Geist. Schaffen Sie sich die besten äußeren und inneren Bedingungen, um ihn ungestört und unbeschwert genießen zu können.

MEIN TIPP

Betrachten Sie die Nachtruhe als verdiente Ruhepause. Der Schlaf regeneriert unseren Körper, schaltet Krebszellen aus, sorgt dafür, dass wir jung bleiben, hält uns gesund. Im Schlaf lernen wir, denn ohne Schlaf können wir Fakten viel schlechter behalten. Lieben Sie Ihre Nachtruhe, sie hat's verdient!

SCHLAFEN SIE TIEF UND ERHOLSAM!

Wer sich nachts zu viel bewegt, kommt tagsüber nicht in Gang.

Vermutlich haben Sie auch schon einmal gehört, dass wir im Schlaf häufig, die Rede ist meist von bis 80-mal, die Position wechseln müssen. Neuere Untersuchungen belegen, dass etwa vier bis zwölf Drehungen pro Nacht normal und gesund sind. Sind es auffällig mehr, so deutet das auf eine zu harte Matratze hin. Wir drehen uns dann nämlich nur deshalb häufiger, weil die Durchblutung durch die ungünstige Liegeposition teilweise eingeschränkt wird, was zu Schmerzen führen kann (eingeschlafene Arme/Beine) und was wir durch den Stellungswechsel unbewusst ändern. Dass häufig wach werden die Erholungsqualität mindert, liegt auf der Hand.

Wesentlich für einen erholsamen Nachtschlaf ist deshalb die Matratze. Sie sollte den richtigen Härtegrad haben und in jedem Fall entsprechend dem jeweiligen Körpergewicht gewählt werden. Es liegt auf der Hand, dass der Körper eines 100-Kilo-Mannes die Matratze wesentlich stärker eindrückt als eine zarte Frau mit 50 Kilo Gewicht. Da bei beiden aber die Wirbelsäule stets physiologisch gebogen bzw. gerade sein sollte, müssen Matratze und Lattenrost unterschiedlich sein.

SIGNALE DES KÖRPERS

Wer nachts häufig wach wird, hat vielleicht die falsche Matratze. Schlafstörungen haben viele Ursachen. Wenn Matratze und die übrigen Bedingungen stimmen, suchen Sie sich fachmännische Hilfe.

FRAGEN, DIE SIE WEITERBRINGEN

- » Wache ich morgens wirklich erholt auf, wenn ich lange genug schlafen konnte?
- » Gibt es Räume, in denen ich besser schlafe als in meinem eigenen Schlafzimmer?
- » Ist mein Schlafraum so, wie ich ihn mir wünsche?

GLÜCKSMOMENTE

- » Sich nach einem langen und anstrengenden Tag im Bett ausstrecken und tief ausatmen.
- » Wissen, dass man am nächsten Tag nicht so früh aufstehen muss.
- » Mit einem guten Buch ins frisch bezogene Bett kriechen.
- » Das vertraute und geliebte Gesicht neben sich auf dem Kopfkissen erblicken.

Musik/Buch/DVD/Internet

Jürgen Zulley: *Mein Buch vom guten Schlaf*, Zabert Sandmann, ISBN: 3898831345; Bernd Neumann: *Schlaf*, Droemer Knaur, ISBN: 3426641283.

WAS IHNEN HILFT

Die Grundanforderungen an ein gesundes Schlafzimmer:

» Dem Gewicht angepasste Matratze und Lattenrost.
» Temperatur im individuellen Wohlfühlbereich (manche schlafen besser bei 16 Grad, andere bei 20 und mehr).
» Ausreichend Sauerstoff im Raum – vorher lange lüften oder Fenster offen lassen (temperatur- und geräuschabhängig).
» Der Raum sollte möglichst dunkel sein.
» Der Raum sollte so ruhig wie möglich sein.
» Schlafpartner sollten auf getrennten Matratzen schlafen.

WAS SIE UNTERSTÜTZT

Auch wenn die schädliche Wirkung elektromagnetischer Felder (»Elektrosmog«) nicht eindeutig erwiesen ist, sollten Sie im Schlafzimmer keine von Strom durchflossenen Leiter haben: Batteriewecker statt Radiowecker, keine Geräte im Standbybetrieb, möglichst eine so genannte Netzfreischaltung. Ebenfalls wichtig: Der Schlafraum sollte keine Raumgifte aufweisen (etwa Formaldehyd aus Spanplatten). Besser: Vollholzmöbel.

ZUSAMMENFASSUNG FÜR EILIGE

Die Regeneration im Schlaf ist von zentraler Bedeutung, kann aber durch verschiedene Faktoren gestört werden. Diese Störfaktoren sollten Sie unbedingt ausschalten.

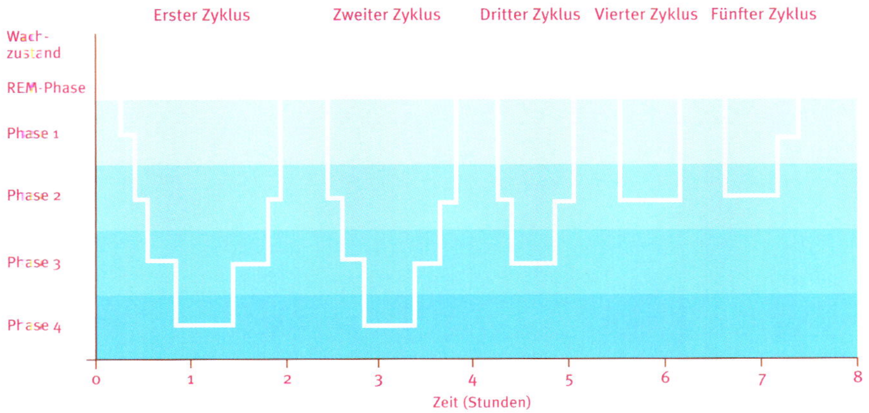

In einer ungestörten Nacht durchlaufen wir etwa fünf Schlafzyklen mit unterschiedlich langen und tiefen Tiefschlafphasen, die sich mit so genannten REM-Phasen abwechseln, in denen wir besonders lebhaft träumen. Für die Regeneration des Körpers von besonderer Bedeutung sind die tiefen Tiefschlafphasen in der ersten Nachthälfte, während für das Gedächtnis vor allem die REM-Phasen wichtig sind.

MEIN TIPP

Wenn Sie im Winter Probleme mit dem Aufstehen haben, besorgen Sie sich einen »Lichtwecker«. Der regelt die Helligkeit einer anschließbaren Lampe ca. eine Viertelstunde vor dem Aufwachzeitpunkt langsam auf 100 %. So wie ein Sonnenaufgang. Für alle, die das Licht allein nicht wach bekommt, ertönt dann noch ein normales Weckerpiepsen.

DEN UNTERSCHIED VON AN- UND ENTSPANNUNG FÜHLEN

**Nur wer nachts entspannt,
kann tagsüber Spannung ertragen.**

Wie schon erwähnt, gibt es eine ganze Reihe von Auslösern und Ursachen für Ein- und Durchschlafstörungen. Die häufigste Ursache für Einschlafstörungen ist meist mangelhafte Entspannung. Natürlich kann es sein, dass uns die Geschehnisse des Tages nicht loslassen, dass uns der nächste Tag zu sehr beschäftigt oder auch Sorgen quälen (die doch meist überflüssig sind, siehe Seite 194).

Es gibt eine sehr einfache und schnell zu erlernende Entspannungstechnik, die uns den Übergang in den Schlaf ebnet: die Progressive Muskelrelaxation nach Jacobson (PMR). Es geht ganz einfach: Legen Sie sich hin, ballen Sie die Hände zu Fäusten, und spannen Sie gleichzeitig die Oberarmmuskeln an. Halten Sie die Spannung für zehn Sekunden. Dann ganz bewusst entspannen und den Unterschied zwischen An- und Entspannung wahrnehmen. Dies machen Sie dreimal nacheinander und wiederholen das Gleiche an anderen Muskelgruppen des Körpers. Wenn Sie das ein paar Wochen stets abends vor dem Einschlafen machen, brauchen Sie sich den Unterschied zwischen An- und Entspannung bald nur noch vorzustellen – und schon sind Sie entspannt.

Musik/Buch/DVD/Internet

Friedrich Hainbuch: *Progressive Muskelentspannung nach Jacobson mit CD*, Gräfe & Unzer, ISBN: 3774261466.

FRAGEN, DIE SIE WEITERBRINGEN

- » Habe ich vor dem Schlafengehen Probleme, mich zu entspannen?
- » Schlafe ich häufiger nicht rasch ein, oder wache ich öfter für längere Zeit auf?
- » Denke ich häufiger, ich würde zu wenig Schlaf bekommen?

GLÜCKSMOMENTE

- » Zum ersten Mal ganz bewusst den Unterschied zwischen An- und Entspannung wahrnehmen.
- » Den Kopf freihaben und die ersten Traumbilder in fast wachem Zustand sehen.
- » Nachts kurz wach werden und beruhigt wieder einschlafen.

WAS IHNEN HILFT

Falls Sie häufiger nicht ein- oder durchschlafen können und die Ursachen nicht kennen, sollten Sie ein oder zwei Wochen lang ein Schlafprotokoll der Deutschen Gesellschaft für Schlafforschung und Schlafmedizin führen, das Sie von der Website www.charite.de/dgsm/ downloaden können. Das gewissenhaft ausgefüllte Protokoll nehmen Sie dann mit zum Arzt, am besten zu einem schlafmedizinischen Zentrum, wie es sie mittlerweile in vielen deutschen Städten gibt. Dort weiß man um die Probleme Schlafgestörter, kann das Protokoll richtig auswerten, weiterführende Diagnostik betreiben und meist wirksam Hilfe leisten.

WAS SIE UNTERSTÜTZT

Sehr viele Menschen glauben, Sie müssten sieben, acht oder auch neun Stunden schlafen. Der individuelle Schlafbedarf ist jedoch sehr unterschiedlich. Während manche extrem wenig brauchen – historische Beispiele sind etwa Leonardo da Vinci, Napoleon Bonaparte, Salvador Dalí –, brauchen andere viel, wie es bei Albert Einstein der Fall war. Fühlen Sie in sich hinein: Wie viel Schlaf tut Ihnen gut? Gehen Sie mit den Empfehlungen und Vorgaben anderer entspannt um. Wer sich nicht künstlich am Schlafen hindert, wird ein Defizit bald aufholen.

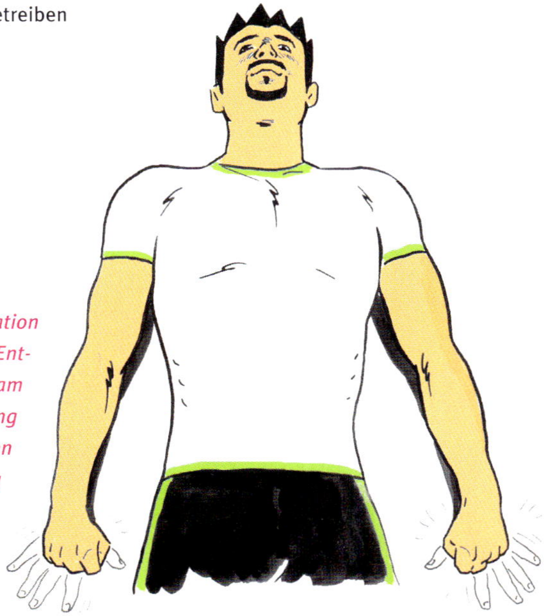

Die Progressive Muskelrelaxation (PMR) ist eine sehr wirksame Entspannungstechnik, die man – am besten unter kompetenter Anleitung – leicht erlernen kann. Dabei werden bestimmte Muskelgruppen kurzzeitig angespannt und dann wieder gelöst. Das führt im Ergebnis zu einer tiefen Entspannung des ganzen Körpers, die Sie ungestört einschlafen lässt.

ZUSAMMENFASSUNG FÜR EILIGE

Wer häufig unter Schlafstörungen leidet, sollte ein Schlafprotokoll führen und fachlichen Rat suchen. Das Schlafbedürfnis ist individuell.

MEIN TIPP

Besuchen Sie einen Kurs, in dem Sie die PMR (Progressive Muskelrelaxation) oder auch eine andere Entspannungstechnik wie das autogene Training erlernen können. Solche Kurse werden beispielsweise an Volkshochschulen angeboten oder auch von Ärzten oder Psychologen. Während die PMR im Prinzip von jedem leicht erlernt werden kann, ist das autogene Training nicht für jeden die optimale Methode. Wer es aber beherrscht, dem steht eine sehr wirksame Form der Autosuggestion zur Verfügung.

Der Unterschied zwischen einer Weintraube und einer Rosine ist der Wassergehalt. Bleiben Sie ein »frisches Früchtchen«!

TRINKEN & FASTEN – ERHOLUNG FÜR DEN KÖRPER

Der Magen produziert gegen 22 Uhr die meiste Säure, der Darm stellt seine Tätigkeit weitestgehend ein, die Leber produziert keine Galle mehr, und die Harnblase wird langsamer als am Tage gefüllt. Mit anderen Worten: Die Verdauung ruht in der Nacht. Eigentlich logisch, der Körper repariert jetzt die Schäden des vergangenen Tages.

Doch trotz reduzierter Blasenfunktion verlieren wir auch nachts Flüssigkeit, über die Haut sowie unsere Atemluft. Im Normalfall sind es etwa 300 Milliliter, mit dem nächtlichen Harnverlust zusammen vielleicht 500 Milliliter. Doch bei hohen Außentemperaturen im Sommer, unter einer zu dicken Decke oder bei Fieber kann der nächtliche Flüssigkeitsverlust leicht auf einen Liter und mehr steigen. In dem Fall ist es nicht nur wichtig, sofort nach dem Aufwachen den Wasserspiegel aufzufüllen, sondern auch am Bett ein großes Glas mit Wasser griffbereit zu haben. Vermeiden Sie so lästiges nächtliches Aufstehen, und schlafen Sie nach einem Schluck Wasser einfach gleich weiter.

Musik/Buch/DVD/Internet

Fereydoon Batmanghelidj: *Sie sind nicht krank, sie sind durstig. Heilung von innen mit Wasser und Salz*, VAK Verlags GmbH, ISBN: 3935767250.

FRAGEN, DIE SIE WEITERBRINGEN

» Trinke ich tagsüber genügend Wasser?

» Wache ich nachts manchmal durstig auf?

» Habe ich stets ein Glas mit Wasser auf meinem Nachttisch stehen?

GLÜCKSMOMENTE

» In einer heißen Nacht aufwachen und einen Schluck kühles Wasser trinken.

» Nach einem Gang zur Toilette sich wieder unter die warme Decke kuscheln.

» Mit dem guten Gefühl einschlafen, heute genug getrunken zu haben.

»Das Prinzip aller Dinge ist das Wasser, denn Wasser ist alles, und ins Wasser kehrt alles zurück.« Thales von Milet

WAS IHNEN HILFT

Eine gute Methode, den Körper für Nahrung und Flüssigkeit zu sensibilisieren, ist das Fasten. Sie haben bereits die Methode des Dinner Cancelling kennen gelernt (siehe Seite 144). Noch effektiver ist das Kurzfasten von nur einem bis zu vier Tagen. Bei jedem Fasten ist es anzuraten, am Tag davor nur leichte Kost zu sich zu nehmen, ebenso wie am Tag danach. Beim Kurzfasten ist dies aber nicht so wichtig wie bei einer längeren Fastenkur.

Von zentraler Bedeutung ist auch beim Kurzfasten, dass Sie ausreichend Flüssigkeit zu sich nehmen. Wasser, Kräuter- und Früchtetee, schwarzen oder grünen Tee, oder auch Gemüsebrühe.

WAS SIE UNTERSTÜTZT

Warum grüner Tee so gut für Ihre Gesundheit ist und zudem den Geist auf einzigartige Weise schärft, habe ich Ihnen ja bereits erzählt. Probieren Sie ihn doch auch einmal mit etwas frischer Ingwerwurzel – einfach ein paar dünne Scheibchen direkt beim Aufgießen dazugeben. Das belebt am Morgen, bringt den Verdauungstrakt in Schwung und schmeckt einfach erfrischend. Am besten schon abends alles bereitstellen!

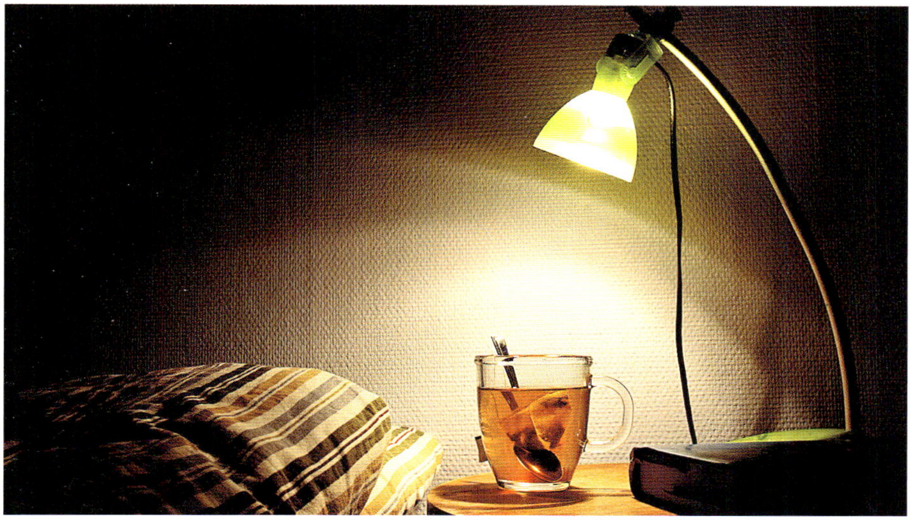

Ein Glas grüner Tee – vielleicht mit ein paar Stücken frischer Ingwerwurzel – gleich nach dem Aufwachen getrunken, erfrischt und bringt den Stoffwechsel in Schwung.

ZUSAMMENFASSUNG FÜR EILIGE

Wir verlieren auch nachts Flüssigkeit, gleichen dies aber meist nicht gleich aus. Gleich nach dem Aufstehen daran denken!

MEIN TIPP

Suchen Sie sich einen Tag in dieser Woche aus, an dem Sie fasten werden. Tragen Sie sich den Termin in Ihren Kalender ein. Der Fasttag ist damit nicht mehr nur in Ihren Gedanken, sondern schon ein Stück Realität, so dass sich auch Ihr Körper bereits darauf einstellen kann. Falls Ihnen ein ganzer Tag zu radikal erscheint, können Sie probeweise zunächst einmal von einem Mittagessen zum nächsten Mittagessen nichts essen. Wichtig: Trinken Sie in der Zeit viel Wasser.

Nur wer sein Schlafzimmer entrümpelt, wird morgens einen klaren Kopf behalten.

Vor einigen Monaten habe ich mir ein neues Bett gekauft. Italienische Handarbeit. Ein wunderschönes verschnörkeltes Bett. 200 x 220 cm. Dazu Matratzen und Lattenroste, die vorher individuell eingestellt wurden.

BLICKPUNKT SCHLAFZIMMER

Vor den Fenstern habe ich schwere dunkle Vorhänge, damit kein Tageslicht hereinkommen kann. Seitdem schlafe ich wie ein Murmeltier.

Mein Schlafzimmer ist ein Ort der Ruhe. Kerzen verleihen ihm eine romantische Stimmung, und lasse ich am Sonntagmorgen die Sonne hereinscheinen, so ist die Stimmung ganz anders, irgendwie fröhlich und heiter. Ich gehe einfach gern in dieses Zimmer und freue mich besonders auf mein Bett, nachdem ich ein paar Nächte in Hotelbetten schlafen musste. Wieder zurück in mein Schlafzimmer zu kommen ist immer eine Rückkehr nach Hause ins Nest.

Für viele ist das Schlafzimmer keinesfalls der Ort in Haus oder Wohnung, auf den besonderer Wert gelegt wird. Eher werden das Wohn- und Esszimmer schick eingerichtet, oder sogar der Flur. Räume eben, in die auch andere Leute kommen – irgendwie auch zum Repräsentieren. Das Schlafzimmer gleicht dagegen oft einer Rumpelkammer. Das ist aus meiner Sicht eine grobe Fehleinschätzung. Im Schlafzimmer verbringen wir etwa ein Drittel unserer Zeit. Zugegeben, oft schlafend. Aber der letzte Blick vor dem Lichtlöschen gilt diesem Raum, ebenso der erste nach dem Aufwachen. Das beeinflusst enorm. Es ist schöner und bringt Sie weiter, wenn diese Beeinflussung positiv ist.

Musik/Buch/DVD/Internet

Suzy Chiazzari: *Wohnrezepte für ein glückliches Leben*, Kaleidoskop Buch, ISBN: 3884724495.

FRAGEN, DIE SIE WEITERBRINGEN

- » Wie kann ich mein Schlafzimmer so einrichten, dass ich mich dort gerne aufhalte?
- » Wo kann ich Dinge unterbringen, die ich bisher im Schlafzimmer abgestellt habe?
- » Wie kann ich mein Schlafzimmer noch verschönern?

GLÜCKSMOMENTE

- » Durch die neue Matratze keine Rückenschmerzen mehr haben.
- » Sich das Bett seiner Träume leisten können.
- » Morgens aufwachen und in ein herrlich aufgeräumtes Zimmer blicken.

»Einen Edelstein betrachte man in seiner Fassung, einen Menschen in seiner Wohnung.«

Kaukasisches Sprichwort

WAS IHNEN HILFT

Es ist zwar keine gute Lösung, doch manchmal geht es nicht anders: Das Schlafzimmer muss auch als Arbeitszimmer genutzt werden. In dem Fall ganz wichtig ist jedoch, dass Schränke und Arbeitstisch stets perfekt aufgeräumt sind. Falls der Raum groß genug ist, sollten Sie einen Raumteiler einbauen, der den Schlafplatz deutlich vom Arbeitsplatz abgrenzt. Doch es geht nicht nur um die räumliche Trennung: Wichtig ist auch, dass Sie nicht vom Schreibtisch aufstehen, um direkt ins Bett zu fallen. Schaffen Sie auch eine klare zeitliche Trennung, indem Sie beispielsweise stets nach dem Arbeiten erst noch einen Spaziergang machen, bevor Sie schlafen gehen.

WAS SIE UNTERSTÜTZT

Ihr Schlafzimmer sollte Ruhe ausstrahlen. Vermeiden Sie helle und kalte Farben in Ihrem Schlafzimmer. Streichen Sie teilweise Ihre Wände mit erdiger oder mit weinroter Farbe. Meine Vorhänge sind tiefrot. Stellen Sie sich davor eine Kerze, und Sie haben ein warmes Ambiente beim Zubettgehen. Natürlich ist die Farbgestaltung auch etwas Subjektives: Wichtig ist vor allem, dass es Ihnen gefällt.

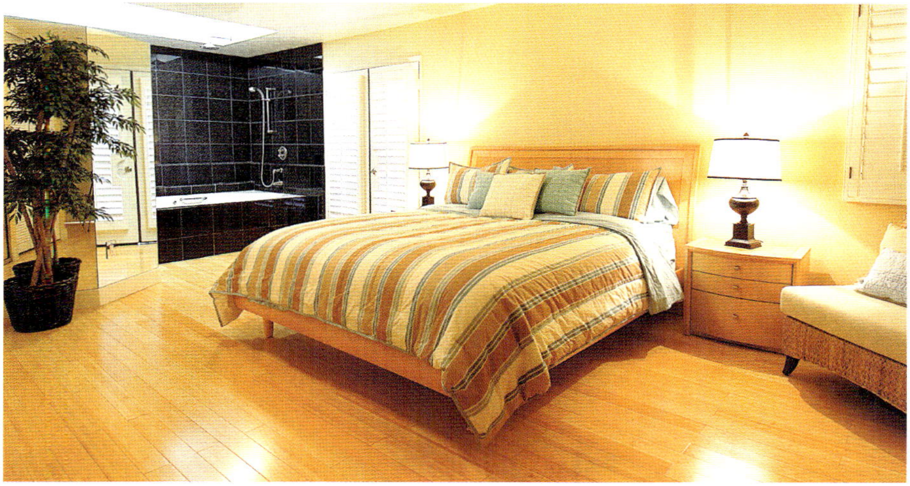

Das Schlafzimmer soll Ruhe und Wärme ausstrahlen, das Gefühl von Geborgenheit und Ungestörtheit vermitteln. Wenn es irgendwie geht, sollte es nur zum Schlafen – und natürlich für die Liebe – genutzt werden.

ZUSAMMENFASSUNG FÜR EILIGE

Die Atmosphäre des Schlafraums kann unser Unterbewusstsein positiv oder negativ beeinflussen. Was bringt wohl bessere Träume: eine Rumpelkammer oder ein Traum von einem Schlafzimmer?

MEIN TIPP

Richten Sie sich Ihr Schlafzimmer so ein, dass Sie sich völlig wohl fühlen. Sorgen Sie dafür, dass Ihr Schlafzimmer kein Lagerraum ist. Elektronik in Ihrem Schlafzimmer sollten Sie meiden. Dies ist ein Ort der Ruhe.

Wer im Rhythmus seiner Schlafphasen aufwacht, bleibt tagsüber länger wach und konzentriert.

Eines Abends wachte ich wieder aus meiner Einschlafphase auf und konnte nicht mehr einschlafen. Ich hatte plötzlich eine Idee, die mir fortan keine Ruhe ließ. Ich war ganz aufgeregt, holte mein Erfolgstagebuch heraus und schrieb meine ersten Gedanken auf: die Idee von meinem Seminar

TRÄUME SIND EBEN NICHT NUR SCHÄUME

»Der perfekte Tag«. Dieses Seminar gebe ich nun schon seit mehreren Jahren, und in dieser Zeit hat es sich zum absoluten Renner entwickelt.

Das Buch, das Sie jetzt in den Händen halten, war die konsequente Weiterführung dieses von Firmen häufig gebuchten Seminars. Und wie gesagt, die Idee kam mir abends während des Einschlafens. Ich sehe noch genau das Bild vor mir, wie ich eine Uhr in meiner Präsentation zeigte.

Viele unserer wirklich guten Ideen kommen beim Eindösen. Sie kennen ja bereits den Alphazustand vom Kurzschlaf bzw. Powernap (Seite 107). Wenn unser Gehirn auf dieser Wellenlänge schwingt, kann das Unterbewusstsein hervorragend arbeiten. Das genau ist auch der Zustand, den unser Gehirn beim Übergang vom Wachen zum Schlafen einnimmt.

SIGNALE DES KÖRPERS

Wenn Sie im Einklang mit Ihren Zyklen aufwachen, werden Sie sich wesentlich frischer fühlen. Wenn Sie die Dinge aufschreiben, die Sie noch beschäftigen, werden Sie ruhiger ein- und durchschlafen können.

Musik/Buch/DVD/Internet

C. G. Jung: *Traum und Traumdeutung*, dtv, ISBN: 3423351233.
Holger Bertrand Flöttmann: *Träume zeigen neue Wege*, Vandenhoeck & Ruprecht, ISBN: 3525461941.

FRAGEN, DIE SIE WEITERBRINGEN

» Was habe ich heute Nacht geträumt?

» Liegt mein Buch zum Aufschreiben und Sammeln meiner Ideen bereit?

» Was kann es bedeuten, wenn ich diese Ideen auch umsetze?

GLÜCKSMOMENTE

» Schnell einschlafen und gut durchschlafen können.

» Morgens aufwachen und sich auf den neuen Tag freuen.

»Man sollte sich nicht schlafen legen, ohne sagen zu können, dass man an dem Tag etwas gelernt hätte.«

Georg Christoph Lichtenberg

WAS IHNEN HILFT

Stellen Sie Ihren Wecker im 1,5-Stunden-Rhythmus. Das heißt, entweder nach sechs Stunden

oder nach 7,5 Stunden. Auch während unseres Schlafes laufen in uns Rhythmen ab. Bei den meisten Menschen handelt es sich um 90-Minuten-Rhythmen. Nur bei wenigen ist der erste Zyklus 60 Minuten lang. Wenn Sie merken, dass Sie tagsüber nicht alle 90 Minuten, sondern vielleicht alle 60 Minuten einen Tiefpunkt haben, so setzt sich dieser Rhythmus auch nachts fort. Stellen Sie sich Ihren Wecker nach Ihrem individuellen Rhythmus.

WAS SIE UNTERSTÜTZT

Wenn Sie bereits Ihren Schlafrhythmus gut kennen und den Wecker dementsprechend einstellen, werden Sie sich auch besser an Ihre Träume erinnern können. Schreiben Sie diese in kurzen Worten auf. Je mehr Sie sich mit Ihrem Unterbewusstsein auseinandersetzen, desto näher werden Sie sich sein und Ihre Psyche kennen lernen.

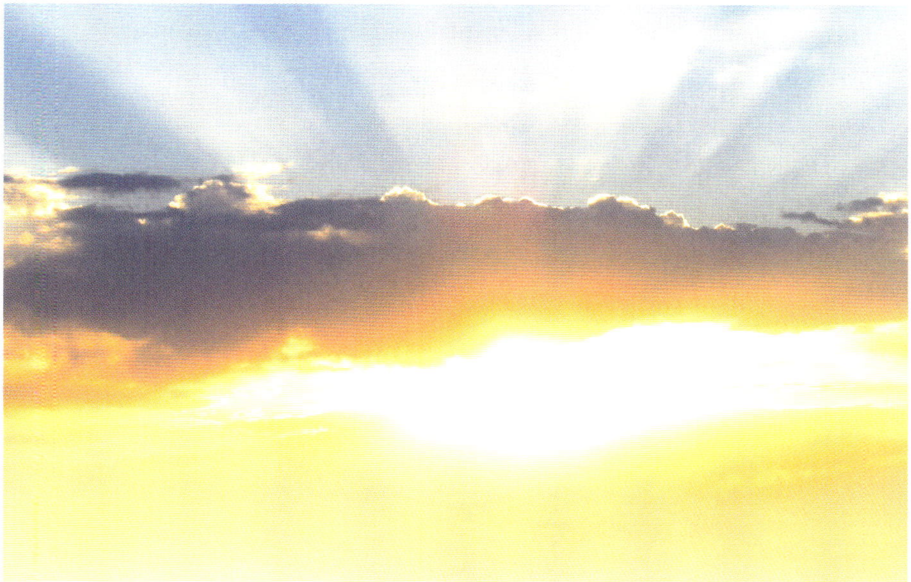

Guten Morgen! Ein neuer Tag beginnt. Lassen Sie ihn ganz bewusst zu Ihrem perfekten Tag werden.

ZUSAMMENFASSUNG FÜR EILIGE

Stellen Sie Ihren Wecker im Einklang mit Ihren Rhythmen, die bei den meisten Menschen 90 Minuten betragen, und schreiben Sie alles, was Ihnen abends beim Einschlafen oder morgens einfällt, sofort auf. So kann sich Ihr Gehirn auf Neues konzentrieren, ohne dass Sie das Vorherige vergessen.

MEIN TIPP

Haben Sie immer Ihr Erfolgstagebuch neben Ihrem Bett liegen. Schreiben Sie die Dinge sofort auf, die Ihnen abends noch einfallen. Schreiben Sie auch die besten Situationen des vergangenen Tages auf. Zum einen vergessen Sie so nichts, und zum anderen kann Ihr Gehirn so zur Ruhe kommen.

ANHANG

Übungsanleitungen, Checklisten, Kopiervorlagen und allerlei nützliche Tipps

Auf den folgenden Seiten finden Sie, liebe Leserin, lieber Leser, eine Reihe von Texten und Vorlagen, die Ihnen helfen sollen, Ihren Tag perfekt zu gestalten. An dieser Stelle einige kurze Erläuterungen dazu.

Die Übungsprogramme

Ob als »Quickie« für zwischendurch oder als tägliches Tagestraining – die Übungen mit Pezzi-Ball, Thera-Band, Handtuch und Kurzhantel, die ich auf den Seiten 226 bis 231 vorstelle, kräftigen Ihre Muskeln rundum, und das in nicht einmal zehn Minuten. Wiederholen Sie jede Übung – je nach Trainingszustand und Trainingsziel. Entsprechende Tipps für Ihr Krafttraining finden Sie auf Seite 232. Übrigens: Ein regelmäßiges Krafttraining verbessert nicht nur Muskelkraft und Körperhaltung, es fördert auch die Fettverbrennung und hilft Ihnen so auf dem Weg zur perfekten Figur.
Auf den Seiten 233 bis 235 habe ich einige der besten Stretching-Übungen für Sie zusammengestellt. Sie sollten auf jedes Krafttraining folgen, können aber auch unabhängig davon jederzeit durchgeführt werden, um häufig auftretende körperliche Verspannungen zu lösen.
Das zentrale Thema ist Balance. Und Balance ist ein Wechselspiel zwischen Flexibilität und Stabilität. Beide sind für eine Leistung erforderlich. Ein instabiler Muskel kann kein großes Gewicht halten oder stemmen; ein unflexibler Muskel kann das Potenzial seiner Bewegungsfähigkeit nicht nutzen. Krafttraining und Stretching gehören also zusammen, wenn Ihre kräftigen Muskeln auch geschmeidig werden und bleiben sollen.

Der Yoga-Fragebogen

Wenn Sie Yoga als Methode zur sanften Entspannung von Körper, Geist und Seele probieren wollen, stehen Sie möglicherweise vor einem Problem. Es gibt mittlerweile derartig viele verschiedene Yogasysteme, -schulen und -methoden mit sehr unterschiedlichen Techniken und Philosophien.
Während die einen mehr die körperliche Bewegung in den Vordergrund stellen, bevorzugen andere eher die meditative Vertiefung. Beide haben durchaus ihre Berechtigung, aber welche ist die richtige für Sie?
Die Fragen auf den Seiten 236 bis 238 geben Ihnen die Möglichkeit, Ihre individuellen Bedürfnisse zu erkennen und dementsprechend die geeignete Methode auszuwählen. Fünf der heute wichtigsten Yoga-Methoden werden auf der Seite 239 kurz vorgestellt. Wer sich nach dem Test noch nicht sicher ist, kann natürlich auch mehrere Methoden erst einmal ausprobieren. Eine Erfahrung ist es auf jeden Fall wert.

Das Ernährungsprotokoll

Ob und wie wohl wir uns fühlen, hängt von vielen inneren und äußeren Faktoren ab. Die richtige (oder auch falsche) Ernährung ist dabei einer der wichtigsten. Doch wer seine Ernährung zum Gesünderen hin verändern will, tut gut daran, erst einmal seine bisherigen Ernährungsgewohnheiten gründlich unter die Lupe zu nehmen. Denn meist sind es nicht die Nahrungsmittel allein, sondern auch die Umstände – die Tageszeit, die Atmosphäre, die Motive und – natürlich – die Mengen – die dafür sorgen, ob uns das Essen (und Trinken) gut tut oder belastet.

Um das herauszufinden, empfehle ich, dass Sie für einige Zeit (zwei bis vier Wochen) ein Ernährungsprotokoll zu führen, dass möglichst viele dieser Faktoren berücksichtigt. Am besten, Sie nutzen dazu die Seiten 240 bis 241 als Kopiervorlage. Weitere Informationen dazu finden Sie übrigens, wenn Sie auf die Seite 120 zurückblättern.

Ernährungstipps für Sportler

Was für den normalen Alltag gilt, ist für den Sportler von noch größerer Wichtigkeit. Von der richtigen und (rechtzeitigen!) Ernährung vor, während und nach Training oder Wettkampf hängt der Erfolg ganz wesentlich ab. Entsprechende Tipps habe ich auf den Seiten 242 bis 243 für Sie zusammengestellt. Natürlich gilt eines nicht für alle. Deshalb habe ich einige wichtige Sportarten und unterschiedliche Trainingsziele bzw. Belastungen ausgewählt. Auch in der Wettkampfsituation, wo Maximalkraft und/oder maximale Schnelligkeit gefordert sind, gibt es unterschiedliche Wege, um durch richtige Ernährung die Leistung zu unterstützen bzw. die Kräfte zu regenerieren.

Der Wochenplaner

Erfolgreiche Menschen gestalten Ihre Zeit selbstständig. Planen auch Sie Ihre Woche im Voraus, sonst tun es die anderen für Sie, und Sie bleiben mit Ihren Bedürfnissen und gewünschten Aktionen wieder einmal auf der Strecke.

Dabei ist es für Sie wichtig, dass Sie sich erst einmal Ihrer Rollen bewusst werden. Welche unterschiedlichen Rollen haben Sie in Ihrem Beruf und im Privaten? In welchen Bereichen bewegen Sie sich innerhalb einer Woche? Welche habe Sie in letzter Zeit eher vernachlässigt, welche verdienen künftig mehr Beachtung und Zuwendung

Einige Beispiele:

Für die Frau: Tochter, Mutter, Ehefrau, Hausfrau, Geschäftsfrau, Managerin, Freundin von Frau X und von Herr Y, Schwiegertochter, Mitglied in einem Verein, Freizeitsportlerin, Malerin, ...
Für den Mann: Sohn, Vater, Ehemann, Mechaniker für zuhause, Position im Job, Freund von Z, Schwiegersohn, Kunstliebhaber, Leistungssportler, Vereinsmitglied, ...
Nur wenn Sie sich Ihrer Vielzahl an Rollen bewusst werden, können Sie auch Ihre Zeit dementsprechend ganzheitlich planen. Nur so werden Sie in der Lage sein, alle diese Rollen auch in Ihr tägliches Leben zu integrieren.

Der nächste Schritt ist die Zielplanung für die kommende Woche für die einzelnen Rollen, die Ihnen in dieser Woche am Herzen liegen. So werden Sie eventuell ein berufliches Projekt abschließen wollen. Sie werden Zeit einplanen für Ihre Gesundheit und für Ihre Familie. Wann nehmen Sie sich Zeit für Ihre Hobbys?
Dabei ist es sinnvoll, sich auf wenige Prioritäten in der Woche zu fokussieren. Wenn Sie alle Rollen in einer Woche unterbringen wollen, werden Sie sich überfordern.

Die »Säge schärfen«

Mit »Säge schärfen« sind die Aktivitäten gemeint, die Sie langfristig erfolgreicher werden lassen. Sie erinnern sich an die Metapher mit den zwei Holzfällern, wo der eine 24 Stunden am Tag durcharbeitet und der andere sich immer wieder mal Pausen gönnt, um etwas zu essen und zu trinken und eben auch, um nebenbei seine Säge immer wieder zu schärfen. Das ist die wirkliche Effizienz: In kleinen Pausen immer neue Energie tanken, um danach frisch und erholt besser weiter arbeiten zu können. Aber auch langfristig werden Sie auf diese Weise gesund und leistungsfähig bleiben und persönlich erfolgreicher werden.

Einige Beispiele:

- Jeden Tag 40 Milliliter Wasser pro Kilogramm Körpergewicht trinken und die Tagesportion am Morgen auf den Bürotisch stellen, damit Sie wissen, was Sie noch zu trinken haben.
- An einem langen Bürotag alle 45 Minuten kurz aufstehen und über zwei Minuten eine tiefe Zwerchfellatmung durchführen, um das Lymphsystem anzukurbeln und den Körper verstärkt mit Sauerstoff zu versorgen, die Organe zu massieren und den Nerv der Entspannung (Parasysmpatikus) zu aktivieren.
- Täglich 15 Minuten für die berufliche Fortbildung einplanen, damit Sie fachlich auf der Höhe der Zeit bleiben und schon bald zum Experten in Ihrem Bereich werden.
- Als Selbstständiger oder Verkäufer pro Woche 60 Minuten Zeit einplanen, um Kontakte zu pflegen oder sich bei Kunden in Erinnerung zu rufen.
- Bestimmte Ernährungsergänzungen regelmäßig nehmen.
- Einmal pro Woche einen Massagetermin gegen Verspannungen und Ablagerungen an den Gelenken einplanen.

Planen Sie diese wichtigen, aber nicht dringlichen Termine als Erstes in Ihrer Woche. Nur so schaffen Sie es mit einiger Sicherheit, sich die nötige Zeit dafür zu reservieren. Sonst ist die Woche wieder vorbei, und Sie haben es wieder nicht geschafft.
Auch die »Aktivitäten der Freude« sollten Sie unbedingt im Voraus planen: Ein Abend mit dem Partner oder mit Freunden im Restaurant, ein Theater- oder Kinobesuch, aber auch einen gemütlichen Leseabend, zurückgezogen mit einem guten Glas Rotwein ...
Die Vorlage für einen solchen Wochenplaner finden Sie auf den Seiten 244 bis 245. Sie

können Sie kopieren und natürlich auch modifizieren – entsprechend Ihren individuellen Bedingungen oder Bedürfnissen.

Das Erfolgstagebuch

Diese Kopiervorlage, die ich für ganz besonders wichtig halte, finden Sie auf der Seite 246. Hier notieren Sie bitte die ganz persönlichen »Mikroerfolge« Ihres Tages. Stellen Sie fest, wie perfekt Ihr Tag schon war und wie perfekt er werden kann, wenn Sie Ihre Pläne auch umsetzen.

Werden Sie kreativ und haben Sie Spaß mit Ihrem Tagebuch, in dem Sie sich ganz bewusst auf das Positive konzentrieren. Denken Sie daran: Selbstbewusstsein entsteht, wenn man sich selbst bewusst wird.

Machen Sie sich – auch einmal gegen den Strom schwimmend – vor allem auch die kleineren Errungenschaften bewusst, die Sie an diesem Tag erreicht haben. Ich nenne Sie meine »Diamanten«. Also wertvolle Situationen, kreative Gedankenblitze, überraschende Anrufe, neue Gewohnheiten, gerade Erlerntes, ...

Reflektieren Sie dabei auch die einzelnen Dimensionen eines ganzheitlich erfolgreichen Lebens.

Literatur

Auf der Seite 247 habe ich eine kleine Auswahl aus der zahlreich vorhandenen Literatur zusammengestellt, die es zu den einzelnen Themen gibt. Wer noch mehr darüber lesen will, kann die umfangreiche Literaturliste auf der Internetseite www.der-perfekte-tag.com anfordern. Sie steht dort zum Download bereit.

Nützliche Produkte

Wenn Sie – vielleicht durch die Lektüre diese Buche angeregt – den Weg zu mehr LEBENSKRAFT beginnen wollen, sollten Sie auch daran denken, dass eine gewisse Grundausstattung an Fitnessgeräten sie dabei unterstützen kann. Um Ihnen hier eine gewisse Orientierung zu geben, stelle ich ihnen auf den Seiten 248 bis 251 einige der Produkte vor, die ich in meiner Arbeit als Trainer erprobt habe und die ich mit gutem Gewissen empfehlen kann.

Ich wünsche Ihnen viel Erfolg – und von nun an viele perfekte Tage!

Ihr Slatco Sterzenbach

ÜBUNGSANLEITUNG

Herzlich willkommen zu einem hocheffizienten Workout, das Sie fit und gesund hält.

Nach 10 Minuten sind Sie schon fertig! Für ein komplexes Krafttraining zu Hause benötigen Sie nur einen Pezziball, ein Handtuch und eventuell eine Kurzhantel.

Ich empfehle Ihnen die Kurzhantel von Nautilus, die sich innerhalb weniger Sekunden von 2 Kilogramm stufenweise bis auf 25 Kilogramm verstellen lässt.
Diese Hantel können Sie bei mir im Internetshop bestellen. Meine Kunden, mit denen ich trainiere, sind alle begeistert von diesem platz- und zeitsparendem Trainingsgerät (siehe Produktempfehlung Seite 248).

Ich wünsche Ihnen viel Spaß bei Ihrem Training.

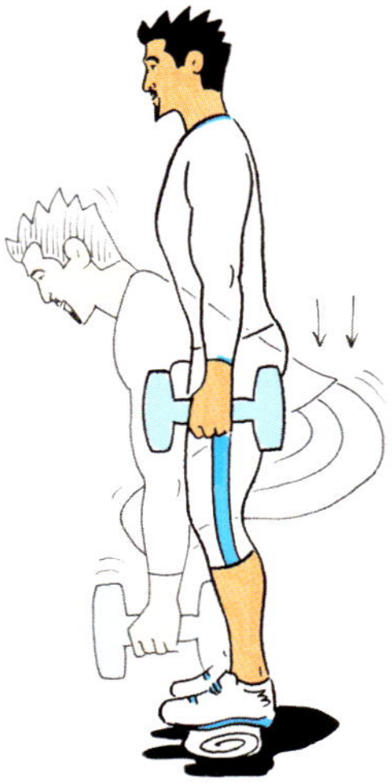

Kniebeuge auf instabilem Untergrund
(z. B. gerolltes Handtuch)

Achten Sie auf die Spannung im Bauch und in der Beckenmuskulatur. Die Knie bleiben immer in Richtung des 2. Zehs.

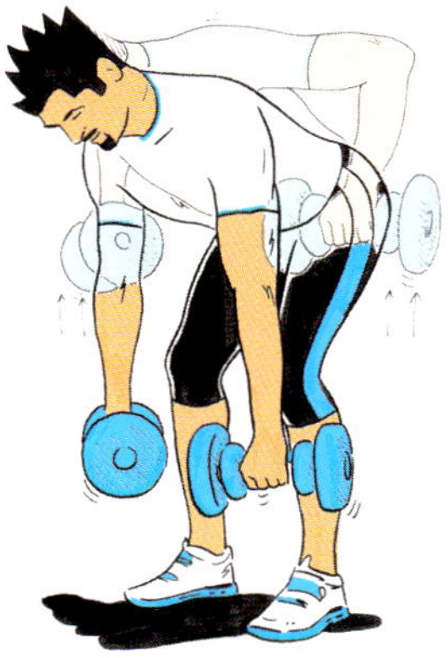

Rudern vorgebeugt

Schulterbreiter Stand, Oberkörpervorlage, Bauch fest angespannt, »Hohlkreuzposition« im Rücken, Po angespannt. Den Körper wie ein Fahrstuhl langsam und kontrolliert Richtung Boden senken. Nun die Ellbogen nach außen und oben ziehen.

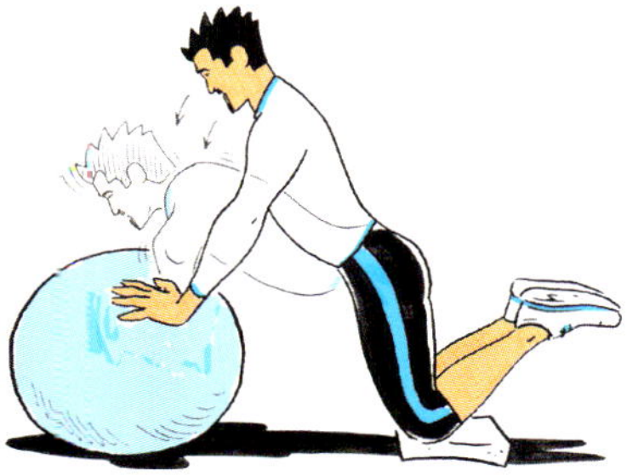

Liegestütz auf dem Pezziball / leichte Variante

Stütz auf den Knien, der Po mit dem Oberkörper in einer Achse. Die Hände weit außen direkt unter der Schulterhöhe leicht nach innen gedreht aufgestützt.

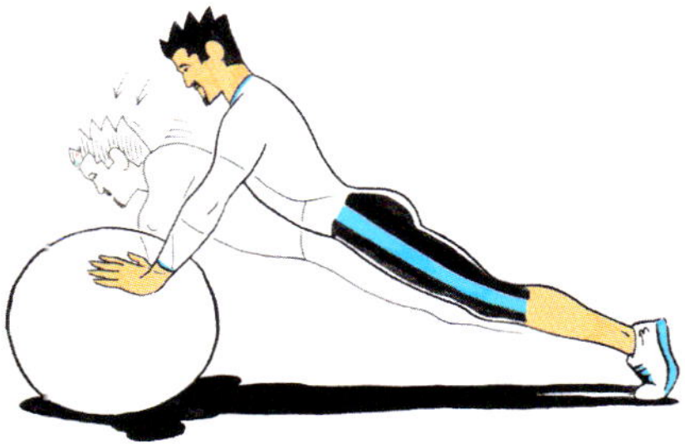

Liegestütz auf dem Pezziball / schwere Variante

Stütz auf den Füßen, der Po mit dem Oberkörper in einer Achse. Die Hände weit außen direkt unter der Schulterhöhe leicht nach innen gedreht aufgestützt.

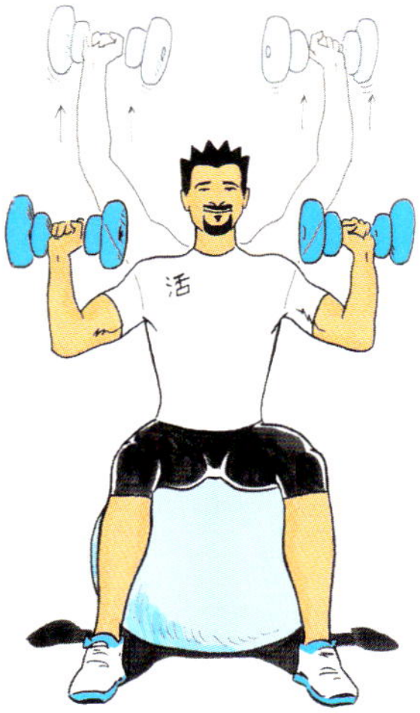

Nackendrücken

Setzen Sie sich aufrecht auf einen Stuhl oder so wie hier auf einen Pezziball. Strecke Sie die Arme und somit die Gewichte von Ohrhöhe beginnend nach oben, die Arme sollten leicht nach innen zusammengeführt werden, um die Spannung zu erhalten.

Beckenheben in Rückenlage auf Pezziball / leichte Variante

Arme seitlich am Körper stabilisieren. Füße auf dem Pezziball und dann den Körper strecken, so dass er eine gerade Linie wird.

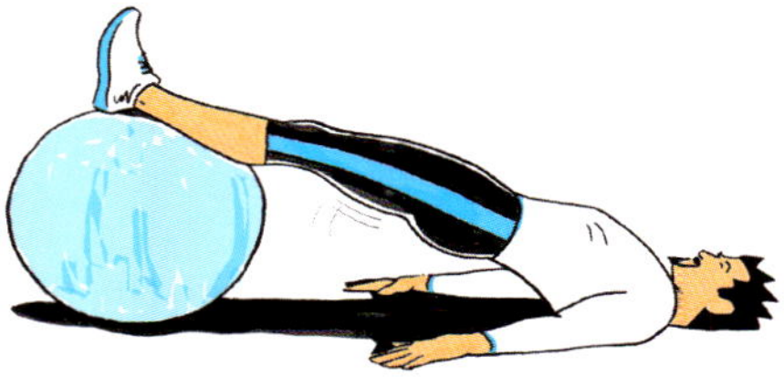

Beckenheben in Rückenlage auf Pezziball / schwere Variante

Arme seitlich am Körper stabilisieren. Füße auf dem Pezziball und dann den Körper strecken, so dass er eine gerade Linie wird. Jetzt ein Bein nach oben strecken und dabei mit dem Körper gerade bleiben. Entweder im Wechsel links und rechts oder so lange halten, bis Sie die Position nicht mehr halten können.

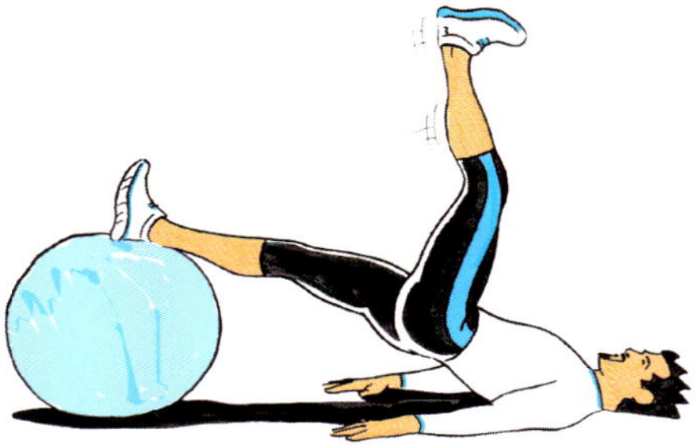

Hoover auf dem Pezziball

Po zusammenkneifen, Bauch anspannen. Achten Sie darauf, dass Sie den Oberkörper nie ablegen, sondern immer die Spannung aufrecht erhalten. Schieben Sie nun den Ball mit Ihren Ellbogen vor und zurück.

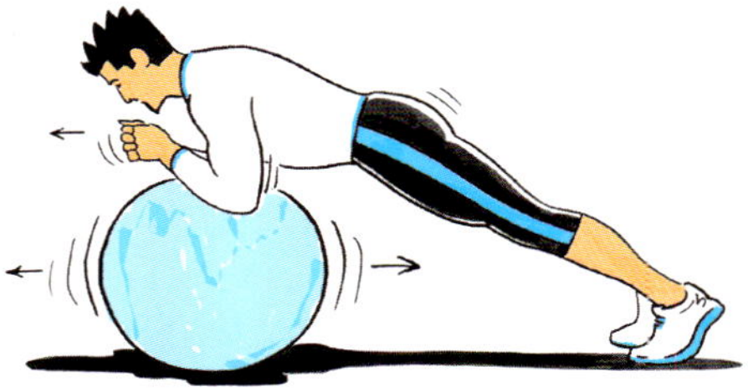

6 7 8 9 10 11 12 13 14 15

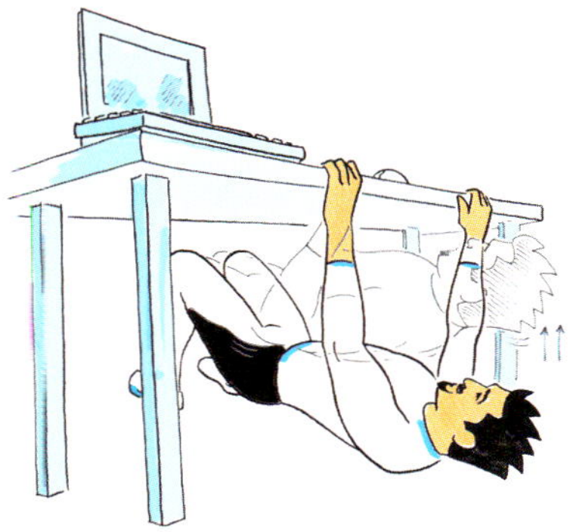

Tischklimmzüge

Bitte gehen Sie sicher, dass der Tisch stabil steht und nicht umkippen kann! Nun halten Sie sich an der Kante fest und ziehen sich nach oben.
Leichte Variante: Mit gebeugten Beinen.
Schwere Variante: Mit gestreckten Beinen.

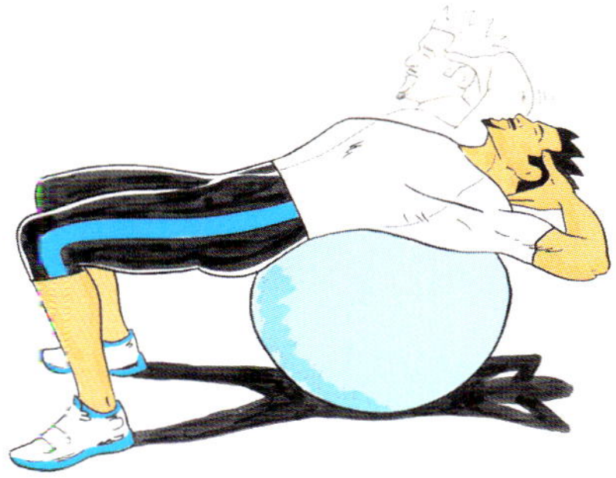

Crunch auf dem Pezziball (leichte Variante)

Bauch 1 cm nach innen ziehen, Bauchspannung die gesamte Zeit halten, beim Hochkommen ausatmen und beim Nachlassen einatmen.
Po und Beckenboden anspannen.

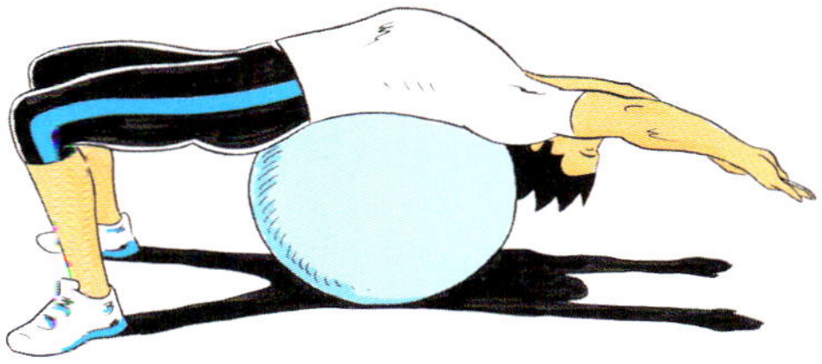

Crunch auf dem Pezziball
(schwere Variante)

Gleiche Position wie oben – aber die Arme gestreckt halten, um den Hebel zu verlängern.

Das Workout für Unterwegs mit dem Theraband

Vorsicht!

Achten Sie darauf, dass das Theraband keinen Riss hat. Fixieren Sie es an einem stabilen Gegenstand, sodass keine Gefahr besteht, dass sich der Fixierungsgegenstand löst und Sie verletzen kann.

Beckenheben

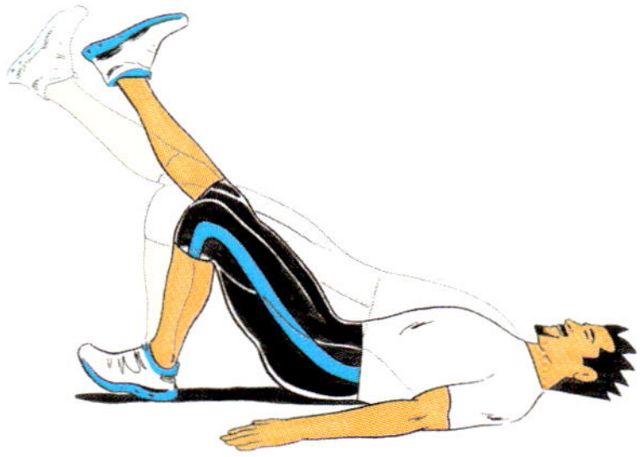

Rückenlage. Das eine Bein gebeugt aufgestellt und das andere Bein in der Luft gestreckt, so dass beide Knie auf gleicher Höhe sind. Nun strecken SIe das Becken und heben es in die Höhe. Sie spüren die Spannung auf der Rückseite des Beinbeugers, der Gesäßmuskultuar und im Rücken.

Kniebeuge

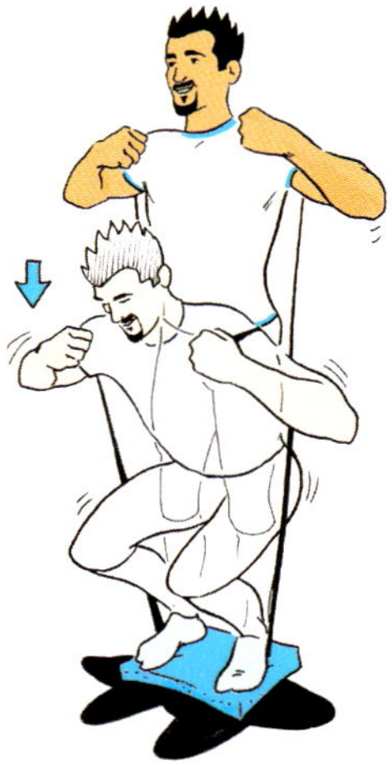

Sie stehen auf wackeligem Untergrund (Therapiekreisel, zusammengerollte Matte). Theraband über die Schulter ziehen. Füße hüftbreit und parallel. Bauch und Beckenboden angespannnt. Brust und Po raus. Beine beugen bis 90 Grad. Für Waden, Oberschenkel, Po, Rücken.

Rudern mit Rotation

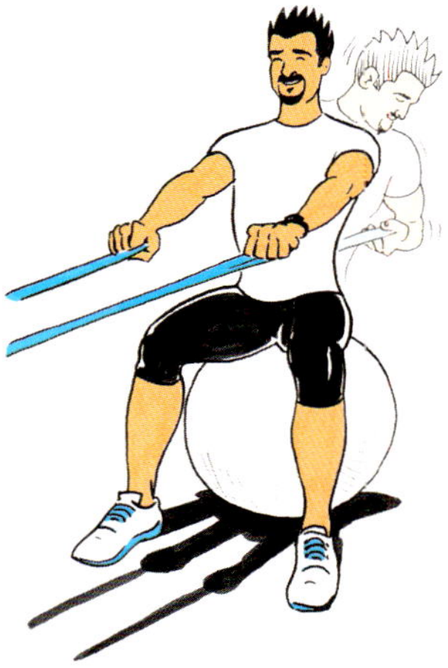

Sie sitzen aufrecht auf einem Stuhl. Bauch einziehen. Brustbein „zur Sonne“. Beckenboden anspannen. Jetzt ziehen Sie einseitig und abwechselnd eine Hand zum Körper. Dabei dreht die Hand nach außen. Für Rücken, schräge Bauchmuskulatur, Rotatoren an der Wirbelsäule.

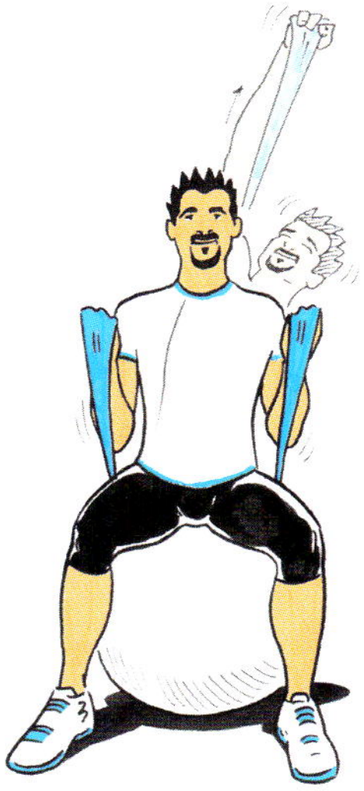

Nackendrücken

Sie sitzen aufrecht auf einem Stuhl. Bauch einziehen. Brustbein „zur Sonne“. Den Beckenboden anspannen. Jetzt drücken Sie einseitg und abwechselnd eine Hand nach oben. Dabei dreht die Hand nach innen. Die Ausgangsposition der Hand ist vor der Brust in Schulterhöhe. Diese Übung ist gut für Schulter, Trizeps, schräge Bauchmuskulatur, Rotatoren an der Wirbelsäule.

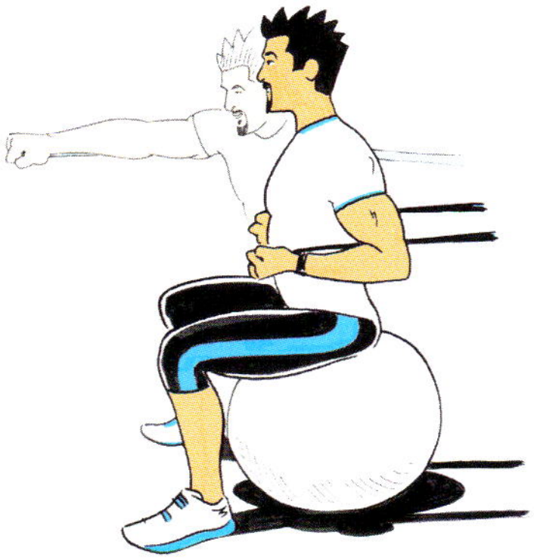

Bankdrücken

Wie Rudern mit Rotation. Diesmal drücken Sie einseitg und abwechselnd eine Hand nach vorn. Dabei dreht die drückende Hand nach innen. Ausganspostion der Hand: seitlich am Körper. Gut für Brust, Schulter, Trizeps, schräge Bauchmuskulatur, Rotatoren an der Wirbelsäule.

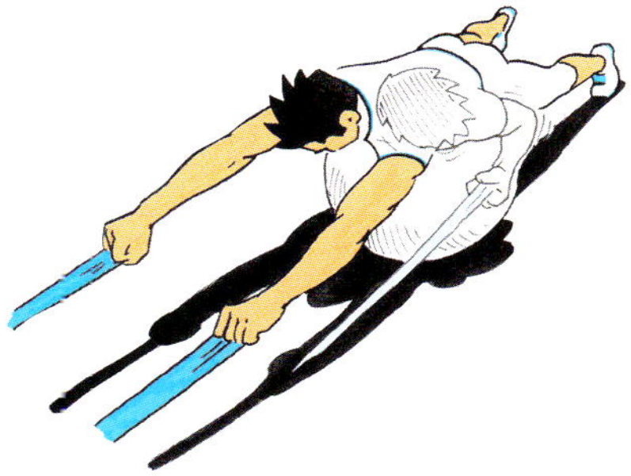

Klimmzüge im Liegen

Bauchlage. Brustbein vom Boden über dem Pezziball lösen. Jetzt ziehen Sie einseitig und abwechselnd eine Hand seitlich zum Körper. Der Blick folgt der Hand, die nach außen geht. Gut für großen Rückenmuskel, Schulterblatt, gesamte Bauchmuskulatur, Rotatoren an der Wirbelsäule.

Tipps für Ihr Krafttraining

1. Langsame und kontrollierte Bewegungen.
2. Bei der Belastung ausatmen, bei der Entlastung einatmen.
3. Gelenke nie in eine Zwangslage (völlige Streckung bei Kompression durch Gewicht) bringen.
4. Die Spannung immer in der Muskulatur halten (das Gewicht also nie absetzen).
5. Konzentrieren Sie sich auf den Muskel, den Sie trainieren. Fühlen Sie, wie er sich zusammenzieht und nachlässt.
6. Trinken Sie ausreichend in den Satzpausen.
7. Wenn Sie merken, dass Sie Ausweichbewegungen machen, reduzieren Sie das Gewicht.
8. Halten Sie Ihren Oberkörper immer unter Spannung.
9. Spannen Sie Ihren Bauch und die Beckenbodenmuskulatur an.
10. Bei jedem Training eine Wiederholung mehr! Wenn Sie bei der Maximalzahl Ihres gewünschten Wirkungsbereiches angekommen sind, also z. B. beim Kraftausdauertraining bei 20 Wiederholungen, erhöhen Sie das Gewicht um eine Stufe und fangen Sie wieder bei 15 Wiederholungen an!

Konzentrisch: das Gewicht gegen die Schwerkraft oder die Zugrichtung überwinden.
Exzentrisch: Das Gewicht mit dem Widerstand nachgebend bewegen.

KRAFTART	WIRKUNGEN
Maximalkraft	1 - 6 Wiederholungen 1 : 3 Sekunden Bewegungstempo (konzentrisch : exzentrisch) Wirkungen: 1. Maximalkraft steigt 2. Straffung des Gewebes 3. Steigerung der intramuskulären Koordination
Hypertrophie	7 - 12 Wiederholungen 3 : 3 Sekunden Bewegungstempo Wirkungen: 1. Muskelwachstum 2. Steigerung der intramuskulären Energiespeicher (Mitochondrien) 3. Kraftzunahme
Kraftausdauer	15 - 20 Wiederholungen 1 : 1 Sekunden Bewegungstempo Wirkungen: 1. Kapillarisierung (mehr Blutgefäße) 2. Mitochondrienzahl und -größe steigt 3. Steigerung der anaeroben lokalen Kapazität

Stretchingübungen

1. Immer tief in den Bauch atmen. Mit jeder Ausatmung Dehnung leicht verstärken.
2. Nicht in den Schmerz dehnen.
   Immer nach dem Training je Muskel ca. 15 - 20 Sekunden halten.

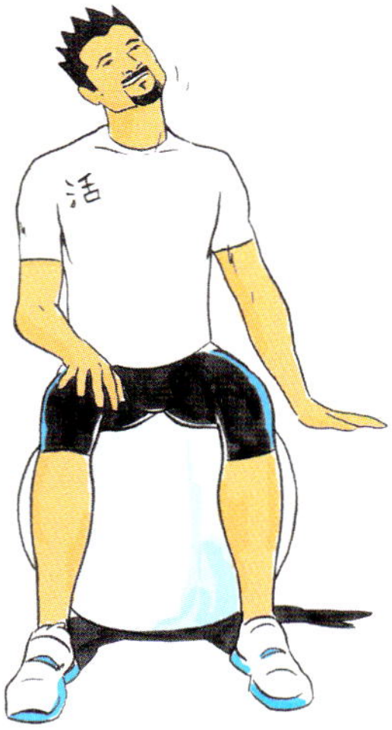

Nackendehnung

Setzen Sie sich aufrecht hin oder stellen Sie sich mit dem Rücken an eine Wand. Ferse, Becken, Schulterblätter und Hinterkopf sollten die Wand berühren. Nun nehmen Sie den Kopf zur Seite mit den Ohren in Richtung Schulter. Fixieren Sie den Kopf und leiten Sie die Dehnung über die gegenüberliegende Schulter ein, in dem Sie die Schulter aktiv nach unten ziehen.

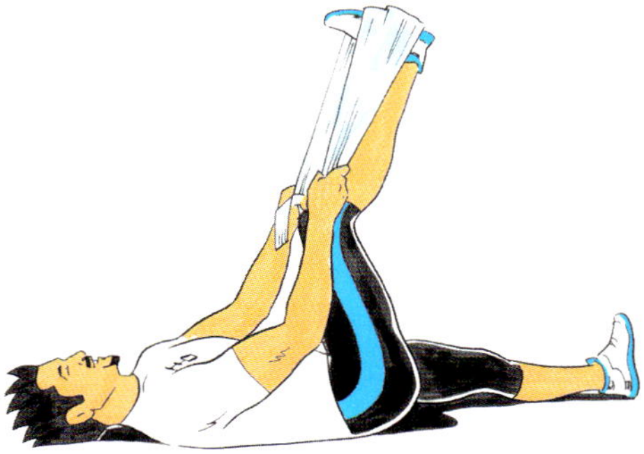

Beinbeuger

Legen Sie sich auf den Rücken. Nehmen Sie ein Handtuch oder einen WOYO®-Gurt und legen Sie diesen um Ihren Fuß. Nun ziehen Sie mit beiden Händen Ihr fast gestrecktes Bein zu sich heran, bis Sie die Dehnung an der Rückseite des Oberschenkels fühlen.

Rücken / Gesäß / Brust

Legen Sie sich auf die Seite. Winkeln Sie das obere Bein nach vorn an, so dass Hüft- und Kniewinkel 90° betragen. Nun Drehen Sie den Oberkörper auf die andere Seite, in dem Sie dem gestreckten Arm der Hand hinterher schauen. Wenn es im Lendenwirbelbereich knackt, haben Sie wahrscheinlich eine Blockade lösen können. Sollten Sie bei dieser Übung Schmerzen im Rücken (Lendenwirbelsäule) spüren, konsultieren Sie bitte einen Arzt oder einen Physiotherapeuten.

links: fortgeschritten, rechts: einfach

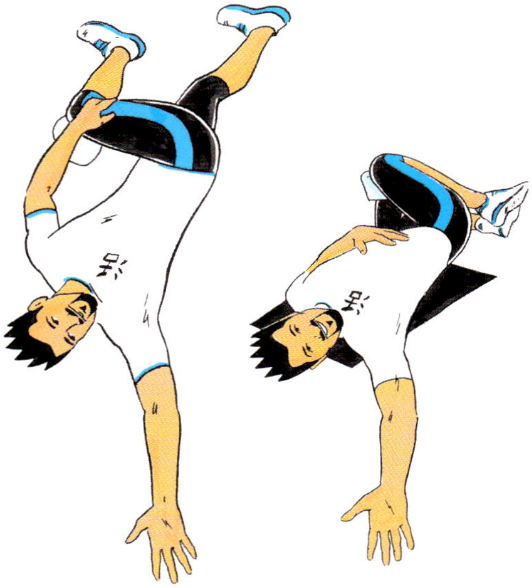

Beinstrecker / Hüftbeuger

Diese Übung ist nur für Fortgeschrittene, die keine Einschränkungen an den Kniegelenken haben. Gehen Sie in den Ausfallschritt und verlagern Sie Ihr Gewicht möglichst weit nach vorn, sodass Sie nicht auf der Kniescheibe aufliegen, sondern auf dem Oberschenkelknochen. Ziehen Sie nun behutsam mit einem Handtuch oder dem WOYO®-Gurt den Unterschenkel zum Oberschenkel. Achten Sie auf die Bauchspannung, damit Sie nicht ins Hohlkreuz fallen.

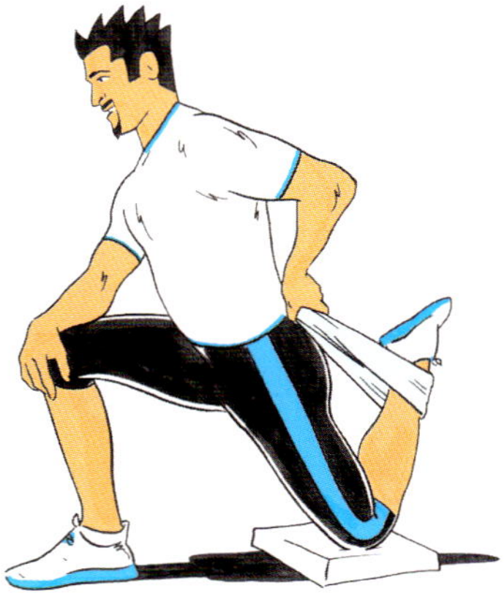

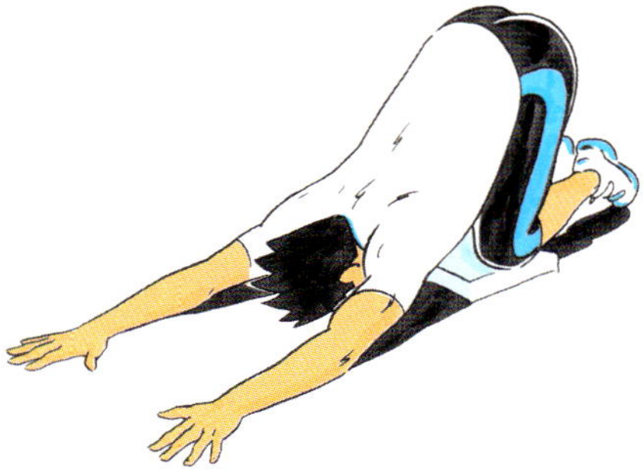

Brust

Gehen Sie in den Vierfüßlerstand, legen Sie nun die Hände weit vor sich auf den Boden und schieben Sie Ihr Becken zu den Füßen. Das Gesäß zeit nach hinten oben und der Oberkörper sollte wie eine Hängebrücke durchhängen.

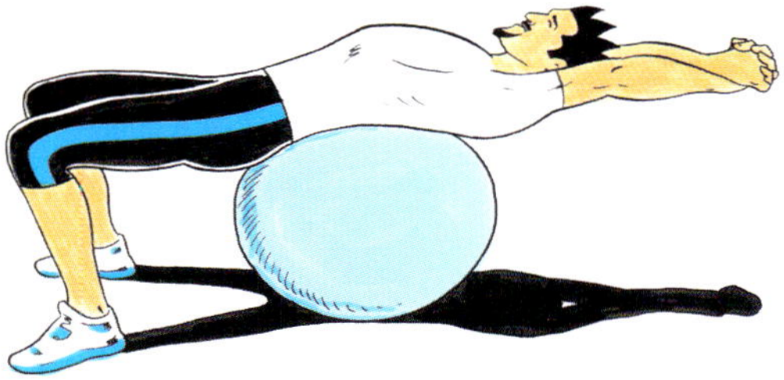

Bauch

Legen Sie sich rücklings auf einen Pezziball und lassen Sie die Schwerkraft den Rest für Sie erledigen. Achten Sie bitte darauf, dass Sie sich mit den Füßen Halt suchen, damit Sie nicht vom Ball herunterfallen können.

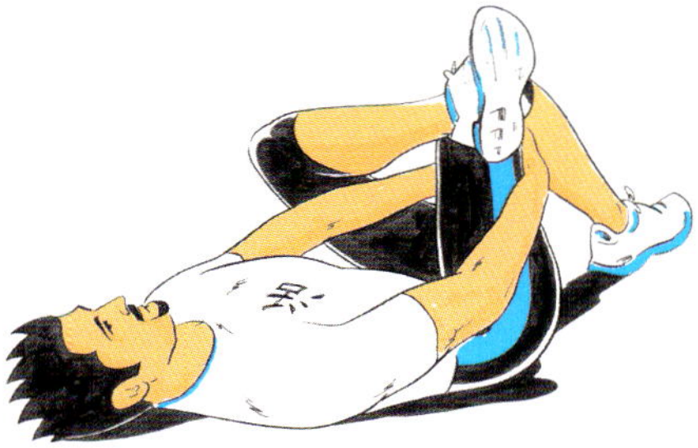

Piriformis

Legen Sie sich auf den Rücken. Legen Sie den Unterschenkel des einen Beines auf den Oberschenkel des herangezogenen Beines. Fassen Sie mit beiden Händen um Ihr gebeugtes Bein und ziehen Sie es zu sich heran. Gleichzeitig drücken Sie mit dem Ellbogen das „ausgestellte“ Bein von sich weg. Sie werden ein Ziehen im Gesäß spüren. Dieser Muskel spielt eine große Rolle im ISG-Gelenk (Ileosacralgelenk). Auch Rückenschmerzen können durch einen verkürzten M. Piriformis herrühren.

YOGAFRAGEBOGEN

Würden Sie auch gerne mit Yoga entspannen, wissen aber nicht, welche Methode zu Ihnen passt?

Dieser Test kann Ihnen helfen, die richtige Yogamethode zu finden. Natürlich ist es immer gut, möglichst unterschiedliche Lehrer und auch Methoden auszuprobieren, denn nur so erleben Sie am eigenen Körper, was Ihnen wirklich gut tut und was nicht. Diese Tests geben Ihnen die Möglichkeit, eine Vorauswahl zu treffen und herauszufinden, was zu Ihnen passt.

Wie anstrengend soll die Methode sein?	Typ	Yoga-Art
Ich liebe Anstrengung.	A	Bikram-Yoga
Anstrengung ist okay.	B	Jivamukti-Yoga
Ich liebe die Anstrengung vom Groben ins Feine.	C	Workout-Yoga (WOYO)
Ich suche die Verbindung zwischen Anstrengung und mentalem Erlebnis.	D	Kundalini-Yoga
Ich suche die Verbindung zwischen Athletik und Yoga-Tradition.	E	Ashtanga Yoga

Haben Sie Schmerzen oder andere Einschränkungen?	Typ	Yoga-Art
Nur morgens Steifigkeitsgefühl, nach einer warmen Dusche besser. Wenig Schmerzen, nur ab und zu nach langem Sitzen oder Stehen. Nach ein paar Kraftübungen für die Rumpfmuskulatur klingen sie ab.	A	Bikram-Yoga
Ab und zu Verspannungen, aber keine Schmerzen.	B	Yivamukti-Yoga
Ob mit oder ohne Einschränkungen in Knien oder Rücken – WOYO geht immer!	C	Workout-Yoga (WOYO)
Keine Schmerzen, keine Einschränkungen.	D	Kundalini-Yoga
Keine Schmerzen, keine Einschränkungen.	E	Ashtanga Yoga

Wie beweglich sind Sie?	Typ	Yoga-Art
Gute Beweglichkeit.	A	Bikram-Yoga
Sehr gute Beweglichkeit.	B	Yivamukti-Yoga
Sehr gute bis eingeschränkte Beweglichkeit.	C	Workout-Yoga (WOYO)
Mittlere Beweglichkeit.	D	Kundalini-Yoga
Extrem Gute Beweglichkeit (!)	E	Ashtanga Yoga

6 7 8 9 10 11 12 13 14 15

Wie steht es mit dem Schwitzen?	Typ	Yoga-Art
Ich mag es, sehr stark zu schwitzen	A	Bikram-Yoga
Es ist mir angenehm, bei Belastung mäßig bis stark zu schwitzen.	B	Yivamukti-Yoga
Ich empfindes es als angenehm, im Sitzen zu schwitzen.	C	Workout-Yoga (WOYO)
Schwitzen ist okay für mich.	D	Kundalini-Yoga
Ich mag es, sehr stark zu schwitzen.	E	Ashtanga Yoga

Was halten Sie von Meditation?	Typ	Yoga-Art
Meditation in Maßen ist okay.	A	Bikram-Yoga
Meditation gefällt mir.	B	Yivamukti-Yoga
Meditation ist mir noch fremd.	C	Workout-Yoga (WOYO)
Ich liebe Meditation.	D	Kundalini-Yoga
Meditation sollte ein Teil meines Yogaprogramms sein .	E	Ashtanga Yoga

Welche Bewegungsabläufe bevorzugen Sie?	Typ	Yoga-Art
Langes, herausforderndes Halten in Kombination mit zügigen Bewegungsabläufen finde ich gut.	A	Bikram-Yoga
Ich liebe schnelle Bewegungsabläufe.	B	Yivamukti-Yoga
Ich mag es lieber ruhiger, mit bewusstem Verweilen in einer Position.	C	Workout-Yoga (WOYO)
Ich mag langes Halten einer Position.	D	Kundalini-Yoga
Ich liebe wiederkehrende, kraftvolle Bewegungsabläufe.	E	Ashtanga Yoga

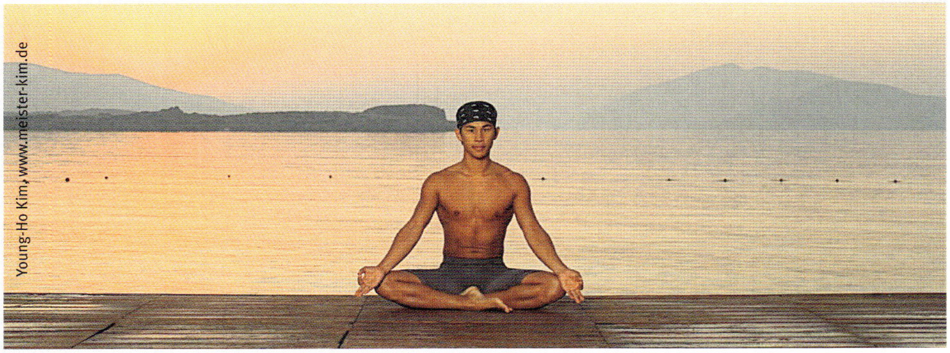

Bei allen Yoga-Arten ist die Meditation ein Teil der Trainingseinheit, um den Geist zu beruhigen und die Aufmerksamkeit auf den Augenblick zu steigern.

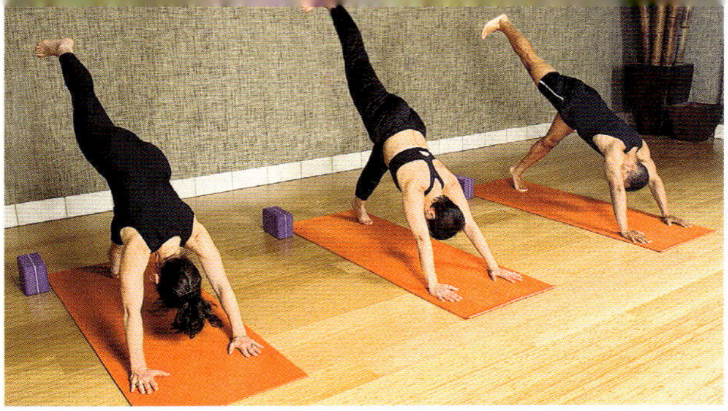

Beim WOYO® nutzen Sie Zusatzequipment, um als Anfänger einfacher in die Endpositionen zu gelangen.

Wie fit sind Sie?	Typ	Yoga-Art
Ich bin sehr fit. Ich habe keine Herz-Kreislauf-Einschränkungen.	A	Bikram-Yoga
Ich bin fit und verfüge über eine gute Ausdauer.	B	Yivamukti-Yoga
Ich bin eher untrainiert oder ich bin trainiert und suche noch ein ideales Zusatztraining.	C	Workout-Yoga (WOYO)
Meine Fitness ist normal.	D	Kundalini-Yoga
Top-Kondition ist obligatorisch.	E	Ashtanga Yoga

Was halten Sie von Mantras?	Typ	Yoga-Art
Mantras müssen nicht sein.	A	Bikram-Yoga
Mantras gehören für mich einfach dazu.	B	Yivamukti-Yoga
Manras singen ist nicht so meine Richtung.	C	Workout-Yoga (WOYO)
Ich finde es sehr gut, Mantras zu singen oder innerlich zu meditieren.	D	Kundalini-Yoga
Ein Mantra vor und nach der Stunde zu singen, gehört einfach für mich zum Yoga.	E	Ashtanga Yoga

Lieben Sie mehr oder weniger Abwechslung?	Typ	Yoga-Art
Ich mag die festen Ablaufmuster.	A	Bikram-Yoga
Ich liebe Yoga in wechselnden choreographischen Anleitungen mit Musik.	B	Yivamukti-Yoga
Ich liebe abwechslungsreiche, innovative und kreative Stundengestaltungen.	C	Workout-Yoga (WOYO)
Ich schätze ritualisierte Übungsanleitungen.	D	Kundalini-Yoga
Ich liebe es, nach einer authentischen und festgelegten Yogaserie zu üben.	E	Ashtanga Yoga

Die verschiedenen Yoga-Arten im Überblick

A. Bikram-Yoga

Diese Hatha-Yoga-Methode-wurde von dem indischen Yogameister Bikram Choudhury, Schüler von Bishnu Gosh (Bruder des Paramahansa Yogananda, Autobiography of a Yogi) entwickelt.

Bikram Yoga ist eine markengeschützte Serie von 26 Yoga Übungen, die in einem heißen Raum praktiziert werden (bei ca. 35-40 Grad Celsius). Allgemein ist Bikram Yoga als Hot Yoga bekannt und ist mit mittlerweile mehr als 600 Schulen weltweit eine recht populäre Yogaart.

Die Yoga-Positionen sind fordernd, angeblich aber von Übenden jedes Fitness-Levels durchführbar. Es werden 26 Körperübungen (Asanas) und 2 Atemübungen (Pranayama) praktiziert. Der heiße Raum macht eine sichere Muskel- und Sehnenarbeit möglich, und durch das Schwitzen entgiftet der Körper.

B. Yivamukti-Yoga

Hier steht das spirituelle Training im Vordergrund. Chanting und das Lesen von Sanskrittexten gehören ebenso dazu wie Atem- und Körperübungen. In Manhattan ist diese Yoga-Form sehr populär.

C. Workout-Yoga (WOYO)

WOYO® ist ein modernes Yogatraining, das sowohl für für Einsteiger als auch für Geübte geeignet ist. Diese Yoga-Methode schlägt gewissermaßen die Brücke zwischen traditioneller und moderner Körperarbeit.

Die Schwerpunkte des WOYO-Trainings liegen auf Muskelkräftigung, Haltungsverbesserung, Mobilisation, Flexibilität und Entspannung.

Der Name WOYO® steht für die Kombination von Workout und Yoga. »Workout« bedeutet dabei so viel wie »Erarbeiten«; es heißt also: »Erarbeite Dir DEIN Yoga«. Es verbindet auf diese Weise überlieferte Yogabübungen mit modernem Körpertraining.

Vor allem der Anfänger wird Schritt für Schritt zu den Asanas – den Yogahaltungen – hingeführt. Dabei kommen auch verschiedene Hilfsmittel wie Matten, Decken, Gurte oder Blöcke zum Einsatz, um jeden Teilnehmer auf individuelle Weise in die Übungspositionen zu führen. Die Bandbreite der Übungen ist durch den Einsatz der Hilfsmittel ungleich größer als bei allen anderen Formen des Gruppentrainings. Ideal für alle, die Entspannungs- und Fitnesstraining verbinden wollen.

D. Kundalini-Yoga

Kundalini (Sanskrit: »Schlange« oder »Spirale«) ist quasi die Mutter aller Yogaformen.

Zu den Inhalten des traditionellen Kundalini-Yoga zählen zahlreiche Körperübungen des bekannten Hatha-Yoga sowie auch dynamische Atemübungen. Auch die Meditation und das Chanting (summend und atmend werden Töne von sich gegeben) gehören zum Programm des recht weitverbreiteten Kundalini-Yoga.

E. Ashtanga Yoga

»Ashtanga« bedeutet im Sanskrit »die acht Pfade«. Gemeint sind damit Abstinenz, Beobachtung, Körper- und Atemübungen, Unabhängigkeit von Sinneseindrücken, Klarheit des Denkens, bedinungsloses Glücklichsein und Meditation.

Beim Asthanga geht es vor allem um die synchrone Gestaltung von Atmung und progressiven Körperübungen. Es heißt, durch die dabei entstehende Hitze werden die inneren Organe und der Stoffwechsel gereinigt.

ERNÄHRUNGSPROTOKOLL

*a = allein
z = zu zweit
f = mit der Familie
g = in der Gruppe
s = sonstige Situation

Mahlzeit	Uhrzeit	Situation*	Was und wie viel?
Frühstück			
1. Zwischenmahlzeit			
Mittagessen			
2. Zwischenmahlzeit			
Abendessen			
Abendsnack			
Weiterer Zwischensnack			

6 7 8 9 10 11 12 13 14 15

** H = Hunger
A = Appetit
L = Langeweile
G = Genuss
F = Frust

*** l = leicht
a = angenehm
s = satt
ü = übervoll

Essmotiv**	Gefühl vorher***	Gefühl nachher***	Allgemeines Befinden	Trinkprotokoll Was und wie viel?
Frühstück				
1. Zwischenmahlzeit				
Mittagessen				
2. Zwischenmahlzeit				
Abendessen				
Abendsnack				
Weiterer Zwischensnack				

15 16 17 18 19 20 21 22 23

ERNÄHRUNGSTIPPS FÜR SPORTLER

Ziel ⇢	Stressabbau, Regeneration	Fettabbau	Muskelaufbau
Sportart	Walking, Nordic Walking, Radfahren, Schwimmen	Walking, Nordic Walking, Radfahren, Schwimmen	Krafttraining
Methode	Extensive Dauermethode im Erholungsbereich bei 50 bis 65% der individuellen maximalen Herzfrequenz oder Laktat 0,9 – 1,2	Dauermethode im Grundlagen-Ausdauerbereich 1 bei 65 bis 75% der individuellen maximalen Herzfrequenz oder Laktat 1,2 – 2,0	Training mit Hantel oder Gewicht; 8 – 12 Widerholungen
Essen vor dem Sport	Tyrosin (5 – 10 g) eine Stunde vor dem Training	Zwei Stunden vor dem Training keine Kohlenhydrate oder zuckerhaltige Getränke; Insulin hemmt die Fettverbrennung	Nüsse haben einen hohen Anteil an Arginin, das die Produktion des Wachstumshormons SHT fördert. Eiweißshakes liefern wichtige Aminosäuren
Essen während des Sports	Regenerations-Sportgetränke enthalten meist eine gute Mischung von Aminosäuren, Mineralstoffen und Spurenelementen, die das Immunsystem stärken	Nur Wasser trinken, keine Apfelsaftschorle oder Sportgetränke, die Glukose, Fruktose oder Maltose enthalten. Para- oder Walnüsse, evtl. Eiweißtabletten	Glukosehaltige Getränke erhöhen den Blutzuckerspiegel und führen zur Leistungsverbesserung
Essen nach dem Sport	Viel Obst oder Gemüse; eiweißreiche Kost	Keine Kohlenhydrate oder zuckerhaltige Getränke, um den Insulinspiegel gering zu halten	BCAA's, am besten mit Apfelsaft, fördern die Produktion des Wachstumshormons

Ziel ⇢	Leistungsverbesserung (Glykogenspeicher vergrößern)	Spitzenleistung im Wettkampf
Sportart	Kraftausdauer mit Gewichten oder Ausdauertraining	Alle Sportarten
Methode	Training mit Hantel oder Gewicht; 15 – 15 Widerholungen bzw. intensive Dauermethode im Ausdauerbereich 2 (50 – 65% der individuellen maximalen Herzfrequenz bzw. Laktat 2,0 – 4,0)	Bewegung an der natürlichen Leistungsgrenze für Maximalkraft, Schnelligkeit usw. Bei Ausdauersportarten wird die anaerobe Schwelle erreicht.
Essen vor dem Sport	Bis zu zwei Stunden vor dem Training können leicht verwertbare Kohlenhydrate aufgenommen werden. Kurz vor der Belastung Bananen oder Riegel	Kohlenhydrate (Weißbrot mit Honig, Haferflocken mit Honig), Bananen. Beim Laufen sollte die Zeitspanne zwischen Nahrungsaufnahme und Belastung größer sein als beim Radfahren, da der Magen beim Laufen stärker durchgeschüttelt wird.
Essen während des Sports	Während der Belastung sollten schnell verwertbare Kohlenhydrate nachgeschoben werden. Ob als Riegel, Gel oder Obst ist Geschmackssache	Viele Sportler greifen während des Wettkampfes zu koffein- und zuckerhaltigen Getränken. Obwohl diese sonst eher gemieden werden sollten, können sie im Wettkampf hilfreich sein.
Essen nach dem Sport	Die entleerten Glykogenspeicher sollten rasch wieder aufgefüllt werden, um die Regeneration zu beschleunigen	Die Übersäuerung sollte durch basische Kost (Gemüse) bzw. durch spezielle Präparate (z. B. »Basica«) rasch kompensiert werden

WOCHENPLANUNG

Woche vom:

Rolle	Ziele

Prioritäten der Woche

Säge schärfen / WICHTIG, ABER NICHT DRINGLICH!

6 7 8 9 10 11 12 13 14 15

Prioritäten heute						
Montag	Dienstag	Mittwoch	Donnerstag	Freitag	Samstag	Sonntag

Zeit	Verabredungen / Verpflichtungen der Woche						
5							
6							
7							
8							
9							
10							
11							
12							
13							
14							
15							
16							
17							
18							
19							
20							
21							
22							
23							
24							

15 16 17 18 19 20 21 22 23

LEBENSKRAFT ERFOLGSTAGEBUCH

Datum	
Meine »Diamanten« heute:	
Was hat mich meinen Zielen näher gebracht	
Mental (lesen , lernen, visualisieren ...)	
Physisch (Training, Ernährung, Entspannung, ...)	
Emotional (Briefe schreiben, dienen, helfen ...)	
Geistig (Meditieren, Werte prüfen, Reflexion, ...)	
Materiell (Anschaffungen, Urlaub, ...)	
Beruflich (Projekt erledigt, Angebot, ...)	
Was war heute außergewöhnlich? Wofür bin ich heute dankbar? Was habe ich an Neuem gelernt? Was hätte ich heute besser machen können?	
Säge schärfen – was heute wichtig, aber nicht dringlich war:	

6 7 8 9 10 11 12 13 14 15

LITERATUR

» Auswahl

Albrecht, K. et al. (2001). **Stretching : das Expertenhandbuch; Grundlagen für Trainer und Sportler** (3., überarb. Aufl.). Heidelberg: Haug.

Cantieni, B. (2001). **Lauf los! ... aber richtig: Schritt für Schritt zur idealen Lauftechnik.** München: Südwest.

Csikszentmihalyi, M. et al. (1993). **Flow: das Geheimnis des Glücks** (3. Aufl). Stuttgart: Klett-Cotta.

Estermann, R. F. (1999). **Spitze im Sport – Spitze im Beruf!: Mit mentaler Stärke zum Erfolg!** Zürich: Orell Füssli.

Grillparzer, M. et al. (2000). **Fatburner-Rezepte: Mit der erfolgreichen GLYX-Formel bis zu 7 Pfund in 7 Tagen weniger.** München: Gräfe und Unzer.

Hildebrandt, G. et al. (1998). **Chronobiologie und Chronomedizin biologischer Rhythmen, medizinische Konsequenzen.** Stuttgart: Hippokrates.

Jackson, A. (2002). **Die zehn Geheimnisse des Glücks.** München: Droemer/Knaur.

Küstenmacher, W. et al. (2002). **Simplify your life: einfacher und glücklicher leben** (5. Aufl.). Frankfurt/Main: Campus.

Löhr, J. et al. (2001). **So haben Sie Erfolg: wie Sie Ihre persönlichen Ziele leichter erreichen; Strategien für Job, Partnerschaft und Alltag; Erfolgsgeheimnisse: wie ein Gewinner denken und handeln** (4. Aufl.). München: Südwest.

Neumann, G. et al. (1998). **Optimiertes Ausdauertraining.** Aachen: Meyer & Meyer.

Oberbeil, K. (2000). **Fit durch Vitamine: mit den Biostoffen zu Gesundheit und Vitalität** (3. Aufl). München: Südwest.

Pramann, U. et al. (2004). **365 Tage fit: Der Powerplaner für Motivation, Ernährung, Bewegung, Entspannung**; mit Organizer. München: Knaur.

Schönegge, H. (2005). **Bauch, Brust & Po: mit Spaß zur guten Figur; Bodystyling, Beautyfood, Wellness.** München: Südwest.

Schwarzenegger, A. et al. (1993). **Das große Bodybuilding Buch** (8. Aufl). München: Heyne.

Steffny, H. (2001). **Walking: der Ausdauersport für optimale Fitness ; richtig in die Gänge kommen, Trainingsprogramme für Einsteiger und Profis, Walkingvarianten: Nordic Walking & Co.**; mit Walkingstest plus. München: Südwest.

Steffny, H. et al. (2003). **Perfektes Lauftraining: das Ernährungprogramm ; optimal versorgt in Training und Wettkampf.** München: Südwest-Verl.

Strunz, U. (2003). **Nordic Fitness: Nordic Walking, Nordic Blading ; schnell und gesund abnehmen; sanftes und effektives Ganzkörpertraining** (Orig.-Ausg.). München: Heyne.

Strunz, U. et al. (2003). **Mineralien: das Erfolgsprogramm; Hochleistungsstoffe für Nerven und Gehirn; mehr Energie für Herz und Kreislauf; wirksamer Zellschutz gegen Krebs** (1. Aufl.). München: Heyne.

Zittlau, D. J. (2001). **Bodytraining für Muskelaufbau und Ausdauer: das erfolgreiche Workout.** München: Südwest.

Eine ausführliche Literaturliste kann beim Autor unter www.lebenskraft.com angefordert werden.

PRODUKTEMPFEHLUNGEN

1. Nautilus-Hantel

Eine dieser zwei Hanteln hat ein Einzelgewicht bis zu 22,5 Kilogramm. Sie können die Hantel mit einer kurzen Handdrehung innerhalb von Sekunden stufenweise (Sprünge von zwei Kilogramm) verstellen, sodass Sie nur diese eine Hantel für Ihr Homeworkout benötigen. Sie sparen Platz und das lästige Abnehmen und Herumschrauben wie bei herkömmlichen Hanteln entfällt.

Der zusätzlich bestellbare Ständer erleichtert Ihnen das Aufnehmen der Hanteln. So schick, schnell und komplex konnte man noch nie trainieren. Mit diesem Hantelset ist ein Ganzkörperworkout innerhalb von 15 Minuten möglich. Die Übungen entnehmen Sie bitte auf der Seite 226-235. Nähere Informationen: ***www.lebenskraft.com***

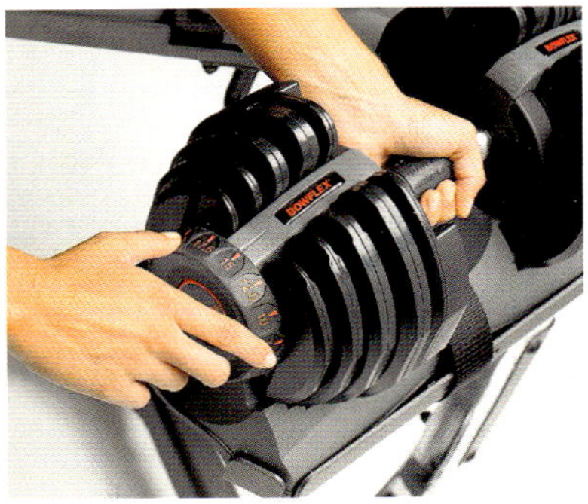

Die praktische Nautilus-Hantel erleichtert das Training ducrch ihre flexible Handhabung.

2. Aerostep

Skirennläufer Hermann Maier trainierte auf unsicherem Untergrund, mittlerweile auch die Fußballprofis. Die Rede ist vom propriozeptiven Training. Dabei kommt entweder ein Wackelbrett, ein Therapiekreisel oder eben ein Aerostep zum Einsatz.

Egal, ob Sie Skifahren wollen oder Ihre Muskeln nach einer längeren (Zwangs-) Pause wieder aufbauen wollen, mit diesem Kissen kommen Sie schneller wieder in Form.

Informationen bei: ***www.togu.de***

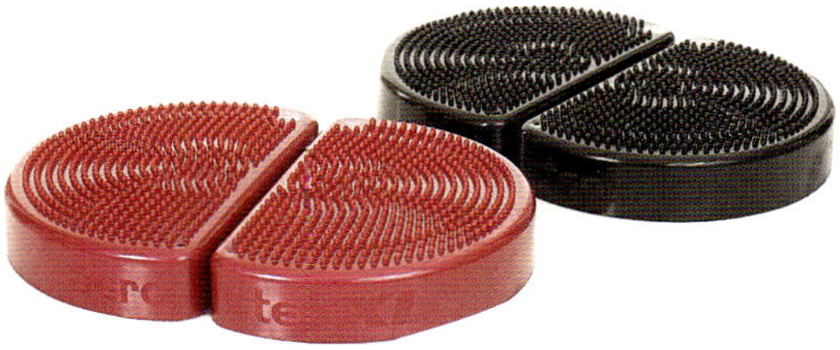

Mit so einem Aerostep werden Ihre kleinen Muskeln in den Füßen aber auch die größeren Stabilisatoren im Rumpf sinnvoll trainiert.

3. Ergomo-Wattmessgerät

Mit diesem Computer werden Sie auf dem Triathlon-, dem Rennrad oder Mountainbike eine Form wie noch nie erreichen können. Die Messzentrale ist im Tretlager integriert. Sie sendet per Kabel die Informationen auf Ihren Computer am Lenker, sodass Sie jederzeit sehen können, wie viel Watt sie treten. Alle Profis trainieren mittlerweile mit einem Wattmesser.

Sie können so Ihr Training sehr genau dosieren und wesentlich effizienter machen. Sie erreichen in weniger Trainingszeit mehr Leistungsfähigkeit, denn Ihr Training lässt sich besser strukturieren und systematisch planen und analysieren. Natürlich zeigt Ihnen dieser kleine Genius auch alle anderen Informationen, die ein Radfahrer benötigt: Geschwindigkeit (Durchschnitt, maximale und momentane), Trittfrequenz, Höhenmessung, Zeit, Gesamtkilometer.

Nähre Informationen: ***www.ergomo.net***

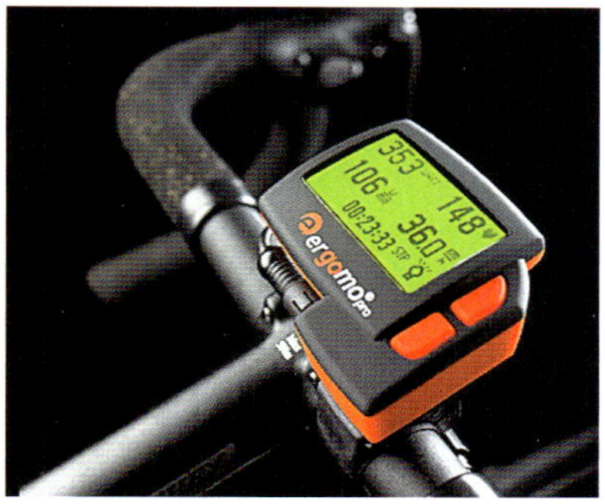

Sie können Wattleistung, Herzfrequenz, Trittfrequenz und Geschwindigkeit gleichzeitig sehr gut erkennbar ablesen. Im Dunkeln kann das Display per Knopfdruck zum Leuchten gebracht werden.

4. Compex-Muskelstimulationsgerät

Wenn Sie eine Gelenkoperation hatten, wird die Muskulatur an dem betroffenen Gelenk sehr schnell abgebaut. Mit diesem Gerät können Sie gelenkschonend die Muskulatur wieder aufbauen.

Es eignet sich aber auch für ein ergänzendes Training, wenn Sie leistungsorientiert trainieren. Sie können es für eine Steigerung der lokalen anaeroben Ausdauer genauso wie für ein regeneratives Workout einsetzen.

Informationen bei: ***www.compex-medical.de***

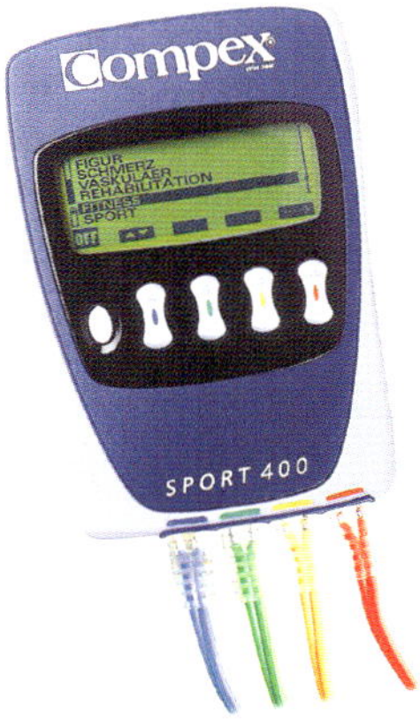

Von Antischmerz- bis zu Muskelaufbauprogrammen bietet das Compex-Muskelstimulationsgerät eine große Auswahl.

5. Spirotiger

Der Spirotiger wurde ursprünglich für Patienten mit Lungenerkrankungen entwickelt. Nun nutzen ihn viele Sportler für ein Training der Atemmuskulatur, deren Bedeutung für eine hohe Leistungsfähigkeit bei Ausdauersportarten wie Laufen, Biken und Triathlon häufig unterschätzt wird.

Informationen bei: ***www.idiag.ch***

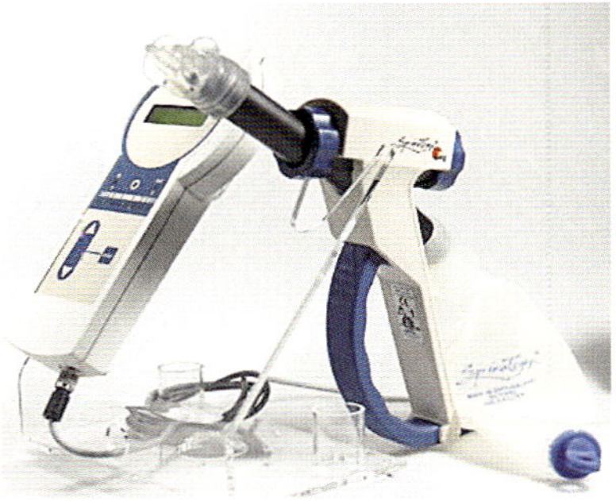

Der Spirotiger trainiert Ihre Atemmuskulatur.

6. XCO-Trainer®

Durch den XCO® Trainer wird Ihr Lauf- bzw. Walking-Training zusätzlich intensiviert, da er in den Bewegungsablauf integriert wird. Das daraus resultierende XCO® TRAINING schafft so ein schonendes Ganzkörpertraining (Total-Body-Workout) für jeden Läufer und Walker. Zudem wird XCO® WALKING & RUNNING durch ein speziell abgestimmtes Oberkörperprogramm erweitert, welches Ihre Lauf- und Walkingeinheit mit Fitnessübungen ergänzt.

Die Verschmelzung des reinen Laufens/Walkens mit dem XCO-TRAINER® sowie seinen individuellen Fitnessübungen machen XCO® WALKING & RUNNING zu einer gesunden und sehr effektiven Sportart! Mit dem **Code 752826** können Sie dieses geniale Trainingsgerät günstiger erwerben.

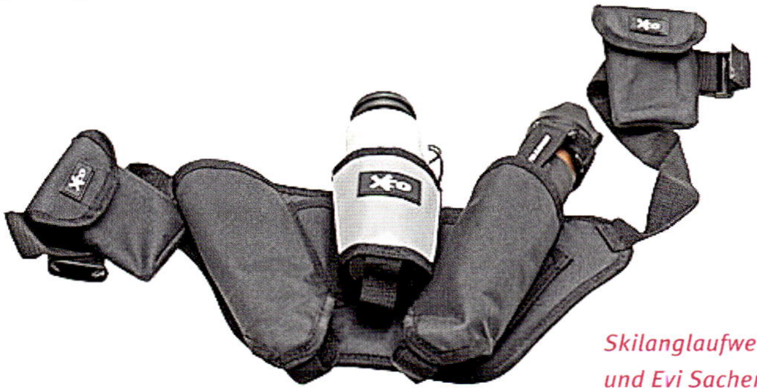

Skilanglaufweltcupsieger Tobias Angerer und Evi Sachenbacher-Stehle trainierten mit diesem Equipment beim Joggen oder Walken.

7. WOYO®-Equipment von Bausinger

WOYO® ist die Abkürzung für Workout-Yoga. Es wird Hilfsequipment benutzt, um die Endpositionen beim Yoga auch für Anfänger möglich zu machen.

Dabei wird der Gurt für Stabilisation und Dehnung benutzt und die Blöcke sowie der Ball dienen als Unterlagen, damit auch Ungeübte die Endpositionen balancierend erreichen können. Informationen unter: ***www.bausinger.de***

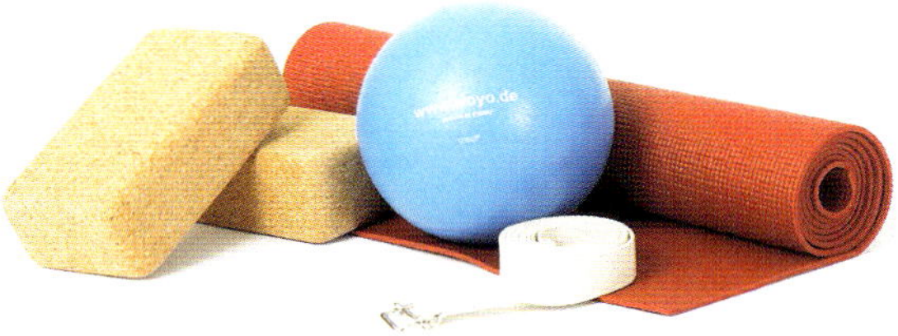

WOYO®-Equipment erleichtert das Einüben der Endstellungen (Asanas) im WOYO.

8. Flexibar

Auch hier ist der Werdegang wie beim Spirotiger: Von der Rehabilitation zum Sport. Früher noch für teures Geld aus Carbon gefertigt, nun können ihn Fitness-Sportler für wenig Geld erwerben.

Durch die schnellen Rüttelbewegungen und die dadurch entstehenden notwendigen Gegenkräfte der Rumpfmuskulatur, wird die autochtone Rückenmuskulatur trainiert, die entscheidend für die Wirbelkörperstabilität verantwortlich ist.

Mit dem **Code 752826** können Sie dieses geniale Trainingsgerät preisgünstig bei ***www.flexi-bar.de*** kaufen.

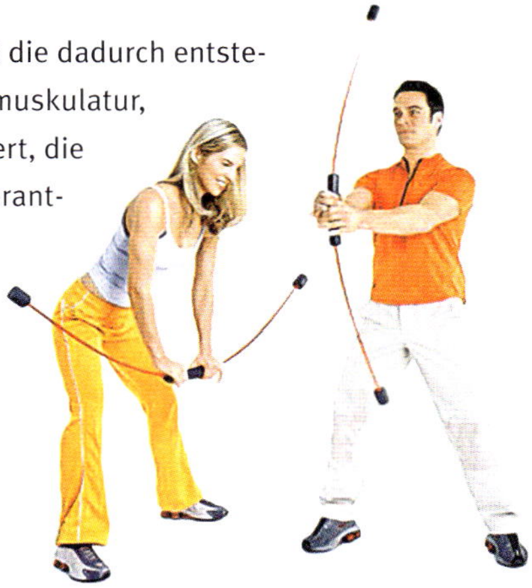

Der Flexbar stärkt Ihre Rückenmuskulatur durch schnelle Rüttelbewegungen.

Impressum

Originalausgabe
4. Auflage

Der Wilhelm Heyne Verlag ist ein Verlag der Verlagsgruppe Random House GmbH
www.heyne.de

Textbearbeitung: Bernd Neumann
Redaktion: Ernst Dahlke
Bildredaktion: Sabine Jaeschke
Layout: 84 GHz · Sabine Jaeschke, Jörg Ritterbecks
Coverdesign: Nele Schütz, Sabine Jaeschke
unter Verwendung eines Fotos von Martin Hangen
Satz und Lithos: 84 GHz, München, mail@84GHz.de
Druck und Verarbeitung: Uhl, Radolfzell

Printed in Germany
Gedruckt auf chlor- und säurefreiem Papier
ISBN: 978-3-453-12108-9

Haftungsausschluss

Die Ratschläge in diesem Buch sind vom Autor und vom Verlag sorgfältig erwogen und geprüft. Dennoch erfolgen alle Angaben ohne Gewähr. Weder der Autor noch der Verlag können für eventuelle Schäden, die aus den im Buch gegebenen Hinweisen resultieren, eine Haftung übernehmen.

Bildnachweis

Fotos:

Corbis (zefa): 83 (aStra productions); 91 (Benelux); 103: (Benelux); 149 (Williams L.)
Getty Images: 59 (Bourke J-F.)
iStockphoto: 4 (Gagne L.); 5 (Bourke J-F.); 6 (Friis-Larsen L.); 7 (Martínez Banús C.); 9 (Gagne L.); 12 (Privat); 13 (Perales Gonzalez, G.); 14/15 (Gäbler A.); 17 (Wladarsch M.); 19 (Gagne L.); 25 (Nelson J.) 29 (narvikk); 31 (Kovaler S.); 33 (Trifunovic D.); 37 (Korzh Y.); 39 (Diederich D.); 41 (Wackerhausen J.); 43 (Currier D.); 47 (Gagne L.); 49 (Watkins N.); 55 (Gagne L.); 61 (Pepin D.); 67 (O'Claire S.); 71 (Gagne L.); 73 (Maticic T.); 77 (Pomortzeff V.); 79 (Shironosov D.); 89 (van Caspel W.); 97 (Gunion R.); 97 (Pepin D.); 97 (Rutt D.) (2); 97 (Dibblee S.); 97 (Prikhodko V.); 105, (Snow E.); 109 (Friis-Larsen L.); 113 (Mansi R.); 115 (Gagne L.); 121 (Greenwood A.); 127 (Snow E.); 131 (Martínez Banús C.); 135 (van Caspel W.); 139 (Dominick S.); 143 (Myerson E.); 145 (Mackenzie R.); 151 (Locke S.); 155 (Abejon A.); 157 (Rovagnati J.); 159 (Honeycutt M. E.); 159 (Leimane A.); 159 (AVTG); 159 (robh); 159 (Noskowski M.); 159 (Olan A.); 159 (Gagne L.); 159 (Schindler L.); 159 (McCarthy M.); 159 (Soubrette); 159 (Barskaya G.); 159 (Pchemyan G.); 159 (Mlekuž P.); 161 (Garbet P.); 163 (Lowe S.); 167 (Hor E.); 169 (Sigler J.); 173 (Prikhodko O.); 175 (Arnau X.); 179 (Casarsa V.); 183 (Walker D.); 185 (Feketa P.); 187 (Scott A.); 191 (Wackerhausen J.); 193 (Dominick S.); 197 (Mansi R.); 199 (Tryggvason B.); 203 (Silva N.); 205 (Peters I.); 209 (Miric S.); 211 (Gagne L.); 217 (Espen Olsen P.); 219 (Wirtzfeld T.); 221 (Fromer J.); 238 (Snow E.); 254-256 (ooyoo); Umschlaginnenseiten hinten (Verschoor J.)
Andere: 237 (apARTs); 248 (Nautilus-Hantel: www.lebenskraft.com); 248 (Aerostep: www.togu.de); 249 (www.ergomo.net); 249 (www.compex-medical.de); 250 (Spirotiger: www.idiag.ch); 250 (XCO-TRAINER®); 251 (www.bausinger.de); 251 (www.flexi-bar.de)

Zeichnungen/Karikaturen

Alle Zeichnungen und Karikaturen stammen von Nikola Lainovic, München.

Exklusiv für unsere Leser

Über die Internetseite **www.der-perfekte-tag.com/lesercode** gelangen Sie in einen VIP-Bereich, der sich Ihnen nach der Eingabe des Codes XPT2007 öffnet.
Hier finden Sie u. a. zahlreiche exklusive Zusatzinformationen, Kopiervorlagen sowie besonders günstige Service- und Produktangebote.
Nutzen Sie diesen besonderen Vorteil, den wir Ihnen als Leser dieses Buches anbieten.

Wir freuen uns über Ihren Besuch!
Autor und Verlag

Nützliche Adressen/Bezugsquellen/Links

Referenten/Seminare
www.platinumspeakers.ch
www.speakers-excellence.de

Gesundheit und Prävention
www.ipn-online.de
www.sportschule-ffb.de
www.uni-hamburg.de

Personal Trainer
www.lebenskraft.com
www.premium-personal-trainer.de

Equipment
www.bausinger.de
www.togu.de

Ernährung
www.powerbar.de
www.eifelsan.de
www.natures-best.org

Sportwochen
www.robinson.de

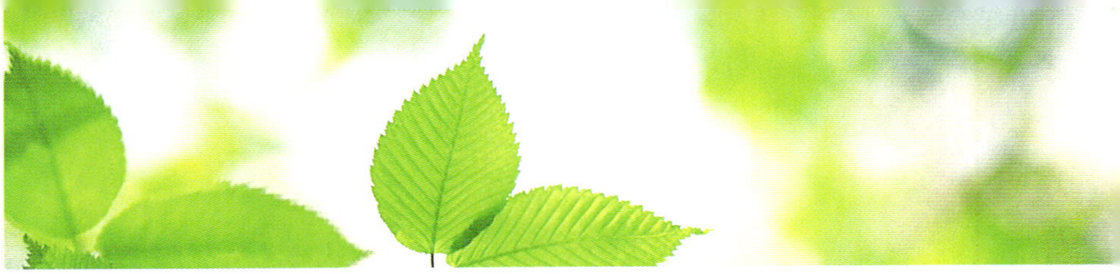

REGISTER